川丹参及其近缘种资源植物研究

主　编　张　利

副主编　王　涛　周永红　王　刚　许志刚

U0286880

科学出版社

北　京

内 容 简 介

中国是鼠尾草属分布中心之一，该属植物具有丰富的生物活性成分和广泛的药理作用，已越来越受到科研工作者的重视。本书以四川农业大学等单位川丹参课题组多年川丹参及其近缘种植物研究成果为核心素材合编而成，全面系统地介绍了川丹参及其近缘种资源植物的种质资源、分类学、植物化学等研究，川丹参新品种选育、生理生化和炮制初步研究，甘西鼠尾草的部分生理生化研究，最后辅以鼠尾草属资源植物的应用展望。

本书理论联系实际，对教学、科研具有重要指导意义，可作为农林和中医药高等院校学者的教学参考书。亦可供中药材生产经营和资源开发利用的专业技术人员参考。

图书在版编目(CIP)数据

川丹参及其近缘种资源植物研究 / 张利主编. —北京：科学出版社，2016.6

ISBN 978-7-03-049175-6

Ⅰ.①川… Ⅱ.①张… Ⅲ.①丹参-研究 Ⅳ.①R282.71

中国版本图书馆 CIP 数据核字（2016）第 145960 号

责任编辑：张 展 孟 锐 / 责任校对：孟 锐
封面设计：墨创文化 / 责任印制：余少力

科学出版社 出版

北京东黄城根北街16号
邮政编码：100717
http://www.sciencep.com

成都创新包装印刷厂印刷

科学出版社发行 各地新华书店经销
*
2016年6月第 一 版　　开本：787×1092 1/16
2016年6月第一次印刷　　印张：14 1/4
字数：333 千字
定价：98.00 元

川丹参及其近缘种资源植物研究

主　编：张　利

副主编：王　涛　　周永红　　王　刚　　许志刚

参　编：王　萌　　姜媛媛　　赵红霞　　杨在君

　　　　杨瑞武　　钟国成　　刘　琪　　张　慧

　　　　张力文　　吴文林　　谢显莉　　路　萍

　　　　王　龙　　李　静　　李　琳　　刘世勇

　　　　吴一超

序　言

我国研究和利用药用植物资源的历史源远流长，历代有诸多"本草"著述，积累了丰富的实践经验，值得进一步研究发掘。丹参及其鼠尾草属（*Salvia* L.）近缘种植物，如丹参（*Salvia miltiorrhiza* Bunge）始载于《神农本草经》，华鼠尾草（石见穿，*S. chinensis* Benth.）及荔枝草（*S. plebeia* R. Br.）均始载于《本草纲目》。此外，该属还有多种植物收载于一些地方"药品标准"或"药材质量标准"。

川丹参是川产道地药材品种，主产于中江县、青川县、平武县一带。据1930年《中江县志》记载："丹参一物，用途甚隘，而吾邑种植数十年，尤甚于民国初期，始发及三四十万斤，销路专恃生庆番舶，运出海外。"四川是丹参主产地之一。川丹参以其根粗结实、色紫味浓、药效显著等特点，被列为优质药材。

临床应用历史悠久的丹参，由于其卓著的活血化瘀、通经止痛、清心除烦、凉血消痈的功效，在心脑血管疾病治疗中应用广泛，如研究开发出的以丹参为君药的复方丹参丸、片、胶囊、气雾剂、颗粒剂、滴丸，天丹通络片、胶囊，天王补心丸等中成药，均已载入《中华人民共和国药典》，用于临床。

丰富、优质的中药材是临床用药的保证和前提。2015年4月《中共中央国务院关于加快推进生态文明建设的意见》强调，要在发展中保护，在保护中发展。并明确指出"切实保护珍稀濒危野生动植物"，"严守资源环境红线"。这为药用植（动）物的可持续发展指明了方向。在丹参及其近缘种植物研究开发中，要把资源的保护与持续利用列入重要的议事日程。

《川丹参及其近缘种资源植物研究》一书，以川丹参为立足点，应用植物资源调查评价、中药学、植物分类学、植物化学、分子生物学、农学等理论和技术手段，较为系统地研究了我国鼠尾草属资源植物，为该属植物的开发利用与保护奠定了基础。

该书作者长期从事中药植物资源评价与利用研究，对丹参及其近缘种研究深入，已发表论文百余篇，为本书的编撰提供了第一手材料。综观全书，多学科参照，内容新颖丰富，属于研究和实用结合的专著。本书可供从事中药、天然药物研发和生产的专业技术人员、教师、研究生和高年级学生参考，亦可供从事植物学、农学等专业人员参考。

成都中医药大学教授

万德光

前　言

我国幅员辽阔、地形环境错综复杂、气候多种多样，从寒冷的黑龙江到炎热的南海诸岛，从帕米尔高原到东海之滨，不同的自然条件，孕育了3万多种植物。在我国的植物宝库中唇形科无疑是最耀眼的明星之一。鼠尾草属是唇形科中最大的属，有千余种植物，其中除少数种类被人们利用外大多数仍处于野生状态，亟待科研工作者对其进行评价、开发和利用。

自2004年起，我们在四川省中江县建立川丹参及其近缘种种质资源圃并开展系列科学研究。通过对川丹参及其近缘种植物十多年的研究获得了大量第一手资料，这些资料对鼠尾草属的研究提供了宝贵的理论积累和重要参考。全书共分为十章，其中一些章节是对该领域的首次尝试和突破，填补了川丹参及其近缘种植物资源研究中的部分空白。第一章，系统介绍丹参及其近缘种植物学特性、资源分布与应用、药理作用和生物活性成分等；第二章，总结鼠尾草属种质资源的调查、收集和评价等研究内容；第三章，利用形态学和细胞学方法研究鼠尾草属分类学的相关内容；第四章，通过分子生物学方法研究丹参及其近缘种的遗传多样性；第五章，采用光谱和色谱等手段对丹参及其近缘种的化学成分进行较为全面的分析和比较；第六章，以川丹参为例介绍新品种选育和生理生化研究；第七章，对川丹参水分胁迫及喷施植物生长调节剂下生理生化响应进行研究；第八章，对川丹参炮制工艺和指纹图谱进行初步研究；第九章，以甘西鼠尾草为例首次较为系统地对其资源收集、植物化学和生理生化进行研究；第十章，针对川丹参及其近缘种的研究提出了一些展望，希望起到抛砖引玉的作用。

承蒙我的博士后合作导师成都中医药大学万德光教授为本书作序，在此致以谢意。在科学研究和本书编写过程中，得到了四川省中江县农业局领导和专家的大力支持。四川农业大学理学院、生命科学学院和小麦研究所、四川大学、成都中医药大学等单位的同行和领导给予了大力的支持和关心。中江县万生农业科技有限责任公司、成都大帝汉克生物科技有限公司的领导给予了鼎力相助，在种植基地和生产车间工作期间，他们在生活安排、人员设备等方面的支持和关心无微不至，不仅促进和帮助了科研工作，同时也建立了宝贵的个人友谊。最后还要感谢我的学生，他们深入研究或参与项目实施，为本书的撰写提供了宝贵资料。

本书可作为农林和中医药高等院校学者的教学参考书，同时亦可供有关中药材生产经营和资源开发利用及其他经济植物研究和生产的专业技术人员参考。本书参考了以往相关著作和有关专业文献资料，在此对相关作者和出版单位表示衷心的感谢。

由于我们水平有限、时间也仓促，不当之处在所难免，恳请读者批评指正。

目　　录

第1章 丹参及其近缘种植物简介

我国地域辽阔，自然环境复杂多变，资源植物种类丰富多样。开展资源植物的收集与评价以及资源植物优良种质的创制与应用等方面的研究工作，对解决资源植物在研发中存在的关键技术难题，促进我国特色生物经济的升级发展与生态环境改善具有十分重要的意义。丹参和甘西鼠尾草均为唇形科鼠尾草属多年生草本植物，因其具有丰富的生物活性成分和广泛的药理作用，现已成为我国鼠尾草属植物的研究热点之一。

1.1 鼠尾草属分布、分类与形态特征

1.1.1 鼠尾草属的分布

鼠尾草属是唇形科中最大的属，全球有 3 个分布中心 1000 余种，其中中南美洲约 500 种、中亚至地中海沿岸约 250 种、东亚约 90 种（彩图 1）。据《中国植物志》记载，中国有鼠尾草属植物 78 种 24 变种 8 变型，*Flora of China* 收载了 84 种。鼠尾草属植物分布于我国大部分地区，尤以西南地区最多，其中四川、云南、贵州等地种类尤其丰富。

1.1.2 鼠尾草属分类学简史

鼠尾草属 *Salvia* 于 1753 年由林奈正式建立并发表在 *Species Plantarum* 中。1832 年 Bentham 首次对唇形科进行了整理修订，基于花的形态尤其是雄蕊的特殊结构将唇形科划分成 11 族，*Salvia* 和 *Rosmarinus* 等 7 属被置于 trib. Monardeae 中，*Salvia* 被划分成 14 个组，此后 Bentham 又调整为 12 个组，最终将 *Salvia*、*Salviastrum*、*Audibertia* 和 *Rosmarinus* 从 trib. Monardeae 中分出建立 trib. Salvieae，并且根据雄蕊形态将 *Salvia* 划分成 4 个亚属 12 个组（图 1-1）。Briquet 对 Bentham 的划分做了部分调整。将 Bentham 系统的 sect. Hymenosphace 提升成 subg. *Schraderia* 并划分为 sect. Hymenosphace 和 sect. Nactosphace；将 subg. *Leonia* 根据花冠和雄蕊的结构特点细分成 4 个亚属，subg. *Leonia*、subg. *Viasala*、subg. *Allagospadonopsis* 和 subg. *Covola*；将 subg. *Calosphace* 的名称修改成 subg. *Jungia*。

我国的鼠尾草属属下系统排布基本沿袭了前人的结论，但部分亚属和组仍存在区别，如荔枝草组（sect. Notiosphace）从 subg. *Leonia* 中划分到荔枝草亚属（subg. *Sclarea*）中；将原来的 sect. Drymosphace 拆分为丹参组（sect. Drymosphace）和宽球苏组（sect. Eurysphace），并将新的丹参组（sect. Drymosphace）划分到荔枝草亚属（subg. *Sclarea*）中，将宽球苏组

（sect. Eurysphace）划分到弧隔鼠尾草亚属（subg. *Salvia*）中。并根据鼠尾草属雄蕊结构推测该属是唇形科的进化分支顶级，可能起源于筋骨草亚科的水棘针一类的原始类型。

　　由于鼠尾草属植物形态多样、分布广泛且物种数量巨大，自该属建立以来对其属下等级划分一直处于争议之中，至今尚未形成公认的属下等级划分体系。所以现代分类学家有时会采用类群或小组等分类概念来回避该属的属下等级划分。

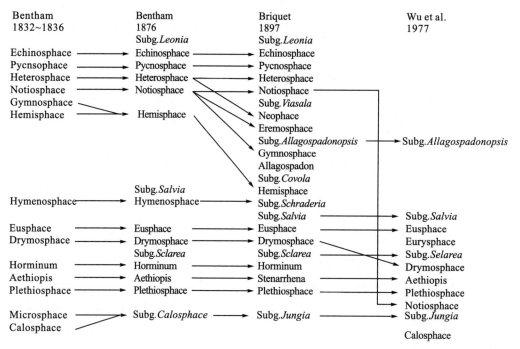

图 1-1　鼠尾草属分类简史，图片表示雄蕊形态，Wu 等基于中国的鼠尾草植物构建的属下分类系统

1.1.3　鼠尾草属形态特征

　　鼠尾草属植物为草本、半灌木或灌木，单叶或羽状复叶。轮伞花序 2 至多花，组成总状花序、总状圆锥或穗状花序，稀全部花为腋生。苞片小或大，小苞片常细小。花萼卵形、筒形或钟形，喉部内面有毛或无毛，二唇形，上唇全缘、具 3 齿或具 3 短尖头，下唇 2 齿。花冠筒内藏或外伸，平伸或向上弯或腹部增大，有时内面基部有斜生或横生、完全或不完全毛环，或具簇生的毛或无毛，冠檐二唇形，上唇平直或竖立，两侧折合，稀平展，直或弯镰形，全缘或顶端微缺，下唇平展，或长或短，3 裂，中裂片通常最宽大，全缘或微缺或流苏状或分成 2 小裂片，侧裂片长圆形或圆形，展开或反折。能育雄蕊 2，生于冠筒喉部的前方，花丝短，水平伸出或竖立，药隔延长，线形，横架于花丝顶端，以关节相连接，成丁字形或杠杆形，其上臂顶端着生椭圆形或线形有粉的药室，下臂或粗或细，顶端着生有粉的或无粉的药室或无药室，二下臂分离或联合；退化雄蕊 2，生于冠筒喉部的后面，呈棒状或小点或不存在（彩图 2，图 1-2）。花柱直伸，先端 2 裂，裂片钻形或线形或圆形，等大或前裂片较大或后裂片极不明显。花盘前面略膨大或近等大。子房 4 全裂。小坚果卵状三棱形或长圆状三棱形，无毛，光滑。

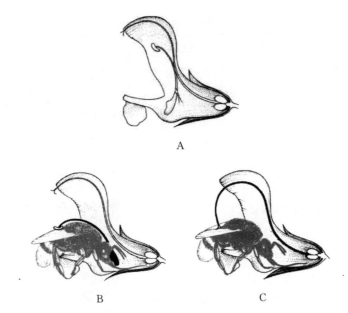

图 1-2　鼠尾草属植物花的结构和传粉过程(引自 Walker et al.)

　　A. 杠杆雄蕊示意图；B. 采蜜昆虫停留在下唇，头部推动雄蕊下臂，上臂向下弯曲，花药接触到蜜蜂背部，花粉散落在蜜蜂背部。此花雌蕊未成熟，柱头未伸长不能接触昆虫背部，不能自花授粉。C. 当此昆虫访问另一朵雌蕊已成熟的花时，柱头可以接触昆虫背部花粉，完成授粉过程。

1.2　资源利用概况和代表植物

1.2.1　鼠尾草属资源利用概况

　　当前，对于鼠尾草属植物的应用主要集中在草药、香料和园林观赏等，如对丹参(*Salvia miltiorrhiza*)、*S. triloba*、*S. verticillata*、*S. cedronella*、*S. hydrangea*、*S. potentillifoli*、*S. chionantha*、*S. halophila* 和 *S. lanigera* 等提取物或精油的研究都显示出了很好的抗菌、抗炎、抗胆碱酯酶和抗氧化等作用，一串红(*S. splendens*)、朱唇(*S. coccinea*)、*S. officinalis* 等也是常见的园林观赏植物。

　　中国鼠尾草属植物中很多具有重要的药用价值(表 1-1)。除丹参(*S. miltiorrhiza*)被《中华人民共和国药典》和其他各本草典籍收载外，《云南省药品标准》、《贵州省中药材质量标准》均收载云南鼠尾草(*S. yunnanensis*)为中药丹参的来源，习称"滇丹参"；《中华本草》、《青海省药品标准》、《甘肃省中药材质量标准》收载甘西鼠尾草(*S. prezwalskii*)为中药丹参的来源，习称"甘肃丹参"；《浙江省中药材标准》收载南丹参(*S. bowleyana*)为中药丹参的来源；西藏自治区食品药品监督管理局批准栗色鼠尾草绒毛变型(*S. castanea* f. *tomentosa*)为中药丹参的来源，习称"藏丹参"。

表 1-1　部分国产鼠尾草属药用资源植物简介

中文名	学名	主要分布地	功能与主治
丹参	S. miltiorrhiza	四川、浙江等	活血祛瘀，清心除烦等；用于胸痹心痛，月经不调等
橙色鼠尾草	S. aerea	四川、云南等	清热凉血，活血调经等；用于月经不调，肾虚腰痛等
南丹参	S. bowleyana	湖南、江西等	活血化瘀，调经止痛等；用于胸痹绞痛，月经不调等
栗色鼠尾草	S. castana	四川、云南等	活血祛瘀，活血调经等；用于瘀血证，失眠心悸等
毛地黄鼠尾草	S. digitaloides	四川、云南	补中益气，调经止血；用于月经不调，恶疮肿毒等
雪山鼠尾草	S. evanaiana	云南	活血化瘀，消肿止痛；用于月经不调；跌打损伤等
黄花鼠尾草	S. flava	四川、云南	凉血化瘀；用于月经不调、瘀血肿痛等
鄂西鼠尾草	S. maximowicziana	四川、云南等	祛风除湿、清热除蒸；用于风湿痹痛，骨蒸潮热等
甘西鼠尾草	S. prezwalskii	四川、云南等	活血祛瘀，养血安神；用于月经不调，心烦失眠等
云南鼠尾草	S. yunnanensis	四川、云南等	活血祛瘀，安神宁心等；用于心绞痛、痛经闭经等
荔枝草	S. plebeia	四川、云南等	清热解毒，凉血利尿；用于咽喉肿痛，支气管炎等
华鼠尾	S. chinensis	四川、浙江等	活血化瘀，清热利湿等；用于月经不调，风湿骨痛等
红根草	S. prionitis	四川、浙江等	疏风清热，利湿等；用于感冒发热，吐血，胎漏等
粘毛鼠尾草	S. roborowskii	四川、云南	清肝明目，消肿止痛；用于目赤肿痛；翳膜遮睛
鼠尾草	S. japonica	浙江、安徽等	清热利湿，活血调经等；用于黄疸，赤白下痢，湿热带下等
血盆草	S. cavaleriei var. simplicifolia	四川、贵州等	补中益气，调经止血等；用于月经不调，创伤出血等
佛光草	S. substolonifera	四川、浙江等	清热化痰，益肾调经等；用于肺热咳嗽，月经过多等

1.2.2　丹参和川丹参生物特性与药用价值

1.2.2.1　形态特征与分布

丹参为多年生直立草本；根肥厚，肉质，外面朱红色，疏生支根。茎直立，四棱形，具槽，密被长柔毛，多分枝。叶常为奇数羽状复叶，密被向下长柔毛，卵圆形或椭圆状卵圆形或宽披针形，先端锐尖或渐尖，基部圆形或偏斜，边缘具圆齿，草质，两面被疏柔毛，下面较密，与叶轴密被长柔毛(彩图3)。轮伞花序6花或多花，下部者疏离，上部者密集，组成具长梗的顶生或腋生总状花序；苞片披针形，先端渐尖，基部楔形，全缘，上面无毛，下面略被疏柔毛，比花梗长或短；花序轴密被长柔毛或具腺长柔毛。花萼钟形，花后稍增大，外面被疏长柔毛及具腺长柔毛，具缘毛，内面中部密被白色长硬毛，二唇形，上唇全缘，三角形，先端具 3 个小尖头，侧脉外缘具狭翅，下唇与上唇近等长，深裂成 2 齿，齿三角形，先端渐尖。花冠紫蓝色或白色，外被具腺短柔毛，尤以上唇为密，内面离冠筒基部 2~3mm 有斜生不完全小疏柔毛毛环，冠筒外伸，比冠檐短，向上渐宽，冠檐二唇形，镰刀状，向上竖立，先端微缺，下唇短于上唇，3 裂，中裂片先端 2 裂，裂片顶端具不整齐的尖齿，侧裂片短，顶端圆形。能育雄蕊 2，伸至上唇片，药隔长中部关节处略被小疏柔毛，上臂十分伸长，下臂短而增粗，药室不育，顶端联合。退化雄蕊线形。花柱远外伸，先端不相等 2 裂，后裂片极短，前裂片线形。花盘前方稍膨大。小坚果黑色，椭圆形。花期 4~8 月，花后见果。丹参分布在四川、河北、山西、陕西、山东、河南、江苏、浙江、安徽、江西及湖南；生于山坡、林下草丛或溪谷旁，海拔 120~1300m。

四川为丹参道地产区之一，"川丹参"之名始载于《药物出产辨》，云"丹参产四川龙安府(今平武县)为佳，名川丹参"。据《中药辞海》载"四川栽培的丹参，认为质量最好"，故在市场流通中亦常冠以"四川丹参"或"川丹参"之名，以别其他。川丹参原药品相和品质俱佳，除少部分以统货的形式销售外，大部分加工为等级货或净丹参饮片(彩图 4)而畅销国内外。目前，川丹参种植区主要集中在四川省中江县，该地所产川丹参品质最佳。根据植株形态川丹可分为小叶型、白叶型、高秆大叶型和矮秆大叶型等品系，由于长期人工栽培选育，川丹参在植物形态和生长特性上出现了一些独特现象，不同川丹参栽培品系均表现出只开花不结实的生长特性。

1.2.2.2 有效成分及作用

酚酸类和二萜醌类：

丹参有效成分中主要含水溶性的酚酸类和脂溶性的二萜醌类成分。酚酸类成分主要包括单酚酸类和多酚酸类。单酚酸类包括原儿茶醛、原儿茶酸、咖啡酸、丹参素等，多酚酸类包括迷迭香酸、紫草酸、丹酚酸 A、丹酚酸 B 等。药理研究表明，丹参酚酸类成分具有多种药理作用。

(1)抗氧化和抗血小板聚集。丹酚酸类化合物可以清除超氧阴离子和羟自由基，从而抑制脂质过氧化反应。丹酚酸对多种因素引起的血小板聚集均有显著的抑制作用，而且在抑制血小板聚集的同时，对胶原诱导的血小板释放 5-羟色胺也有显著抑制作用。

(2)减轻缺血组织再灌注损伤。组织在缺血再灌注中产生的大量氧自由基可明显抑制钾通道活动，从而对组织尤其是心肌组织和脑组织造成损伤。丹酚酸 B 可通过减少内皮素的释放，改善血栓素/依前列醇系统的平衡状态，从而减轻心肌细胞的损伤。丹参多酚酸盐可通过抑制内皮细胞参与的炎性反应、改善能量代谢、促进血管内皮细胞迁移、抑制醛糖还原酶活性及减轻钙超载等机制，对缺血再灌注损伤组织进行保护。

(3)护肝、抗肝肾损伤及肝肾间质纤维化。丹参酚酸类成分具有良好的保护肝细胞损伤、促进肝细胞再生作用；还可通过抗肝细胞变性、坏死，间接抑制肝纤维组织重吸收，从而阻断肝纤维化的进程。

(4)抗肿瘤和保护脑组织。丹参的水溶性提取物能明显抑制人的肝肿瘤细胞株HepG2细胞的增殖，引起细胞形态的改变，最终导致肿瘤细胞的凋亡。丹酚酸A、丹酚酸B还可使中脑动脉梗死MCAO、大鼠脑内MDA含量的增加受到抑制，提高SOD活性，缩小梗塞面积，减轻脑水肿程度，而同等剂量的维生素E则无明显作用。

(5)此外，丹参酚酸类成分还具有抗心血管疾病、抗糖尿型肾病、抗神经性疾病、抗艾滋病等作用。

丹参脂溶性成分中属于醌、酮型结构的有隐丹参酮、丹参酮Ⅰ、丹参酮ⅡA、异丹参酮Ⅰ、异隐丹参酮、丹参酸甲酯等；属其他类型结构的有弥罗松酚、鼠尾草酚、柳杉酚等。药理研究表明丹参酮类成分也具有广泛的药理作用。

(1)抗心血管疾病。丹参酮类具有抗动脉粥样硬化、缩小心肌梗死面积、降低心肌耗氧量和保护血管内皮细胞的作用。

(2)抗肿瘤作用。丹参酮是丹参的主要抗肿瘤活性成分，通过各种肿瘤细胞杀伤、诱导分化及诱导凋亡等机制发挥抗肿瘤作用，其中诱导分化治疗是诱导肿瘤细胞分化成为正常细胞或接近正常细胞，对正常细胞无杀伤作用，且少有骨髓抑制等副作用，其作用机制可能是通过抑制RAS癌基因和增殖细胞核抗原表达，影响DNA多糖酶δ活性，抑制DNA的合成，从而抑制细胞的大量增殖，诱导细胞分化。

(3)抗菌消炎作用。隐丹参酮、二氢丹参酮等对葡萄球菌、大肠杆菌、变形杆菌等致病菌有抑菌作用，尤其对耐药金黄色葡萄球菌有显著作用，并对毛发癣菌有抗菌作用，并且能抑制白细胞游走，抑制溶酶体释放，抑制中性粒细胞趋化性，影响巨噬细胞和成纤维细胞的功能，降低血中的前列腺素F2a和前列腺素E1含量，减少炎症渗出。

(4)保护皮肤。丹参酮类对痤疮丙酸杆菌高度敏感，是一种缓和的雌激素样物质，起着抗雄激素的作用；还具有类似氢化可的松的抗炎作用。丹参酮类还对蘑菇酪氨酸酶活性和黑色素生成量呈剂量依赖性激活和上调，对白癜风有一定疗效。

多糖类：

丹参多糖具有抗氧化、保肝、增强免疫及抗肿瘤等活性。丹参多糖对H_2O_2诱导的质粒DNA的损伤具有一定的保护作用，不同方法提取的丹参多糖都具有较好的抗氧化活性；对免疫性肝损伤具有保护作用，可以显著提高免疫性肝损伤小鼠肝脏、脾脏和胸腺指数，降低血清中谷丙转氨酶、天冬氨酸转氨酶和一氧化氮含量，使肝组织中肿瘤坏死因子-α和白细胞介素-1β恢复至正常水平；对环磷酰胺诱导的免疫低下小鼠的免疫器官及巨噬细胞的吞噬功能均有一定的改善作用，具有一定增强非特异性免疫的功能；能明显抑制肝癌细胞的生长，明显增强小鼠血液中抗氧化酶活性，提高小鼠体重和免疫器官脏器指数，可能通调节免疫活性，提高抗氧化水平，从而实现抗肿瘤功能。氧化应激会导致人体产生胰岛素抵抗最终发展成为Ⅱ型糖尿病，研究发现丹多糖可通过降低氧化应激水平从而改善胰岛素抵抗，防止Ⅱ型糖尿病的发生。

1.2.3　甘西鼠尾草生物特性与药用价值

1.2.3.1　形态特征与分布

甘西鼠尾草为多年生草本；根木质，直伸，圆柱锥状，外皮红褐色(彩图5)。茎自基部分枝上升，丛生，上部间有分枝，密被短柔毛。叶有基生叶和茎生叶两种，均具柄，叶片三角状或椭圆状戟形，稀心状卵圆形，有时具圆的侧裂片，先端锐尖，基部心形或戟形，边缘具近于整齐的圆齿状牙齿，草质，上面绿色，被微硬毛，下面灰白色，密被灰白绒毛；叶柄密被微柔毛。轮伞花序2~4花，疏离，组成顶生的总状花序，有时具腋生的总状花序而形成圆锥花序；苞片卵圆形或椭圆形，先端锐尖，基部楔形，全缘，两面被长柔毛；花梗与序轴密被疏柔毛。花萼钟形，外面密被具腺长柔毛，其间杂有红褐色腺点，内面散布微硬伏毛，二唇形，上唇三角状半圆形，先端有3短尖，下唇较上唇短，半裂为2齿，齿三角形，先端锐尖。花冠紫红色，外被疏柔毛，在上唇散布红褐色腺点，内面离基部3~5mm有斜向的疏柔毛毛环，在毛环下方呈狭筒形，自毛环向上逐渐膨大，直伸花萼外，冠檐二唇形，上唇长圆形，全缘，顶端微缺，稍内凹，边缘具缘毛，下唇中裂片倒卵圆形，顶端近平截，侧裂片半圆形。能育雄蕊伸于上唇下面，花丝扁平，水平伸展，无毛，药隔弧形，上臂和下臂近等长，二下臂顶端各横生药室，并互相联合。花柱略伸出花冠，先端2浅裂，后裂片极短。花盘前方稍膨大。小坚果倒卵圆形，灰褐色，无毛。花期5~8月。

甘西鼠尾草分布在四川西部、甘肃西部、云南西北部、西藏；生于林缘、路旁、沟边、灌丛下，海拔2100~4050m。

1.2.3.2　有效成分及作用

甘西鼠尾草中的化学成分与丹参类似，主要含有酚酸类和二萜醌类。酚酸类化合物主要含有咖啡酸、迷迭香酸、原儿茶醛、原儿茶酸、丹酚酸A、丹酚酸B、迷迭香酸甲酯、紫草酸、甘西鼠尾草酸A、甘西鼠尾草酸B、紫草酸B二甲酯等。二萜醌类主要含有隐丹参酮、丹参酮Ⅰ、丹参酮ⅡA、二氢丹参酮Ⅰ、丹参新醌甲、丹参新醌乙、次甲基丹参酯、przewalskin A~K、柳杉酚、弥罗松酚、紫丹参甲素、紫丹参乙素、紫丹参丙素、丹参螺旋缩酮内酯、甘西鼠尾三醇A、甘西鼠尾三醇B和甘西鼠尾甲苷等。

药理研究表明甘西鼠尾草具有丰富的药理作用。

(1)抑制超氧自由基及抗氧化作用。甘西鼠尾草中的二萜醌类化合物对二甲基亚砜在碱性有氧条件下产生的超氧阴离子自由基均有不同程度的抑制作用，其中对醌类化合物对超氧阴离子自由基的抑制作用强于邻醌类，并以丹参新醌甲为最强，分子结构中的羟基对超氧阴离子自由基的抑制有促进作用。

(2)抗心肌缺血及保护心肌缺血再灌注损伤。甘西鼠尾草提取物对抗垂体后叶素所致的离体豚鼠冠脉流量的减少和心肌收缩力的减弱，增加缺血心肌的供血量，使心肌缺血症状得到缓解，并显示剂量依赖性；对异丙肾上腺素诱导的急性心肌缺血有降低缺血心肌的细胞凋亡率的保护效应。

(3)抗血栓形成及改善微循环。甘西鼠尾草提取物能显著降低高、中、低切变率下全血黏度；有效抑制纤维蛋白原形成，降低血浆黏度；减少红细胞数从而抑制红细胞聚集。其在体内外均能显著抑制血小板激活因子、花生四烯酸、ADP诱导的兔血小板聚集，并能显著改善微血管痉挛状态，加快血流速度，增加毛细血管开放数，改善毛细血管内血液流态，从而对抗去甲肾上腺素及高分子右旋糖酐所致鼠肠系膜微循环障碍。

(4)抗炎作用。甘西鼠尾草提取液对巴豆油诱发的小鼠耳肿、乙酸诱发的小鼠腹膜炎和角叉菜胶诱发的大鼠腹膜炎均有明显的对抗作用，其抗炎机理与其抑制白细胞游走、降低毛细血管通透性、抑制 PGE2 合成、稳定溶酶体膜、清除氧自由基、抗脂质过氧化和促进 NO 释放有关，原儿茶酸是与抗炎作用有关的活性成分之一。

(5)抑菌作用。甘西鼠尾草的二萜醌类化合物均表现出不同程度的抗金黄色葡萄球菌活性，其中以隐丹参酮、二氢丹参酮抗菌活性较强。

(6)抗腹泻及对离体肠道影响。小鼠灌服甘西鼠尾草根水提物后，可明显对抗番泻叶引起的腹泻，且抗腹泻作用随剂量的增大而增强。其水提物还可使兔离体肠平滑肌紧张度降低，收缩幅度减少，可能和其刺激肠壁内神经丛，拮抗动物的肠蠕动幅度，减少蠕动次数有关。

第2章 鼠尾草属植物资源调查、评价与引种

我国鼠尾草属植物的汉、藏医临床应用历史悠久，但能利用的仅局限在丹参、甘西鼠尾草等少数种类，该属植物资源仍具有广阔的开发利用前景。由于受植物资源量的限制，许多深层次的开发必定会受到一定程度的影响，鼠尾草属植物资源的更新、扩大及保护方面的研究工作十分薄弱，对其资源的利用应建立在可持续发展的基础上，不但要充分利用和开发资源，而且应做好植物资源的保护工作。为此，在鼠尾草属植物资源调查的基础上，对其濒危等级和优先保护级别进行研究，建立鼠尾草属植物种质资源圃，对于开展该属植物资源收集、保存、评价、筛选、育种及栽培技术等研究具有十分重要的意义。

2.1 资 源 调 查

2.1.1 标本、文献调查

对中国科学院植物研究所(PE)、四川大学(SZ)、中国科学院成都生物研究所(CD-BI)、四川农业大学生命科学学院(SAU)、重庆市中药研究院(SM)、重庆市药物种植研究所(IMC)等标本馆馆藏鼠尾草属植物标本进行实地调查、记录。查阅《中国植物志》、《四川植物志》、《云南植物志》、《西藏植物志》、《贵州植物志》、*Flora of China* 等相关文献资料。中国鼠尾草属植物主要分布于西南各省(表2-1)。

2.1.2 野外调查

根据标本和文献的考察情况，对鼠尾草属分布最为集中的川西地区进行了野外调查和鼠尾草属材料的采集。川西地处青藏高原东南缘和横断山北翼，由高山峡谷和高山山原组成，地势从西北向东南倾斜，包括阿坝藏族羌族自治州、甘孜藏族自治州、凉山彝族自治州和雅安市等地区，海拔多在 2200~4200m，平均气温低、降水量少、太阳辐射强烈是该地区的气候特点。

川西地区有鼠尾草属植物 32 种，包括 3 变种、2 变型(表2-2)。从地域分布上看，雅安市有 10 种(含 3 变种)占 31.3%；阿坝藏族羌族自治州有 12 种(含 2 变种)占 37.5%；甘孜藏族自治州有 15 种(含 3 变种，1 变型)占 46.9%；凉山彝族自治州有 19 种(含 3 变种，1 变型)占 59.4%。从垂直分布上看，海拔 2000m 以下有 8 种(含 2 变种)占 21.9%；海拔 2000~3500m 有 25 种(含 3 变种，2 变型)占 78.1%；海拔 3500m 以上有 14 种(含 2 变种)占 43.8%。其中大部分鼠尾草都生长在背风向阳的山坡，喜群居。

表 2-1　中国鼠尾草属植物分布情况

种名	学名	中国植物志	四川植物志	云南植物志	西藏植物志	贵州植物志
亚属 1. 弧隔鼠尾草亚属 Subg. Salvia						
组 I. 宽球苏组 Sect. Eurysphace						
亚组 1. 多年生亚组 Subsect. Perennes						
系 1. 西藏鼠尾草系 Ser. Hiantes						
1. 康定鼠尾草	S. prattii	四川西部、青海南部；3750~4800m	马尔康、金川，等；3750~4800m		昌都、类乌齐；3700~4800m	
2. 洪桥鼠尾草	S. potanini	四川西部；4000m	川西洪桥山；4000m			
3. 长花鼠尾草	S. dolichantha	四川西部；3750m	宝兴、马边等；750m			
4. 西藏鼠尾草	S. wardii	西藏东部；3600~4500m			察隅、索县等；3600~4500m	
系 2. 毛地黄鼠尾草系 Ser. Digitaloidites						
5. 毛地黄鼠尾草	S. digitaloides	云南西北部；2500~3400m		香格里拉、丽江等；2500~3400m		
无毛变种	var. glabrescens	四川西南部；2300~2500m	雅江；2300~2500m			
6. 甘西鼠尾草	S. przewalskii	西部、云南西北部等；2100~4050m	阿坝、松潘等；2100~4050m	丽江、香格里拉等；2200~4300m	昌都、江达等；2740~4300m	
褐毛变种	var. mandarinorum	南部、西部、甘肃东部等；2100~3500m	理县、金川；2040~3600m	永善；2100m		威宁；2100m
少毛变种	var. glabrescens	四川西部、云南西北部、西藏；2100~3500m	茂汶、康定、冕宁；2100~3500m	鹤庆、香格里拉；3100~3500m	西藏东南部；2100~3500m	
红褐变种	var. rubrobrunnea	云南西北部；3200m		德钦；3200m		
7. 短唇鼠尾草	S. brevilabra	四川西部；3200~3850m	木里；3200~3800m			
8. 橙色鼠尾草	S. aerea	四川西南部、云南西北部、贵州东北部、2550~3300m	盐源、盐边、米易；2550~3300m	香格里拉、丽江、宁蒗等；2600~3300m		威宁；2000~2400m
系 3. 鄂西鼠尾草系 Ser. Maximowiczianae						

续表

种名	学名	中国植物志	四川植物志	云南植物志	西藏植物志	贵州植物志
9. 瓦山鼠尾草	*S. himmelbaurii*	四川西部; 3300m	峨边的瓦山; 3300m			
10. 鄂西鼠尾草	*S. maximowicziana*	湖北西部、四川、云南东北部、陕西南部等; 1800~3450m	青川、松潘、马尔康等; 1800~3450m	大关、彝良; 1850m	昌都; 3450m	
多花变种	var. *floribunda*	四川北部; 2800~3800m	松潘; 2800~3800m			
11. 宝兴鼠尾草	*S. paohsingensis*	四川西部; 2800m	宝兴			
12. 圆苞鼠尾草	*S. cyclostegia*	云南西北部、四川西南部; 2700~3300m	木里、盐源; 2700~3300m	丽江、香格里拉; 2500~3300m		
紫花变种	var. *purpurascens*	云南西北部、四川西南部; 2900~3200m	木里	香格里拉		
13. 大形鼠尾草	*S. cynics*	四川东部及西部; 1500~3200m	黑水、马尔康、金川等; 1500~3200m			
14. 峨眉鼠尾草	*S. omeiana*	四川; 2200~3135m	汶川、宝兴、天全等; 1500~3200m			
宽苞变种	var. *grandibracteata*	四川东部至北部; 1400~2300m	平武、坡口、巫溪等			
系 4. 短冠鼠尾草系 Ser. Brachytomae						
15. 翅柄鼠尾草	*S. alatipetiolata*	四川西部; 约3800m	宝兴; 3800m			
16. 雪山鼠尾草	*S. evanaiana*	云南西北部; 2800~3400m	雷波; 3300m	丽江、香格里拉等; 3400~4200m、维西		
17. 少花鼠尾草	*S. pauciflora*	云南西北部; 2800~3400m		德钦、香格里拉; 3000~3400m		
18. 裂萼鼠尾草	*S. schizocalyx*	云南西北部; 约 4000m		碧江; 4000m		
19. 短冠鼠尾草	*S. brachyloma*	云南西北部及四川西南部; 3200~3800m		香格里拉、丽江; 3200~3800m		
20. 洱源鼠尾草	*S. lankongensis*	云南西北部; 3780m		洱源; 3780m		
21. 东川鼠尾草	*S. mairei*	云南东北部		会泽、禄劝; 3550m		

续表

种名	学名	中国植物志	四川植物志	云南植物志	西藏植物志	贵州植物志
22. 毛唇鼠尾草	S. pogomoehila	四川西部；约3800m	道孚、康定；3800m			
23. 裂瓣鼠尾草	S. schizochila	云南西部；3800~4275m		宁蒗；3800~4275m		
系5. 钟萼鼠尾草系 Ser. Campanulatae						
24. 钟萼鼠尾草	S. campanulata	云南西北部、锡金、尼泊尔等；约2300m		贡山；2300m		
截萼变种	var. coclomantha	云南西北部、缅甸东北部；2800~3800m		碧江、德钦；2700~3800m		
裂萼变种	var. fissa	云南西部、锡金、印度北部		丽江		
微硬毛变种	var. hirtella	西藏南部、云南西北部，不丹，等；约2800m		大理；2500m	错那、亚东、聂拉木等；2700~3800m	
25. 锡金鼠尾草	S. sikkimensis	西藏，锡金，不丹；约3350m				
张序变种	var. chaenocalyx	西藏南部			亚东	
26. 木里鼠尾草	S. handelii	四川西南部；3800~3950m	木里；3800~3950m			
27. 林华鼠尾草	S. hylocharis	云南西北部；2800~3600m	宝兴；2100m、汶川；3200m、康定；2450m	丽江、大理、漾濞；2800~3600m		
单序变种	var. subsimplex	西藏东南部；4000m			察隅；4000m	
28. 湖北鼠尾草	S. hupehensis	湖北西部				
29. 橙香鼠尾草	S. amithii	四川西部；2600~3500m	小金、丹巴、道孚等；2600~3500m			
30. 异色鼠尾草	S. heterochroa	云南西北部；3500~3800m		贡山；3500~3800m		
31. 暗紫鼠尾草	S. atropurpurea	云南西部；约3460m				
系6. 栗色鼠尾草系 — Ser. Castaneae						

续表

种名	学名	中国植物志	四川植物志	云南植物志	西藏植物志	贵州植物志
32. 载叶鼠尾草	S. bulleyana	云南西部; 2100~3400m		兰坪、大理; 2100~3400m		
33. 栗色鼠尾草	S. castanea	云南西北部, 四川西南部; 2500~2800m	盐源、木里; 2500~2800m	丽江; 2500~2650m	朗县、隆子; 3200~3900m	
光叶变型	f. glabrescens	云南西北部; 约3250m		香格里拉、宁蒗等; 3250m		
柔毛变型	f. pubescens	云南西南部, 四川西南部; 2600~3400m	盐源; 2600~3400m	宁蒗; 2600m		
绒毛变型	f. tomentosa	西藏东南部; 2700~3100m			波密、林芝、江达等; 2900~3500m	
34. 暗红鼠尾草	S. atrorubra	云南西北部; 约2700m		镇康; 3460m		
35. 黄花鼠尾草	S. flava	云南西北部, 四川西南部; 2500~4000m	稻城、木里、盐源; 2800~4200m	德钦、香格里拉、维西等; 2700~4000m		
大花变种	var. megalantha	云南西北部; 2400~3900m		丽江、鹤庆、洱源; 2400~3900m		
36. 开萼鼠尾草	S. bificlocalyx	云南西北部; 3500m		香格里拉; 3500m		
37. 荞麦地鼠尾草	S. kiaometiensis	云南东北部, 四川中南部; 2500~3200m		昭通; 2500~3200m		
柔毛变型	f. pubescens	云南西南部, 四川西南部; 2300~2600m	盐源; 2300~2600m	宁蒗; 2300~2600m		
绒毛变型	f. tomentella	云南西北部		香格里拉		
38. 近掌脉鼠尾草	S. subpalmatineivis	云南西北部; 3450~4000m		香格里拉; 3450~4000m		
39. 湄公鼠尾草	S. mekongensis	云南西北部; 2800~4100m		贡山、德钦、维西等; 2800~4150m		
系 7. 琴柱草系 — Ser. Nipponicae						
40. 琴柱草	S. nipponica					
台湾琴柱草	var. formosana	台湾				

续表

种名	学名	中国植物志	四川植物志	云南植物志	西藏植物志	贵州植物志
41. 苣叶鼠尾草	*S. sonchifolia*	云南东南部；1300~1500m				荔波；450m
亚组 2. 一年生亚组 Subsect. Annuae						
42. 黄鼠狼花	*S. trieuspis*	山西中部，陕西中部，南部，甘肃西南部等；1400~3040m	阿坝，松潘，马尔康等；1400~3040m		米林；3400m	
43. 荫生鼠尾草	*S. umbratica*	河北，山西，陕西西北部等；600~2000m				
44. 粘毛鼠尾草	*S. roborowskii*	甘肃西南部，四川西部，西南部，青海等；2500~3700m	德荣，木里，盐源等；2500~3900m	丽江，香格里拉，德钦；2700~3900m	墨脱，八宿，加查等；3100~4350m	
组 2. 真球苏组— Sect. Eusphace						
亚组 1 • 单叶亚组— Subsect. Simplicifoliae						
系 1. 撒尔维亚系— Ser. Officinales						
45. 撒尔维亚	*S. officinalia*					
亚属 2 荔枝草亚属— Subg. Sclarea						
组 1 丹参组— Sect. Drymosphace						
系 1.1 丹参系— Ser. Miltiorrhizae						
46. 三叶鼠尾草	*S. trijuga*	云南西北部，四川西南部，西藏东南部；1900~3900m	攀枝花，巴塘，稻城等；2150~2500m	贡山，德钦，维西等；2400~3900m	察隅；2350m	
47. 云南鼠尾草	*S. yunnanensis*	云南东部，中部至西部，四川西南部及贵州西部；1800~2900m	盐源；1800~2900m	丽江，永胜，鹤庆等；1800~2900m		威宁，水城，盘县等；1500~2300m
48. 丹参	*S. miltiorrhiza*	四川，山西，陕西，等；120~1300m	中江等地	昆明等地		
49. 南丹参	*S. bowleyana*	浙江，湖南，江西等；30~960m				
近二回羽裂变种	var. *subbipinmata*	浙江南部				

续表

种名	学名	中国植物志	四川植物志	云南植物志	西藏植物志	贵州植物志
50. 拟丹参	*S. sinica*	浙江、安徽、湖北				
51. 红根草	*S. prionitis*	浙江、安徽、江西等；100~800m				
52. 贵州鼠尾草	*S. cavaleriei*	四川、贵州、广西等；530~1300m	宝兴、城口、石棉等；500~1400m			平坝、贵阳、安龙等；850~1450m
紫背变种	var. *erythrophylla*	湖北、四川、陕西、等；700~2000m	巫山、开县、忠县等；100~2250m	罗平		梵净山、宽阔水、清镇等；750~1800m
血盆草	var. *simplieifolia*	四川、湖南、江西、等；460~2700m	忠县、南川、叙永；120~1300m	罗平、绥江、彝良等；1500~1750m		绥阳、兴义、贵阳等；800~1300m
53. 胶质鼠尾草	*S. glutinosa*	西藏		云南西部		
系 2. 河南鼠尾草系 — Ser. Hunaniae						
54. 河南鼠尾草	*S. homania*	河南南部				
系 3. 长冠鼠尾草系 — Ser. Plectranthoidites						
55. 长冠鼠尾草	*S. plectranthoides*	陕西、云南、四川等；800~2500m	青川；900m	洱源、鹤庆、大理等；1200~2700m		兴义、安龙、关岭等；800~2000m
56. 短隔鼠尾草	*S. breviconnectivata*	云南东部；约1800m				
57. 南川鼠尾草	*S. nanchuanensis*	四川南部、湖北西部；1700~1800m	城口、南川；1700~1800m			
居间变型	f. *intermedia*	四川东部	城口			
蕨叶变种	var. *pteridifolia*	四川东部	开县			
组 2. 大叶鼠尾草组 — Sect. Aethiopis						
亚组 1. 扁球亚组 — Subsect. Homalosphaceae						
系 1. 大叶鼠尾草系 — Ser. Grandifoliae						
58. 大叶鼠尾草	*S. grandifolia*	四川西南部、云南西北部；2000~3000m	木里；2000~3000m	滇西北；2600~3000m		梵净山；1400~1700m

续表

种名	学名	中国植物志	四川植物志	云南植物志	西藏植物志	贵州植物志
组 3. 多球苏组 — Sect. Plethiosphace						
亚组 1. 真多球苏亚组 — Subsect. Euplethiosphace						
系 1. 林地鼠尾草系 — Ser. Nemorosae						
59. 新疆鼠尾草	*S. deaerta*	新疆北部；270~1850m				
组 4. 荔枝草组 — Sect. Notiosphace						
60. 荔枝草	*S. plebeia*	四川，贵州，云南等；2800m 以下	昭化，巫山，巴县等；700~2800m	全省大部；350~2800m		全省大部；1000~1600m
亚属 3. 美洲鼠尾草亚属 — Subg. Jungia						
组 1. 美球苏组 — Sect. Calosphace						
亚组 1. 长花鼠尾草亚组 — Subsect. Longillorae						
系 1. 高贵鼠尾草系 — Ser. Nobiles						
亚系 1. 一串红亚系 — Subser. Coccineae						
61. 一串红	*S. splendens*	原产巴西，我国广泛栽培	栽培	栽培		栽培
亚系 2. 筒花亚系 — Subser. Tubiflorae						
62. 朱唇	*S. coccinea*	原产美洲，我国也有栽培，云南南部及东南部已逸为野生		丽江；2700m		栽培
亚属 4. 鼠尾草亚属 — Subg. Allagospadonopsis						
系 1. 舌瓣鼠尾草系 — Ser. Ligulilobae						
63. 舌瓣鼠尾草	*S. liguliloba*	浙江，安徽；约800m				
64. 黄山鼠尾草	*S. chienii*	安徽				
婺源变种	var. *wuyuania*	江西东北部；约750m				
系 2. 佛光草系 — Ser. Substoloniferae						
65. 佛光草	*S. substolonifera*	浙江，福建，湖南等；40~950m	巫山，巴县，峨眉；小于1000m			赤水，绥阳，遵义等；400~1200m

续表

种名	学名	中国植物志	四川植物志	云南植物志	西藏植物志	贵州植物志
系 3. 鼠尾草系— Ser. Japonicae						
66. 地埂鼠尾草	S. scapiformis	台湾、福建、广东	忠县；750m			
钟萼变种	var. carphocalyx	广东、江西、湖南；600~700m				绥阳、雷山；1300~1900m
硬毛变种	var. hirsuta	广东、广西、贵州东南部等；120~1250m				
67. 鼠尾草	S. japonica	浙江、安徽南部、江苏等；220~1100m				
绵毛变型	f. lanuginosa	江西				
翅柄变型	f. alatopinnata	浙江南部				
多小叶变种	var. multifoliolata	四川中部、广东中部；750~1200m	成都、都江堰、盐边；550~2200m			
68. 华鼠尾草	S. chinensis	江苏南部、安徽南部、四川等；120~500m	江津；500m			
69. 崇安鼠尾草	S. chunganensis	福建北部				
70. 五福花鼠尾草	S. adoxoides	广西西北部；约180m				
71. 蕨叶鼠尾草	S. filicifolia	广东、湖南				
系 4. 附片鼠尾草系— Ser. Appendiculatae						
72. 附片鼠尾草	S. appendiculata	广东北部				
73. 关公须	S. kiangsiensis	台湾				
羽叶变种	var. pinata	台湾				
75. 铁线鼠尾草	S. adiantifolia	江西、福建、湖南等				
76. 草莓状鼠尾草	S. fragarioides	云南南部；约800m		景洪；800m		
77. 威海鼠尾草	S. weihaiensis	山东				
系 5. 秦岭鼠尾草系— SerPiasezkianae						
78. 秦岭鼠尾草	S. piasezkii	秦岭				

表 2-2 川西原产地鼠尾草属植物的分布

种名	学名	主要分布地	海拔/m	生境
橙色鼠尾草	*S. aerea*	木里、盐源、盐边等	2550~3300	林内、灌丛、山坡
翅柄鼠尾草	*S. alatipetiolata*	宝兴、泸定等	3500~4000	山坡草地
短冠鼠尾草	*S. brachyloma*	木里等	3200~3800	林缘、草坡
短唇鼠尾草	*S. brevilabra*	道孚、康定等	2500~3850	山坡、草地、林地
栗色鼠尾草（柔毛变型）	*S. castanea*（f. *pubescens*）	盐边、盐源、木里等	2500~2800	草地、山坡
圆苞鼠尾草（紫花变种）	*S. cyclostegia*（var. *purpurascens*）	盐边、盐源、木里等	2700~3300	山坡、草地
犬形鼠尾草	*S. cynica*	宝兴、天全等	1500~3200	林下、路旁、沟边、
雪山鼠尾草	*S. evansiana*	盐边、木里、雷波等	2700~4200	山坡
毛地黄鼠尾草	*S. digitaloides*	盐边、米易等	2500~3400	松林下
长花鼠尾草	*S. dolichantha*	宝兴、马边、雷波等	3500~4000	山坡、林缘
黄花鼠尾草	*S. flava*	稻城、木里、盐源等	2800~4200	林下、山坡草地
大叶鼠尾草	*S. grandifolia*	木里等	2000~3000	江边坡地
木里鼠尾草	*S. handelii*	木里等	3800~3950	石灰岩草坡
瓦山鼠尾草	*S. himmelbaurii*	瓦山等	3300	草坡、路边
林华鼠尾草	*S. hylocharis*	马尔康、平武、宝兴等	2070~2700	林缘、草坡
荞麦地鼠尾草（柔毛变型）	*S. kiaometiensis*（f. *pubescens*）	四川中南部	2500~3200	山坡草地
鄂西鼠尾草	*S. maximowicziana*	松潘、马尔康、理县等	1800~3450	路旁、草坡、林缘
宝兴鼠尾草	*S. paohsingensis*	宝兴等	2800	林下
长冠鼠尾草	*S. plectranthoides*	道孚、康定等	3800	山坡、疏林
洪桥鼠尾草	*S. potanini*	洪桥山	4000	灌丛、路旁
康定鼠尾草	*S. prattii*	德格、马尔康、炉霍等	3750~4800	山坡草地
甘西鼠尾草（少毛变种；褐毛变种）	*S. przewalskii*（var. *glabrescens*；var. *mandarinorum*）	宝兴、康定、西昌等	1900~4050	林缘、路旁、沟边
粘毛鼠尾草	*S. roborowskii*	若尔盖、红原、康定等	2500~3700	山坡、路边
橙香鼠尾草	*S. smithii*	峨眉、马尔康、宝兴等	2600~3500	路旁、山坡、河边
黄鼠狼花	*S. tricuspis*	马尔康、金川等	1400~3040	沟边、草地
三叶鼠尾草	*S. trijuga*	稻城、巴塘、木里等	1900~3900	林缘、路旁
云南鼠尾草	*S. yunnanensis*	盐边、九龙、盐源等	1800~2900	草地、林边

2.2　四川鼠尾草属植物濒危等级和优先保护级别评价

2.2.1　评估体系层次结构模型与指标权重求解的层次分析

根据鼠尾草属植物资源调查结果，对四川鼠尾草属植物濒危等级和优先保护级别进行研究。应用 Delphi 法和层次分析法进行模型指标权重求解（表 2-3）。分析各指标层相对于目标层的权重发现，相对于植物濒危等级和优先保护总目标而言，最优排序为物种濒危系统>自然干扰系统>人类干扰系统。在物种濒危系统上，最优排序为繁殖能力>特有情况>抽样点分布频度、确限度>国内分布频度>种质资源和遗传育种价值。在自然干扰系统上，最优排序为生境安全性>病虫害>气候灾害。在人类干扰系统上，最优排序为牧业压力>人口密度、干扰方式>城镇建设压力、兴修水利水电站压力。影响物种优先保护评估体系较大的因素主要有抽样点分布频度、确限度、繁殖能力、特有情况、生境安全性，其累计权重达 0.7317。对于评估体系总目标而言，系统层中的物种濒危系统所占权重最高，达到 0.6717。而自然干扰系统和人类干扰系统的权重相对较低，分别是 0.2654、0.0630。在物种濒危系统中，繁殖能力、特有情况看作影响物种濒危程度的两个重要指标，它们的权重分别是 0.3154、0.182。在自然干扰系统中，生境安全性（0.7306）所占的权重远大于气候灾害（0.0810）和病虫害（0.1884）。而对总目标影响最小的人类干扰系统而言，牧业压力的权重相对于其他 4 个指标相对较高，达 0.4630。

表 2-3　权重总排序的结果

指标层	准则层			总排序权值	总排序
	物种濒危系统(b_1)	自然干扰系统(b_2)	人类干扰系统(b_3)		
	0.6716	0.2654	0.0630		
种质资源和遗传育种价值(c_1)	0.0729			0.0491	8
抽样点分布频度(c_2)	0.1516			0.1018	4
国内分布频度(c_3)	0.1263			0.0848	6
确限度(c_4)	0.1516			0.1018	4
繁殖能力(c_5)	0.3154			0.2119	2
特有情况(c_6)	0.1822			0.1223	3
生境安全性(c_7)		0.7306		0.1939	1
气候灾害(c_8)		0.0810		0.0215	9
病虫害(c_9)		0.1884		0.0500	7
人口密度(c_{10})			0.1953	0.0123	11
牧业压力(c_{11})			0.4630	0.0291	10
城镇建设压力(c_{12})			0.0732	0.0046	13
兴修水利水电站压力(c_{13})			0.0732	0.0046	13
干扰方式(c_{14})			0.1953	0.0123	11

2.2.2　濒危等级和优先保护级别

对四川鼠尾草属 51 个分类群(包括变种、变型)濒危等级进行评估(表),濒危种有 14 种,约占总数的 27%,均为分布范围非常狭窄,个体数量极少的种类。渐危种有 9 种,约占总数的 18%,其分布范围狭窄,生长环境特殊,个体数量也很少。稀有种有 11 种,约占总数的 22%,处于稀有状态有两种情况:分布范围较狭窄、小块状分布;个体数量较多或分布范围较广泛,但以散生为主,个体数量较少。安全种有 17 种,约占总数的 33%。四川鼠尾草属植物优先保护级别定量评价结果为,一级保护种 4 种,约占总数的 8%,二级保护种 31 种,约占总数的 61%,暂缓保护种 16 种,约占总数的 31%。鼠尾草属植物的濒危等级与其保护等级间并不是一一对应关系,被确定为濒危等级的分类群,其保护级别既有一级,也有二级等,反之亦然。这是因为,有些分类群尽管在四川分布少,处于稀有、渐危甚至濒危状态,但其生活在高海拔地区或者繁殖能力强,人类干扰因素几乎不存在,因此定量评价后得出为二级保护。另外,有的分类群在外省,甚至国外广泛分布,经过综合考虑,也列为二级保护甚至暂缓保护。

表 2-4　濒危等级和优先保护级别定量评价

名称	学名	物种濒危系数	濒危等级	物种优先保护系数	保护级别
戟叶鼠尾草	*S. bulleyana*	0.4572	渐危种	0.5965	二级
宝兴鼠尾草	*S. paohsingensis*	0.5020	濒危种	0.7074	二级
长冠鼠尾草	*S. plectranthoides*	0.2648	安全种	0.4485	暂缓保护
橙色鼠尾草	*S. aerea*	0.4288	稀有种	0.6481	二级
翅柄鼠尾草	*S. alatipetiolata*	0.3822	稀有种	0.5255	二级
地埂鼠尾草	*S. scapiformis*	0.4459	渐危种	0.7062	二级
短唇鼠尾草	*S. brevilabra*	0.5240	濒危种	0.7129	二级
短冠鼠尾草	*S. brachyloma*	0.5599	濒危种	0.7014	二级
多花鄂西鼠尾草	*S. maximowicziana* var. *floribunda*	0.5020	濒危种	0.6807	二级
峨眉鼠尾草	*S. omeiana*	0.2909	安全种	0.3967	暂缓保护
鄂西鼠尾草	*S. maximowicziana*	0.2589	安全种	0.3638	暂缓保护
甘西鼠尾草	*S. przewalskii*	0.2751	安全种	0.3436	暂缓保护
贵州鼠尾草	*S. cavaleriei*	0.2979	安全种	0.4406	暂缓保护
褐毛甘西鼠尾草	*S. przewalskii* var. *mandarinorum*	0.2840	安全种	0.4376	暂缓保护
华鼠尾草	*S. chinensis*	0.3887	稀有种	0.6397	二级
黄花鼠尾草	*S. flava*	0.4132	稀有种	0.5903	二级
黄鼠狼花	*S. tricuspis*	0.4107	稀有种	0.5925	二级
苣叶鼠尾草	*S. sonchifolia*	0.4996	渐危种	0.6832	二级
蕨叶南川鼠尾草	*S. nanchuanensis* var. *petridifolia*	0.6096	濒危种	0.8218	一级
康定鼠尾草	*S. prattii*	0.2940	安全种	0.4200	暂缓保护

名称	学名	物种濒危系数	濒危等级	物种优先保护系数	保护级别
宽苞峨眉鼠尾草	*S. omeiana* var. *grandibracteata*	0.6169	濒危种	0.8409	一级
荔枝草	*S. plebeia*	0.2157	安全种	0.4182	暂缓保护
栗色鼠尾草	*S. castanea*	0.4457	渐危种	0.6303	二级
林华鼠尾草	*S. hylocharis*	0.5158	濒危种	0.6942	二级
蔓茎鼠尾草	*S. substolonifera*	0.2572	安全种	0.4484	暂缓保护
荞麦地鼠尾草	*S. kiaometiensis*	0.5281	濒危种	0.7166	二级
犬形鼠尾草	*S. cynica*	0.2826	安全种	0.4233	暂缓保护
三叶鼠尾草	*S. trijuga*	0.4199	稀有种	0.6053	二级
少毛甘西鼠尾草	*S. przewalskii* var. *glabrescens*	0.2922	安全种	0.4461	暂缓保护
鼠尾草	*S. japonica*	0.2637	安全种	0.4135	暂缓保护
雪山鼠尾草	*S. evansiana*	0.4979	渐危种	0.6800	二级
血盆草	*S. cavaleriei* var. *simplicifolia*	0.2198	安全种	0.4213	暂缓保护
异色鼠尾草	*S. heterochroa*	0.4986	渐危种	0.6422	二级
云南鼠尾草	*S. yunnanensis*	0.2410	安全种	0.4139	暂缓保护
粘毛鼠尾草	*S. roborowskii*	0.2667	安全种	0.4319	暂缓保护
紫背贵州鼠尾草	*S. cavaleriei* var. *erythrophyllaa*	0.3717	稀有种	0.6262	二级
紫花圆苞鼠尾草	*S. cyclostegia* var. *purpurascens*	0.2941	安全种	0.4279	暂缓保护
柔毛栗色鼠尾草	*S. castanea* f. *pubescens*	0.4751	渐危种	0.6406	二级
圆苞鼠尾草	*S. cyclostegia*	0.4386	稀有种	0.6222	二级
毛黄地鼠尾草	*S. digitaloides*	0.3815	稀有种	0.5520	二级
无毛毛地黄鼠尾草	*S. digitaloides* var. *glabrescens*	0.4189	稀有种	0.5967	二级
长花鼠尾草	*S. dolichantha*	0.4857	渐危种	0.6164	二级
大叶鼠尾草	*S. grandifolia*	0.5982	濒危种	0.7726	一级
木里鼠尾草	*S. handelii*	0.5664	濒危种	0.7039	二级
瓦山鼠尾草	*S. himmelbaurii*	0.5664	濒危种	0.6956	二级
多小叶鼠尾草	*S. japonica* var. *multifoliolata*	0.4205	稀有种	0.7065	二级
柔毛荞麦地鼠尾草	*S. kiaometiensis* f. *pubescens*	0.4857	渐危种	0.6702	二级
南川鼠尾草	*S. nanchuanensis*	0.5803	濒危种	0.8020	一级
毛唇鼠尾草	*S. pogonochila*	0.5036	濒危种	0.6353	二级
洪桥鼠尾草	*S. potanini*	0.5868	濒危种	0.6781	二级
橙香鼠尾草	*S. smithii*	0.2881	安全种	0.6727	二级

　　处于一级保护的物种，首先必须在其所生长环境内严加保护、禁止采挖和一切改变生态环境的活动，保持其生境的安全性。同时，需采取其他扩大繁殖措施，如加强人工繁殖和栽培研究、种质资源保存等，以确保该种的安全存活。在此基础上进行生物学和生态学特性等方面的研究，组织多学科进行联合攻关，探索其濒危的原因和过程，制定

合理的保护措施。处于二级保护的物种，在其生长环境内严禁开采和破坏，并防止周边的环境污染，特别是由于杀虫剂、除草剂及工业废物和居民污水排放到江河湖泊中引起的水体污染。种群数量持续下降者可采取其他保护措施。处于暂缓保护的物种，可以在其生长环境内安全生长，一般不需作太多关注，但也不能进行过度的开发利用，否则也会导致其走向濒危和灭绝。

2.3　引种与栽培

2.3.1　资源圃建设

引种具有简便易行、见效快的优点，针对具有开发价值的野生植物资源的引种研究对该植物的开发和利用具有重要意义。引种能否成功，决定于引种地区与原产地区的生态条件差异程度，差异越小引种越容易成功。为了提高引种成功率，综合考虑引种目的和引种地与原产地的气候环境背景，将鼠尾草属植物资源圃分为观赏园艺资源圃和药用资源圃。每个资源圃由若干个小区组成，小区面积为 2.0m×2.0m，每个小区种植 7～9 株鼠尾草属植物。资源圃分别在雅安市雨城区和德阳市中江县各建 1 个，各资源圃规划相同(图 2-1)。

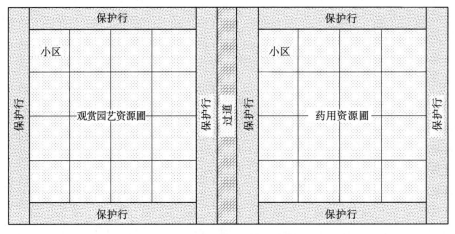

图 2-1　资源圃示意图

中江县资源圃地处四川盆地西北部龙泉山脉向东背斜地带的山缘、丘陵及低山紫色土区，海拔 500～600m，年均温 16.7℃，1 月均温 5.5℃，7 月均温 26.1℃，年日照 1200h，年平均降水量 950mm，土壤 pH6.5～8.2，境内有涪凯江、凄江、建兴河、石泉河、清溪河等。雅安市资源圃地处成都平原与川西高原过渡地带，海拔 640m，年均温 16.2℃，1 月均温 6.1℃，7 月均温 25.3℃，年日照 1040h，年平均降水量 1774mm，土壤 pH6.3～8.0，境内有青衣江、渍江、陇西河、周公河等。

观赏园艺资源圃植物种类为橙色鼠尾草、短唇鼠尾草、雪山鼠尾草、毛地黄鼠尾草、黄花鼠尾草、粘毛鼠尾草、三叶鼠尾草、栗色鼠尾草、云南鼠尾草和荫生鼠尾草等，药用资源圃植物种类为全国各主产区(四川、山东、陕西、河南、浙江、安徽、江苏、湖北)栽培和野生丹参、甘西鼠尾草、峨眉鼠尾草、贵州鼠尾草、荔枝草、鼠尾草等。

2.3.2　引种栽培

选取具有重大开发价值的鼠尾草属植物作为引种对象(表 2-5，彩图 6)，以能完成一个生长周期并开花结实为引种成功标准。在引种栽培过程中，对比其野外正常生长状态后发现：所有鼠尾草较原产地萌芽期早 15～30d，结实率有不同程度降低，花期提前 20～50d，除部分种类花色变浅外，其余花色变化不明显，株高变化不大。其中橙色鼠尾草、短唇鼠尾草、犬形鼠尾草、雪山鼠尾草、毛地黄鼠尾草、黄花鼠尾草和三叶鼠尾草的长势与采集地相比一般、较弱或很弱，结实率降低 5.1%～54.8%，种子发芽率 40.5%～70.6%，综合表现较差；粘毛鼠尾草和黄鼠狼花为直立草本，是引种材料中比较特殊的类型，引种期间表现较为一致，均出现徒长少花的情况，结实率分别降低 29% 和29.6%，种子发芽率分别为 48.2% 和 46.5%，综合表现也较差；栗色鼠尾草、甘西鼠尾草和云南鼠尾草的长势好于采集地，结实率与原产地相比仅降低 2.6%～7.1%，发芽率保持在较高水平(78.9%～87.5%)，综合表现优良。对 3 种引种表现较好的鼠尾草物种研究发现，其生长海拔均较低(1836～2305m)、生境均为向阳山坡、土壤均为富含腐殖质且透气性好的棕壤，这一点可能与引种地气候和栽培土壤相近，从而使引种鼠尾草物种表现良好；并且良好的结实情况和发芽率也保证了该鼠尾草物种的栽培和育种。

表 2-5　在引种地鼠尾草物候期及生长状态

种名	学名	萌芽期	长势(与采集地相比)	结实率/%（采集地/引种地)	发芽率/%	花色	株高/cm	花期(月)
橙色鼠尾草	*S. aerea*	3 月底	一般	85.2/30.4	50.6	浅粉	40～60	5～7
短唇鼠尾草	*S. brevilabra*	3 月底	较弱	88.9/75.6	52.1	紫	50～60	5～6
栗色鼠尾草	*S. castanea*	4 月初	优良	92.6/89.3	83.7	紫褐	30～50	4～9
犬形鼠尾草	*S. cynica*	3 月底	一般	93.8/88.7	70.6	黄	30～50	7
雪山鼠尾草	*S. evansiana*	3 月底	很弱	83.2/40.6	40.5	黄	20～50	7
毛地黄鼠尾草	*S. digitaloides*	4 月初	很弱	89.7/70.8	47.1	黄，浅黄	20～60	4～6
黄花鼠尾草	*S. flava*	3 月底	很弱	80.6/36.7	56.2	黄	20～40	5～6
甘西鼠尾草	*S. przewalskii*	3 月底	良好	96.3/93.7	87.5	红，紫红，紫	20～60	5～8 或9～10
粘毛鼠尾草	*S. roborowskii*	一年生	徒长	94.2/65.2	48.2	黄	30～60	6～9
黄鼠狼花	*S. tricuspis*	4 月初	徒长	90.2/60.6	46.5	黄	30～60	6～7
三叶鼠尾草	*S. trijuga*	4 月初	一般	87.8/70.8	53.7	紫红	20～40	6
云南鼠尾草	*S. yunnanensis*	3 月底	一般	90.5/83.4	78.9	紫红	20～30	4～7

第 3 章 鼠尾草属分类学研究

由于鼠尾草属植物分布广、种类多，导致该属一直存在分类学争议，尽管许多中外学者对其作过研究，但是对于亚属间和种间系统地位、物种界限和数目、亲缘关系、起源和演化等一系列问题仍有待解决。通过形态学、解剖学、细胞学等手段对鼠尾草属进行分类学研究，可以为鼠尾草属植物分类学研究提供证据，也为鼠尾草属药用植物资源的利用和开发提供依据。

3.2 形态学分类

3.2.1 不同产地丹参种子形态

北京、山东、陕西、湖北、江苏五个产地丹参种子在外形上均为椭圆形，腹面靠近种脐有不明显的圆钝状突起的脊，表面光滑无毛。山东丹参种子个体较大，陕西丹参种子个体较小。不同产地丹参种子长度为 2.31~3.31mm，平均值为 2.50~2.93mm，其中山东丹参和湖北丹参的种子最长，显著长于其他种源的种子；种子宽度范围在 1.27~1.80mm，平均值为 1.46~1.64mm，其中湖北丹参种子宽度显著宽于其他种子(表 3-1)。种子的长宽比是决定种子外形的重要特征，不同产地的种子长宽比为 1.68~2.01，且相互之间差异显著，可以作为丹参种源鉴定的依据。

表 3-1 不同产地丹参种子的形态特征

产地	长		宽		长宽比	网眼边长	
	范围	均值±标准偏差	范围	均值±标准偏差		范围	均值±标准偏差
北京市	2.35~2.81	2.63±0.13 c	1.43~1.73	1.57±0.09 b	1.68±0.10 a	15.19~22.45	19.21±2.27 a
山东省泰安市	2.45~3.31	2.93±0.29 a	1.29~1.64	1.46±0.09 c	2.01±0.21 b	15.90~21.03	18.26±1.85 ab
陕西省西安市	2.31~2.67	2.50±0.12 d	1.27~1.58	1.48±0.08 c	1.70±0.12 c	7.36~13.35	11.39±1.94 c
湖北省黄冈市	2.58~3.07	2.82±0.13 ab	1.48~1.80	1.64±0.10 a	1.73±0.11 d	10.71~14.92	12.35±1.33 c
江苏省镇江市	2.45~2.93	2.71±0.15 bc	1.38~1.68	1.56±0.10 b	1.74±0.06 e	12.83~20.71	16.47±2.57 b

注：同列数据后不同字母表示在 $P < 0.05$ 水平差异显著

通过扫描电镜观察不同产地丹参种子表面纹饰(图 3-1)，发现不同产地丹参种子表面纹饰类型均表现出无规律分布的网纹和负网纹，纹饰与产地间无规律，表明丹参种子表面特征比较稳定、变异不大。种子纹饰网眼边长范围 7.36~22.45 µm。根据显著性分析，北京丹参和山东丹参的种子网眼边长显著高于其他种源，陕西丹参和湖北丹参的种子显著低于其他种源，此特征也可作为种源鉴定的辅助手段。

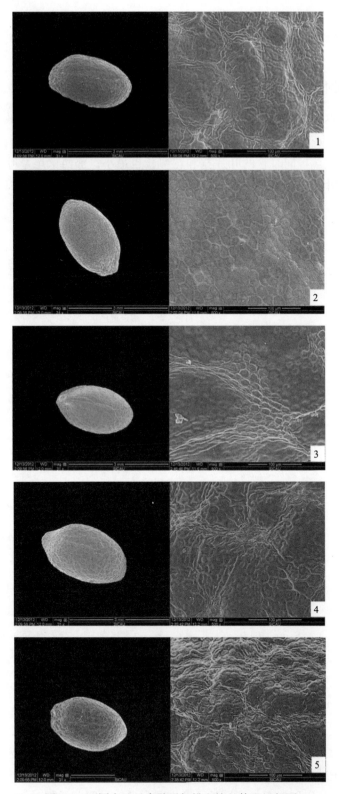

图 3-1 不同产地丹参种子扫描电镜整体和局部图

1. 北京市；2. 山东省泰安市；3. 陕西省西安市；4. 湖北省黄冈市；5. 江苏省镇江市

3.2.2　四川鼠尾草属数量分类

3.2.2.1　数量性状统计分析

对四川鼠尾草属 31 个物种(表 3-2)的 9 个数量性状的测量统计,平均株高最高为犬形鼠尾草;叶片、花序最长的为柔毛荞麦地鼠尾草;长花鼠尾草的叶柄长和花冠长最大,花冠最短的是荔枝草,同时它的叶片宽和花萼长也最小;鄂西鼠尾草叶片最宽;长冠鼠尾草的叶柄长与叶片长比值最大,但其花冠长与花萼长比值最小,而长花鼠尾草花冠长与花萼长的比值最大。

表 3-2　材料和来源

名称	学名	产地	名称	学名	产地
甘西鼠尾草	*S. przewalskii*	木里	鄂西鼠尾草	*S. maximowicziana*	泸定
甘西鼠尾草少毛变种	*S. przewalskii* var. *glabrescens*	布拖	康定鼠尾草	*S. prattii*	德格
栗色鼠尾草	*S. castanea*	木里	粘毛鼠尾草	*S. roborowskii*	康定
黄鼠狼花	*S. tricuspis*	康定	贵州鼠尾草	*S. cavaleriei*	南川
橙色鼠尾草	*S. aerea*	会东	贵州鼠尾草紫背变种	*S. cavaleriei* var. *erythrophylla*	奉节
翅柄鼠尾草	*S. alatipetiolata*	宝兴	血盆草	*S. cavaleriei* var. *simplicifolia*	南川
短唇鼠尾草	*S. brevilabra*	康定	云南鼠尾草	*S. yunnanensis*	九龙
多花鄂西鼠尾草	*S. maximowicziana* var. *floribunds*	理县	三叶鼠尾草	*S. trijuga*	木里
长花鼠尾草	*S. dolichantha*	宝兴	荔枝草	*S. plebeia*	西昌
峨眉鼠尾草	*S. omeiana*	峨眉	丹参	*S. miltiorrhiza*	雷波
犬形鼠尾草	*S. cynica*	天全	长冠鼠尾草	*S. plectranthoides*	普格
林华鼠尾草	*S. hylocharis*	康定	地埂鼠尾草	*S. scapiformis*	乐山
毛地黄鼠尾草	*S. digitaloides*	米易	鼠尾草	*S. japonica*	都江堰
雪山鼠尾草	*S. evansiana*	泸定	一串红	*S. splendens*	泸定
黄花鼠尾草	*S. flava*	稻城	朱唇	*S. coccinea*	南充
荞麦地鼠尾草	*S. kiaoemetiemsis* f. *pubescens*	木里			

四川鼠尾草属植物物种间性状存在一定差异(表 3-3),数量性状变异系数为 0.28～0.56。其中最大的是叶柄长比叶片长的变异系数达 0.56,其次是叶柄长、叶片宽和叶片长分别为 0.54、0.52 和 0.51,说明这 4 个性状在各物种间差异相对较大。而最小的是花冠长比花萼长,仅为 0.28。

表 3-3　数量性状统计表

指标	株高/cm	叶柄长/cm	叶片长/cm	叶片宽/cm	花序长/cm	花萼长/cm	花冠长/cm	叶柄长:叶片长	花冠长:花萼长
最大值	80.67	12.50	19.80	9.00	48.00	1.43	4.50	2.28	4.50
最小值	10.50	0.20	2.83	1.09	4.25	0.25	0.55	0.02	1.36
平均值	37.87	5.76	6.68	4.35	21.30	0.84	2.20	0.98	2.54
标准差	16.30	3.10	3.44	2.24	7.75	0.29	1.09	0.55	0.70
变异系数	0.43	0.54	0.51	0.52	0.36	0.35	0.49	0.56	0.28

3.2.2.2　质量性状统计分析

鼠尾草属植物的 9 个质量性状及其编码：

生长年限：多年生(1)，一年生(2)，一年或两年生(3)。主根明显否：明显(1)，不明显(0)。单叶或复叶：单叶(1)，复叶(2)，单叶或复叶(3)。叶片被毛类型：含硬毛(1)，含柔毛(2)，含软毛(3)，伏毛(4)，刚毛(5)；无毛(6)，硬或无毛(7)，柔或无毛(8)。花冠颜色：紫→深(1)，淡→深(2)、黄(3)、红(4)。花冠筒内毛环有无：有(1)，不完全(2)，无(3)。花柱伸出花冠与否：伸出(1)，略伸出(2)，不伸出(3)。花下药室能否育：能(1)，不能(0)。花药联合情况：联合(1)，顶端联合(2)，下臂联合(3)，分离(4)。

考察 31 种四川鼠尾草植物的质量性状。大多物种为多年生，也有一年生或两年生，除地埂鼠尾草、鼠尾草、一串红和朱唇主根不明显外，其余物种主根都比较明显。叶片一般为单叶，少数具有复叶。花冠颜色和叶片被毛类型多样，在种间有交叉，差异不明显，相对呈紫色较多。绝大部分物种花冠筒有毛环。花柱长短不一，伸出或不伸出花冠，花下药室可育或不可育两种类型均有存在，花药存在顶端联合、下臂联合或分离几种状态。

3.2.2.3　R 型聚类分析

采用 R 型聚类对 31 种四川鼠尾草属植物的数量和质量共 18 个性状进行分析(图 3-2)。各性状基本上彼此独立，少数性状表现出一定的联系，如叶片长与叶片宽，但二者共同决定了叶片的形状，应当予以保留。聚类结果说明，所测定的性状间的变异和演进过程中基本上互不干扰，各性状均可用作聚类分析的变量。

3.2.2.4　Q 型聚类分析

对 31 种四川鼠尾草属植物进行 Q 型聚类分析(图 3-3)。等级结合线 L_1 将 31 个物种聚为四大类。柔毛荞麦地鼠尾草单独为 Ⅰ 类，其形态特征与该属其余物种有较大差异；一串红和朱唇聚为第 Ⅱ 类；第 Ⅲ 类包括地埂鼠尾草、鼠尾草等 10 个物种；其余 18 个物种聚为第 Ⅳ 类。

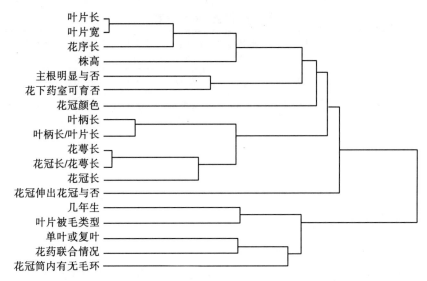

图 3-2　生物性状的 R 型聚类

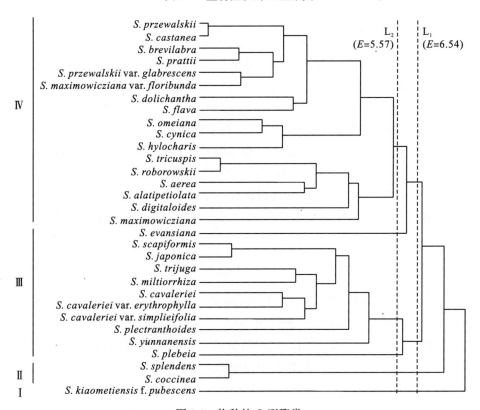

图 3-3　物种的 Q 型聚类

L 为等级结合线，E 为欧式距离系数

等级结合线 L₂ 将荔枝草与 III 类中其余物种分开，表明其与这些物种亲缘关系相对较远，荔枝草在叶片及花部形态特征上均与其余物种有较大差异。等级结合线 L₂ 也将 IV 类划分为 2 个分支，黄花鼠尾草单独聚为一支，表明其与其他物种亲缘关系相对较远；其余 17 个物种聚为一支，表明这些物种亲缘关系较近，特别是黄鼠狼花与粘毛鼠尾草，甘西鼠尾草与栗色鼠尾草遗传距离很小，其质量性状和数量性状都基本相似或相同，只有叶片被毛类型和花柱伸出花冠程度不同，亲缘关系很近。

所考察的 31 种四川鼠尾草属植物的数量性状变异较大，特别是叶柄长比叶片长在种间变异尤为明显，可作为分类的重要指标。传统形态学分类方法将我国鼠尾草属植物分为 3 亚属：弧隔鼠尾草亚属、荔枝草亚属和鼠尾草亚属；另外将国外引进的供观赏花卉品种归为美洲鼠尾草亚属。从聚类结果来看，第 I 类的柔毛荞麦地鼠尾草按照《中国植物志》分类标准应隶属于弧隔鼠尾草亚属，但聚类结果显示其单独为一类，与其他鼠尾草属物种亲缘关系较远。第 II 类中一串红和朱唇聚在一起，为美洲鼠尾草亚属植物，表明它们与我国原产的鼠尾草属植物之间亲缘关系相对较远，在形态特征上具有较大的差异。第 III 类所包含物种中，除地埂鼠尾草和鼠尾草属于鼠尾草亚属外，其余均隶属于荔枝草亚属，两个亚属物种在聚类时出现交叉，表明这 2 个亚属亲缘关系较近，其系统地位有待更进一步确定。荔枝草隶属于荔枝草亚属荔枝草组，在形态上与同亚属其他植物有较大差异，聚类结果将其与荔枝草亚属下丹参组的植物区分开来，表明数量分类学的结果支持传统分类学中亚属下的等级分类。第 IV 类所包含的物种则全都隶属于弧隔鼠尾草亚属，这与传统分类结果一致。

3.2.3　鼠尾草属叶表皮及表皮毛微形态

3.2.3.1　叶表皮形态

对 18 种 1 变型鼠尾草属植物叶片类型、表皮细胞形状、垂周壁样式、气孔器类型特征进行了观察(表 3-4，图 3-4)。

表 3-4　叶表皮形态特征

植物	学名	叶片类型	表皮细胞形状	垂周壁样式	表皮细胞类型	气孔器类型
栗色鼠尾草	S. castanea	单叶	多边形	浅波状	I	无规则型
栗色鼠尾草绒毛变型	S. castanea f. tomentosa	单叶	不规则型	深波状	IIIa	无规则型
黄花鼠尾草	S. flava	单叶	不规则型	深波状	IIIa	无规则型
毛地黄鼠尾草	S. digitaloides	单叶	多边形	弓形	IIb	无规则型
甘西鼠尾草	S. przewalskii	单叶	多边形	弓形	IIb	无规则型
圆苞鼠尾草	S. cyclostegia	单叶	不规则形	浅波状	IIIb	无规则型
犬形鼠尾草	S. cynica	单叶	不规则形	浅波状	IIIb	无规则型
少花鼠尾草	S. pauciflora	单叶	多边形	浅波状	I	无规则型
云南鼠尾草	S. yunnanensis	羽状复叶	多边形	平直/弓形	IIa	无规则型
丹参	S. miltiorrhiza	羽状复叶	多边形	平直/弓形	IIa	无规则型
三叶鼠尾草	S. trijuga	羽状复叶	多边形	平直/弓形	IIa	无规则型
贵州鼠尾草	S. cavaleriei	羽状复叶	不规则形	平直	IV	无规则型
荔枝草	S. plebeia	单叶	不规则形	深波状	IIIa	无规则型

续表

植物	学名	叶片类型	表皮细胞形状	垂周壁样式	表皮细胞类型	气孔器类型
	S. azurea	单叶	多边形	浅波状	Ⅰ	平列型
	S. farinacea	单叶	不规则形	深波状	Ⅲa	无规则型
	S. officinalis	单叶	多边形	弓形	Ⅱb	无规则型
	S. sylvestris	单叶	不规则形	浅波状	Ⅲb	平列型
朱唇	*S. coccinea*	单叶	多边形	浅波状	Ⅰ	无规则型
	S. guaranitica	单叶	多边形	浅波状	Ⅰ	无规则型

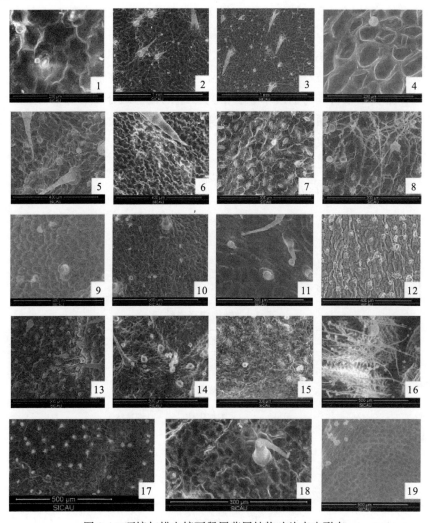

图 3-4 环境扫描电镜下鼠尾草属植物叶片表皮形态

1. 栗色鼠尾草；2. 栗色鼠尾草绒毛变型；3. 黄花鼠尾草；4. 毛地黄鼠尾草；5. 甘西鼠尾草；6. 圆苞鼠尾草；7. 犬形鼠尾草；8. 少花鼠尾草；9. 云南鼠尾草；10. 丹参；11. 三叶鼠尾草；12. 贵州鼠尾草；13. 荔枝草；14. *S. azurea*；15. *S. farinacea*；16. *S. officinalis*；17. *S. sylvestris*；18. *S. coccinea*；19. *S. guaranitica*

叶片类型共有两种，云南鼠尾草、三叶鼠尾草、丹参和贵州鼠尾草为羽状复叶，其余为单叶。

在叶片表皮细胞形态上，发现 4 种类型。

类型Ⅰ：多边形细胞−浅波状垂周壁，包括栗色鼠尾草、少花鼠尾草、*S. azurea*、朱唇和 *S. guaranitica*。

类型Ⅱ：多边形细胞−非波状垂周壁，该类型分为 2 个亚类，Ⅱa 多边形细胞−平直/弓形垂周壁和Ⅱb 多边形细胞−弓形垂周壁。Ⅱa 包括云南鼠尾草、丹参和三叶鼠尾草，Ⅱb 包括毛地黄鼠尾草、甘西鼠尾草和 *S. officinalis*。

类型Ⅲ：不规则形细胞−波状垂周壁，该类型也分为 2 个亚类，Ⅲa 不规则形细胞−深波状垂周壁，Ⅲb 不规则形细胞−浅波状垂周壁，Ⅲa 包括栗色鼠尾草绒毛变型、黄花鼠尾草、荔枝草和 *S. farinacea*，Ⅲb 包括圆苞鼠尾草、犬形鼠尾草和 *S. sylvestris*。

类型Ⅳ：不规则形细胞−平直垂周壁，包括贵州鼠尾草。

在气孔器类型上，*S. azurea* 和 *S. sylvestris* 为平列型，其余种类均为无规则型。

3.2.3.2　叶表皮毛形态

18 种 1 变种鼠尾草属植物叶表皮毛按其功能可分为具分泌功能的腺毛和无分泌功能的非腺毛，按其形态和结构可归为 4 大类型（表 3-5，图 3-5 和图 3-6）：

表 3-5　叶片表皮毛微形态

植物	学名	腺毛							非腺毛			
		盾状腺毛		头状腺毛					短非腺毛		长非腺毛	
				头状长腺毛			头状短腺毛					
		浓密程度	头直径/μm	浓密程度	长度/μm	头直径/μm	浓密程度	头直径/μm	浓密程度	长度/μm	浓密程度	长度/μm
栗色鼠尾草	*S. castanea*	+	46.66	−	/	/	+++	20.35	−	/	+++	ξ
栗色鼠尾草绒毛变型	*S. castanea* f. *tomentosa*	−	/	−	/	/	+	27.38	−	/	+++ ++	ξ 396.87
黄花鼠尾草	*S. flava*	+	39.59	−	/	/	+++	15.38	+	39.23	−	/
毛地黄鼠尾草	*S. digitaloides*	−	/	++	471.85	24	−	/			++ ++	ξ 358.77
甘西鼠尾草	*S. przewalskii*	+	67.28	−	/	/	++	24.40	++	258.27	+++	ξ
圆苞鼠尾草	*S. cyclostegia*	−	/	−	/	/	+	25.76	−	/	+	478.68
犬形鼠尾草	*S. cynica*	−	/	−	/	/	+	29.02	−	/	+	462.72
少花鼠尾草	*S. pauciflora*	−	/	−	/	/	+	22.58	+	91.86	−	/
云南鼠尾草	*S. yunnanensis*	+	38.38	−	/	/	+	19.61	−	/	++	565.50
丹参	*S. miltiorrhiza*	+	38.42	−	/	/	+	18.83	−	/	++	372.68
三叶鼠尾草	*S. trijuga*	−	/	+	367.71	23.89	+	22.49	−	/	++	288.20
贵州鼠尾草	*S. cavaleriei*	+	29.74	−	/	/	++	19.17	+	36.26	−	/
荔枝草	*S. plebeia*	+	54.75	++	353.53	25.00	−	/	+	172.65		
S. azurea		++	47.98	−	/	/	++	23.65	++	176.21	−	/
S. farinacea		−	/	−	/	/	+	17.82	+	76.95	−	/
S. officinalis		++	70.79	+++	278.38	15.51	−	/	−	/	+++	298.19

续表

植物	学名	腺毛							非腺毛			
		盾状腺毛		头状腺毛					短非腺毛		长非腺毛	
				头状长腺毛			头状短腺毛					
		浓密程度	头直径/μm	浓密程度	长度/μm	头直径/μm	浓密程度	头直径/μm	浓密程度	长度/μm	浓密程度	长度/μm
S. sylvestris		−	/	−	/	/	++	11.61	+++	97.41	−	/
朱唇	*S. coccinea*	++	34.46	−	/	/	+	22.78	−	/	+++	268.12
S. guaranitica		+	39.25	−	/	/	+	23.74	+	68.44	−	/

注："−"未发现；"/"无数据；"+"少量；"++"多数；"+++"密集

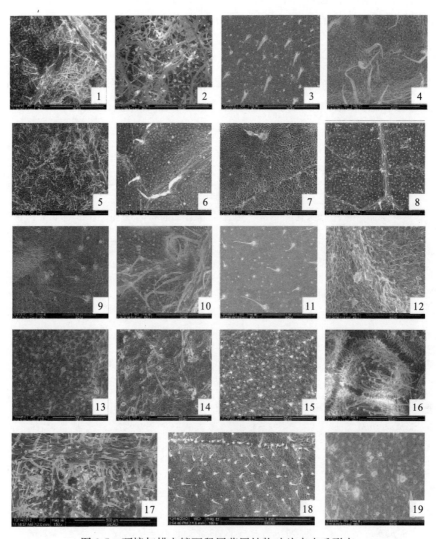

图 3-5　环境扫描电镜下鼠尾草属植物叶片表皮毛形态

1. 栗色鼠尾草；2. 栗色鼠尾草绒毛变型；3. 黄花鼠尾草；4. 毛地黄鼠尾草；5. 甘西鼠尾草；6. 圆苞鼠尾草；7. 犬形鼠尾草；8. 少花鼠尾草；9. 云南鼠尾草；10. 丹参；11. 三叶鼠尾草；12. 贵州鼠尾草；13. 荔枝草；14. *S. azurea*；15. *S. farinacea*；16. *S. officinalis*；17. *S. sylvestris*；18. 朱唇；19. *S. guaranitica*

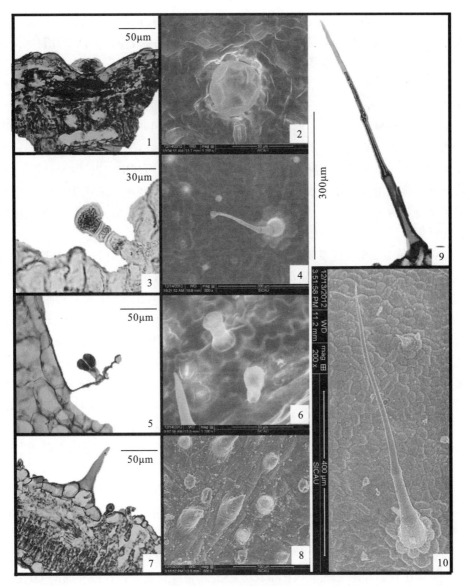

图 3-6　光学显微镜和环境扫描电镜下表皮毛形态

1，2. 盾状腺毛；3，4. 头状长腺毛；5，6. 头状短腺毛；7，8. 短非腺毛；9，10. 长非腺毛

　　类型 A。盾状腺毛：由 1 个基细胞、1 个短柄细胞和由多个分泌细胞排列成一层而形成的宽大头部组成。该类型见于栗色鼠尾草、黄花鼠尾草、甘西鼠尾草、云南鼠尾草、丹参、贵州鼠尾草、荔枝草、*S. azurea*、*S. officinalis*、朱唇和 *S. guaranitica*。

　　类型 B。头状腺毛：由 1 个基细胞、1 个或多个柄细胞和由多个分泌细胞排列成球形的头部组成。根据柄细胞的数量和长度又可分为 2 个亚类。B1 头状长腺毛：柄细胞由多个细胞组成，分泌头较小。仅见于毛地黄鼠尾草、三叶鼠尾草、荔枝草和 *S. officinalis*。B2 头状短腺毛：柄细胞由 1 个细胞组成，分泌头直径比长头状腺毛大但小于盾状腺毛。该类型腺毛在样品中最为常见，除毛地黄鼠尾草、荔枝草和 *S. officinalis* 外其他样品均有发现。

　　非腺毛由 1 个或者多个细胞线形排列组成，为了更好地描述该属植物非腺毛，根据其长度划分为短非腺毛和长非腺毛，划分标准以所有样品腺毛长度的平均值（265.78 μm）为界线，短于平均值的为短非腺毛，长于平均值的为长非腺毛。

　　类型 C。短非腺毛：该类型见于黄花鼠尾草、甘西鼠尾草、少花鼠尾草、贵州鼠尾草、荔枝草、*S. azurea*、*S. farinacea*、*S. guaranitica* 和 *S. sylvestris*。

　　类型 D。长非腺毛：根据毛形态可再分为 2 个亚类。D1 卷曲毛：该类型非腺毛长度较长，形状卷曲不可测量。该类型非腺毛仅见于栗色鼠尾草及其绒毛变型、毛地黄鼠尾草和甘西鼠尾草。由于该类型种类较少，在表 3-5 中未单独列出，以"ξ"表示。D2 线形毛：该类型非腺毛由多细胞组成，细胞由基部至顶部依次变小，末端尖。该类型表皮毛见于栗色鼠尾草绒毛变型、毛地黄鼠尾草、圆苞鼠尾草、犬形鼠尾草、云南鼠尾草、丹参、三叶鼠尾草、*S. officinalis* 和朱唇。

　　通过对 18 种 1 变型鼠尾草属植物叶片表皮的形态特征观察，叶片表皮细胞、垂周壁样式形态多样，气孔器类型却相对简单，绝大多数种类为无规则型气孔器。国产鼠尾草属植物表皮细胞形状和垂周壁样式类型与亚属的划分无一致性。但在 IIa 类型（多边形细胞－平直/弓形垂周壁）中发现样品均来自于荔枝草亚属（Subg. Sclarea）的丹参组（sect. Drymosphace），所以该类型可以作为丹参组（sect. Drymosphace）的鉴定特征。IIb 类型（多边形细胞－弓形垂周壁）样品均来自于弧隔鼠尾草亚属（subg. Salvia）的宽球苏组（sect. Eurysphace）。虽然这两个组外部形态差异较大，但根据叶片表皮特征还是将这两个组（sect.）划分到一类。这样的划分也符合 Bentham 和 Briquet 的划分，支持丹参组（sect. Drymosphace）和宽球苏组（sect. Eurysphace）同属于一个亚属，即弧隔鼠尾草亚属（subg. *Salvia*）的划分。

　　18 种 1 变型鼠尾草属植物表皮毛形态呈现出 4 种类型，但表皮毛均无分支且鼠尾草属其他物种从未发现具有分支的表皮毛，该特点与鼠尾草属特有的"杠杆雄蕊"的情况极为相似，故单列的表皮毛与鼠尾草属的进化与系统发育密切相关。样品中含有头状短腺毛的种类最多达到 16 种，其次为具有盾状腺毛的种类有 11 种，说明腺毛是鼠尾草属植物叶片常见的附属物。

　　非腺毛的形态也非常多样，并且非腺毛的长度与组成细胞的数量无相关性，故并未对细胞数量作比较。非腺毛的形状在植物分类上具有重要意义，长而卷曲的 D1 卷曲毛只发现于生长在高原山地阳坡的弧隔鼠尾草亚属的植物中，并且该类型表皮毛都是大量分布于叶片表面的，这一点应与产地强烈的太阳辐射有关，对于该类鼠尾草的鉴定提供了一定的理论依据。

3.3　比较解剖学

3.3.1　不同产地丹参叶解剖特征

3.3.1.1　叶片解剖结构

　　对 8 个产地丹参叶片主脉横切面的观察（表 3-6，图 3-7），发现不同产地丹参叶片均为奇数羽状复叶,叶片表面均覆有毛被。上下表皮均为1层细胞构成,无角质层;其中上表皮细胞排列紧密厚度为10.30~26.47μm;下表皮较上表皮薄,细胞排列较为疏松,厚度为7.40~24.57μm。叶为典型的异面叶,栅栏组织和海绵组织分化明显。其中栅栏组织除江苏丹参为1层外均为2层,厚度为42.93~58.13μm,占整个叶片厚度的27.64%~36.43%;在海绵组织厚度中以浙江产丹参最厚,达102.67μm,占整个叶片厚度的50.43%,明显高于其他产地丹参。8个产地丹参栅海比的范围是0.55~0.87;主脉导管直径为8.43~22.83μm。

表3-6　不同来源丹参叶片解剖学特征

| 来源 | 表皮 | | | | 栅栏组织(P) | | | 海绵组织(S) | | | 栅海比 | 主脉导管直径/μm |
	近轴面厚度/μm	近轴面比例/%*	远轴面厚度/μm	远轴面比例/%*	层数	厚度/μm	比例/%	厚度/μm	比例/%		
山东	26.47	15.46	24.57	14.35	2	55.00	32.12	65.17	38.06	0.84	19.57
陕西	11.87	9.94	7.40	6.20	2	42.93	35.96	57.17	47.89	0.75	13.07
江苏	10.30	7.09	12.93	8.90	1	52.17	35.91	69.90	48.11	0.75	22.83
安徽	21.77	12.97	13.87	8.26	2	58.13	34.62	74.13	44.15	0.78	14.63
北京	17.57	12.77	12.33	8.96	2	49.87	36.26	57.77	42.00	0.86	8.43
湖北	25.90	15.79	14.73	8.98	2	51.43	31.36	71.93	43.86	0.71	14.57
河南	21.43	14.61	10.57	7.21	2	53.43	36.43	61.23	41.75	0.87	14.23
浙江	24.83	12.20	19.80	9.73	2	56.27	27.64	102.67	50.43	0.55	17.33

注:*表示该部位厚度占整个叶片厚度的比例

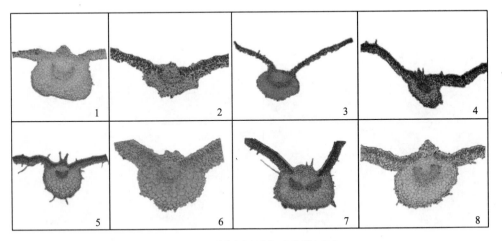

图3-7　不同来源丹参叶片横切面

1. 山东;2. 陕西;3. 江苏;4. 安徽;5. 北京;6. 湖北;7. 河南;8. 浙江

3.3.1.2　叶柄解剖结构

对8个产地丹参叶柄横切面观察(表3-7,图3-8),发现不同产地丹参叶柄在外形上都为半月形,表面覆有绒毛,但是在内部结构上不同产地的丹参表现出了不同的结构特征。陕西和北京来源的丹参中央维管束数量最少,为1个,江苏和河南的丹参最多,为3

个，其他产地丹参中央维管束为 2 个。不同产地的丹参导管直径变化较大，北京产丹参导管直径最小，为 16.20μm，山东产丹参最大为 31.67μm。样品木质部厚度为 76.93～140.17μm，占维管束总厚度的 62.82%～72.17%；由于木质部和韧皮部中间所夹的 1 层形成层很薄，可忽略不计；韧皮部厚度为 41.20～82.97μm，占维管束总厚度的 27.83%～37.18%。木韧比的范围是 1.69～2.59。在叶柄研究中，位于叶柄两侧的小型维管束也是重要的解剖特征，也发现小型维管束在不同产地丹参的叶柄中无论是左右两侧的数量，还是总数量都不尽相同，其中江苏产丹参小型维管束总量最多，为 7 个，安徽和浙江的丹参最少，为 4 个。

表 3-7　不同来源丹参叶柄解剖学特征

来源	中央维管束数量	导管直径/μm	木质部厚度/μm	木质部比例/% *	韧皮部厚度/μm	韧皮部比例/% *	木韧比	两侧小型维管束数量	
								左侧	右侧
山东	2	31.67	140.17	62.82	82.97	37.18	1.69	3	3
陕西	1	22.73	103.33	71.36	41.47	28.64	2.49	3	3
江苏	3	24.73	106.90	72.17	41.23	27.83	2.59	4	3
安徽	2	26.23	98.90	66.66	49.47	33.34	2.00	2	2
北京	1	16.20	76.93	65.12	41.20	34.88	1.86	3	3
湖北	2	18.80	82.17	63.65	46.93	36.35	1.75	4	2
河南	3	20.97	105.63	63.89	59.70	36.11	1.77	3	3
浙江	2	28.07	123.73	69.22	55.03	30.78	2.25	2	2

注：* 表示该部位厚度占整个维管束厚度的比例

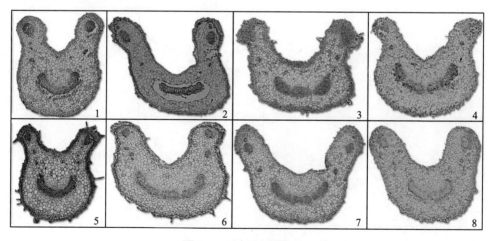

图 3-8　丹参叶柄横切面

1. 山东；2. 陕西；3. 江苏；4. 安徽；5. 北京；6. 湖北；7. 河南；8. 浙江

3.3.1.3　主成分分析

将 8 个不同产地丹参叶解剖学特征进行主成分分析。主成分的特征值及贡献率是选择主成分的依据，从表 3-8 中可以看到，累计方差的 82.26% 的贡献来自前 3 个因子，即一个 3 因子模型解释了试验数据的 82.26%。从表 3-9 中可以看出，第 1 主成分和叶片表皮近轴面厚度、近轴面比例、韧皮部厚度、木韧比高度相关，第 2 主成分和海绵组织层数、海绵组织比例、栅海比和主脉导管直径高度相关，第 3 主成分和栅栏组织层数、栅海比、主脉导管直径和右侧小型维管束数量高度相关，所以可以认为上述数据是丹参叶解剖结构的特征解剖结构。

表 3-8　变量总体描述情况

主成分	初始特征值		
	特征值	方差贡献率/%	累计方差贡献率/%
1	7.567	37.83	37.83
2	5.554	27.77	65.60
3	3.333	16.66	82.26

表 3-9　主成分矩阵

变量名称		主成分		
		1	2	3
表皮	近轴面厚度	0.940	0.054	−0.293
	近轴面比例	0.862	−0.395	−0.234
	远轴面厚度	0.796	0.464	0.184
	远轴面比例	0.735	0.249	0.413
栅栏组织	层数	0.548	−0.376	−0.582
	厚度	0.644	0.413	0.005
	比例	−0.535	−0.646	0.412
海绵组织	层数	0.246	0.829	−0.440
	比例	−0.644	0.638	−0.396
栅海比		0.088	−0.792	0.532
主脉导管直径		0.057	0.737	0.607
中央维管束数量		0.106	0.325	0.486
导管直径		0.411	0.718	0.351
木质部	厚度	0.426	0.614	0.460
	比例	−0.823	0.540	0.007
韧皮部	厚度	0.842	0.128	0.418
	比例	0.823	−0.540	−0.007
木韧比		−0.824	0.538	0.062
两侧小型维管束数量	左	−0.294	−0.274	0.449
	右	−0.297	−0.402	0.726

丹参在叶片解剖结构上没有角质层，表皮细胞也为单层，表明丹参不具旱生植物特征。这一方面可能与产地的生态环境有关；另一方面也可能与丹参为人工栽培作物，在整个生长期中都能得到较好的水分和肥料有关。

通过植物的解剖结构推测相应的生理功能，再针对该生理功能阐明结构和功能的关系，最终用于指导药用植物栽培和生产中亟待解决的问题。山东、北京、河南三大主产区丹参的栅海比分别0.84、0.86和0.87，在所有样品中处于较高水平。较高的栅海比能提高丹参光合效率，这对于有效成分的积累是有意义的，栅海比作为今后丹参良种选育的指标是值得考虑的。

植物叶柄是连接叶片与茎的重要组织，起着支撑和疏导的作用。由于叶片和叶柄的组织结构不同，故将两者分开研究。叶柄的解剖学结构是植物微形态特征的一个重要组成部分，对植物类群的划分和鉴定有着很大的作用。山东产丹参叶柄在导管直径、木质部厚度、韧皮部厚度和韧皮部比例的指标中都是在所有样品中最大的，这也与山东丹参高大的株型相一致。韧皮部是运输叶片同化产物的部位，山东丹参韧皮部比例也是所有样品中最大的，这种强大的运输同化产物的能力也决定了山东丹参高大的株型，且这一点也与高含量的有效成分是相一致的。

3.3.2 鼠尾草属物种叶解剖特征

3.3.2.1 叶片解剖结构

10种1变种鼠尾草属植物叶片表面均覆有毛被（表3-10，图3-9和图3-10）。叶片上下表皮均为1层细胞构成无角质层；上表皮细胞排列紧密、厚度差异较大，占叶片厚度的8.10%～16.67%；下表皮明显薄于上表皮且细胞排列较为疏松，占叶片厚度的3.89%～12.18%。鼠尾草属植物栅栏组织和海绵组织分化明显，为典型的异面叶。毛地黄鼠尾草、橙色鼠尾草和圆苞鼠尾草为1层栅栏组织，其余均为2层栅栏组织，厚度为36.77～92.77 μm，占整个叶片厚度的16.96%～46.96%；除三叶鼠尾草、黄花鼠尾草和荔枝草海绵组织薄于栅栏组织外，其余鼠尾草海绵组织均厚于栅栏组织，厚度为53.20～159.90 μm，占整个叶片厚度的35.19%～60.07%。栅海比为0.30～1.29，主脉导管直径为5.67～25.90 μm。

表 3-10　种鼠尾草属植物叶片解剖学特征

| 名称 | 学名 | 表皮 | | | | 栅栏组织 | | | 海绵组织 | | 栅海比 | 主脉导管直径/μm |
		近轴面厚度/μm	近轴面比例/%*	远轴面厚度/μm	远轴面比例/%*	层数	厚度/μm	比例/%*	厚度/μm	比例/%*		
栗色鼠尾草	*S. castanea*	20.27	9.88	10.77	5.25	2	65.37	31.87*	108.70	53.00	0.60	21.07
黄花鼠尾草	*S. flava*	15.63	9.67	11.73	7.26	2	67.73	41.91	66.50	41.15	1.02	25.90
毛地黄鼠尾草	*S. digitaloides*	21.87	10.74	9.80	4.81	1	49.63	24.38	122.30	60.07	0.41	5.67
甘西鼠尾草	*S. przewalskii*	18.17	8.10	8.73	3.89	2	92.77	41.34	104.73	46.67	0.89	24.03
橙色鼠尾草	*S. aerea*	47.07	16.67	27.57	9.76	1	47.90	16.96	159.90	56.61	0.30	8.87
圆苞鼠尾草	*S. cyclostegia*	18.40	14.91	15.03	12.18	1	36.77	29.80	53.20	43.11	0.69	18.10

续表

名称	学名	表皮				栅栏组织			海绵组织			栅海比	主脉导管直径/μm
		近轴面厚度/μm	近轴面比例/%*	远轴面厚度/μm	远轴面比例/%*	层数	厚度/μm	比例/%*	厚度/μm	比例/%*			
云南鼠尾草	*S. yunnanensis*	17.80	13.36	11.00	8.25	2	41.23	30.94	63.23	47.45	0.65	16.13
丹参	*S. miltiorrhiza*	20.02	12.60	14.53	9.07	2	52.40	33.79	70.00	44.53	0.76	15.58
三叶鼠尾草	*S. trijuga*	24.80	14.03	15.30	8.66	2	74.47	42.13	62.20	35.19	1.20	12.77
血盆草	*S. cavaleriei* var. *simplicifolia*	23.07	9.47	23.70	9.73	2	69.10	28.36	127.80	52.45	0.54	11.97
荔枝草	*S. plebeia*	21.73	11.56	10.90	5.80	2	87.40	46.49	67.97	36.15	1.29	18.20

注：＊表示该部位厚度占整个叶片厚度的比例

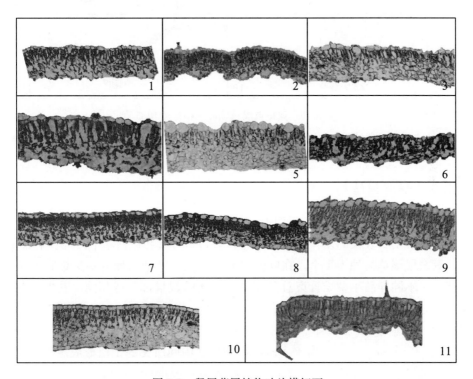

图 3-9　鼠尾草属植物叶片横切面

1. 栗色鼠尾草；2. 黄花鼠尾草；3. 毛地黄鼠尾草；4. 甘西鼠尾草；5. 橙色鼠尾草；6. 圆苞鼠尾草；7. 云南鼠尾草；8. 丹参；9. 三叶鼠尾草；10. 血盆草；11. 荔枝草

　　10 种 1 变种鼠尾草属植物的叶片正面叶脉处均有不同程度的下陷，背面叶脉处全面突起，叶脉在叶片背面构成的网络也比较清晰。对于解剖结构而言，10 种 1 变种鼠尾草属植物叶片中脉处均由大量的薄壁细胞构成，维管束位于中央位置。

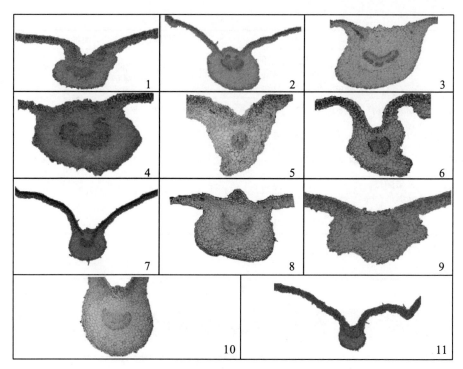

图 3-10　鼠尾草属植物叶片中脉横切面

　　1. 栗色鼠尾草；2. 黄花鼠尾草；3. 毛地黄鼠尾草；4. 甘西鼠尾草；5. 橙色鼠尾草；6. 圆苞鼠尾草；7. 云南鼠尾草；8. 丹参；9. 三叶鼠尾草；10. 血盆草；11. 荔枝草

3.3.2.2　叶柄解剖结构

　　10 种 1 变种鼠尾草属植物叶柄表面与叶片类似，也都覆有绒毛，但是在内部结构上鼠尾草种间表现出了较大的差异（表 3-11，图 3-11）。丹参和血盆草中央维管束数量最多，为 2 个，其余鼠尾草物种为 1 个。在叶柄研究中，位于叶柄两侧的小型维管束也是重要的解剖特征，不同样品小型维管束总量和左右两侧的数量都不尽相同，其中黄花鼠尾草小型维管束总量最多，为 9 个，血盆草最少，为 2 个。10 种 1 变种鼠尾草属植物导管直径不尽相同，范围为 16.53~31.90 μm。样品木质部厚度为 60.97~196.93 μm，占维管束总厚度的 39.17%~72.57%；由于木质部和韧皮部中间所夹的 1 层形成层很薄，可忽略不计；韧皮部厚度为 48.07~152.47 μm，占维管束总厚度的 27.43%~60.83%，木韧比的范围是 0.64~2.65。

表 3-11　11 种鼠尾草属植物叶柄解剖学特征

名称	学名	中央维管束数量/个	两侧小型维管束数量/个		导管直径/μm	木质部		韧皮部		木韧比
			左侧	右侧		厚度/μm	比例/% *	厚度/μm	比例/% *	
栗色鼠尾草	*S. castanea*	1	4	4	26.07	172.67	54.96	141.53	45.04	1.22
黄花鼠尾草	*S. flava*	1	4	5	29.10	177.40	57.65	130.33	42.35	1.36
毛地黄鼠尾草	*S. digitaloides*	1	3	3	31.90	149.47	49.71	151.23	50.29	0.99

续表

名称	学名	中央维管束数量/个	两侧小型维管束数量/个		导管直径/μm	木质部		韧皮部		木韧比
			左侧	右侧		厚度/μm	比例/% *	厚度/μm	比例/% *	
甘西鼠尾草	*S. przewalskii*	1	3	3	31.80	196.93	56.36	152.47	43.64	1.29
橙色鼠尾草	*S. aerea*	1	2.	2	25.17	120.43	48.82	126.27	51.18	0.95
圆苞鼠尾草	*S. cyclostegia*	1	3	2	26.77	130.33	55.36	105.10	44.64	1.24
云南鼠尾草	*S. yunnanensis*	1	2	2	24.00	83.40	59.36	57.10	40.64	1.46
丹参	*S. miltiorrhiza*	2	3	3	23.68	104.72	66.86	52.25	33.14	2.05
三叶鼠尾草	*S. trijuga*	1	2	2	16.53	127.17	72.57	48.07	27.43	2.65
血盆草	*S. cavaleriei* var. *simplicifolia*	2	1	1	18.03	60.97	39.17	94.70	60.83	0.64
荔枝草	*S. plebeia*	1	3	2	21.20	88.63	55.35	71.50	44.65	1.24

注：＊表示该部位厚度占整个维管束厚度的比例

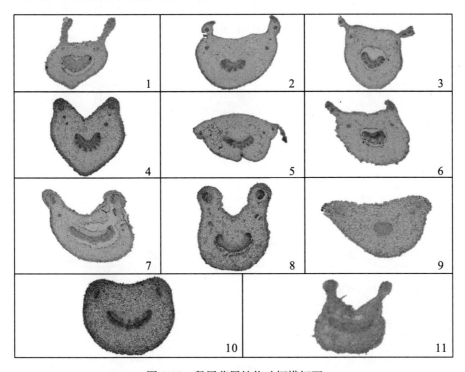

图 3-11　鼠尾草属植物叶柄横切面

1. 栗色鼠尾草；2. 黄花鼠尾草；3. 毛地黄鼠尾草；4. 甘西鼠尾草；5. 橙色鼠尾草；6. 圆苞鼠尾草；7. 云南鼠尾草；8. 丹参；9. 三叶鼠尾草；10. 血盆草；11. 荔枝草

3.3.2.3　主成分分析和聚类分析

根据主成分分析(表 3-12 和表 3-13)发现前 4 个主成分特征值都大于 1，累计方差贡献率达到 85.36%，表明前 4 个主成分已经把 10 种 1 变种鼠尾草属植物的 20 个叶部解剖特征的 85.36% 的信息反映出来。在每一个主成分中选取相关系数最大的前 3 个解剖特征，即上表皮厚度和比例、栅栏组织厚度和比例、海绵组织比例、栅海比、叶柄导管直径、叶柄木质部厚度和叶柄韧皮部厚度共 9 个解剖特征数据。然后进行以鼠尾草种类为变量的主成分分析，图 3-12 为 10 种 1 变种鼠尾草属植物主成分分析得分图，物种明显集中在 2 个区域内，每个区域内的鼠尾草属物种均来自于同一个亚属。

表 3-12　变量总体描述情况

主成分	特征值	方差贡献率/%	累计方差贡献率/%
1	7.51	37.56	37.56
2	5.42	27.12	64.68
3	2.70	13.52	78.20
4	1.43	7.17	85.36

表 3-13　主成分矩阵

部位	性状		主成分 1	主成分 2	主成分 3	主成分 4
叶片	表皮	近轴面厚度	−0.68	−0.17	0.19	0.62
		近轴面比例	−0.37	−0.59	0.65	0.14
		远轴面厚度	−0.75	−0.41	−0.09	0.23
		远轴面比例	−0.38	−0.67	0.25	−0.32
	栅栏组织	层数	0.66	−0.18	−0.58	−0.01
		厚度	0.52	0.17	−0.63	0.53
		比例	0.93	−0.09	−0.28	0.12
	海绵组织	厚度	−0.76	0.38	−0.21	0.41
		比例	−0.78	0.50	0.02	−0.08
	栅海比		0.86	−0.28	−0.17	0.22
	主脉导管直径		0.72	0.32	−0.13	−0.16
叶柄	中央维管束数量		−0.22	−0.38	−0.51	−0.39
	两侧小型维管束数量	左侧	0.54	0.62	0.35	−0.13
		右侧	0.47	0.69	0.26	−0.05
	叶柄导管直径		0.01	0.86	0.34	−0.16
	叶柄木质部	厚度	0.37	0.76	0.34	0.23
		比例	0.72	−0.40	0.48	0.12
	叶柄韧皮部	厚度	−0.24	0.93	0.03	0.13
		比例	−0.72	0.40	−0.48	−0.12
	木韧比		0.63	−0.54	0.37	0.19

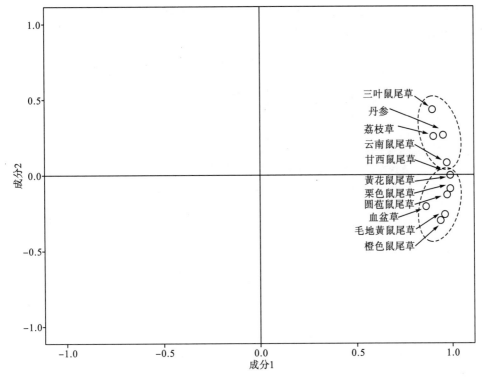

图 3-12　主成分分析得分图

　　为了得到更加明确的亚属间和种间关系，利用上述选取的 9 个解剖特征数据进行聚类分析（图 3-13），10 种 1 变种鼠尾草属植物在聚类图中被明显划分为 2 支：

　　支 1. 均属于弧隔鼠尾草亚属。其中栗色鼠尾草和黄花鼠尾草亲缘关系较近，均属于栗色鼠尾草系；毛地黄鼠尾草和甘西鼠尾草聚在一起也符合形态学的划分，二者均属于毛地黄鼠尾草系。

　　支 2. 均属于荔枝草亚属。其中云南鼠尾草、丹参和三叶鼠尾草聚为一类，符合中国植物志将其划分到丹参系中。

　　根据对 10 种 1 变种鼠尾草属植物材料叶片和叶柄的解剖学研究，显示出鼠尾草属植物叶片组织结构变化极大。

　　在弧隔鼠尾草亚属（Subg. Salvia）中，大多种类集中分布于川西北和滇西南的高原高山地带。在该亚属中除粘毛鼠尾草、黄鼠狼花为一年生草本外，其余均为多年生宿根草本，叶片通常较大，生活史形态变化较大，营养生长期叶片呈莲座状生长，花期茎随花序一起抽出。该亚属植物栅海比平均为 0.65，小于荔枝草亚属的 0.89；叶柄处中央维管束数量均为 1，推测其抗旱能力不及荔枝草亚属，这可能由于我国该亚属为宿根草本、根部粗壮且植物的生长期恰逢原产地雨季，气候湿润凉爽、降水充沛所致。但是该亚属两侧维管束数量平均为 3.2，大于荔枝草亚属的 2.1，与荔枝草亚属相比表现出较好的水分的运输能力，这可能与该亚属叶型大、原产地太阳辐射强烈，从而需要更强的水分疏导能力有关。

　　在荔枝草亚属（Subg. Sclarea）中，该亚属植物在形态上与弧隔鼠尾草亚属有很大区别，该亚属多数种类在生长期有直立茎、叶片较小，根部也较弧隔鼠尾草亚属小，部分种类叶片为复叶。该亚属植物叶片栅栏组织均为 2 层细胞构成,这与弧隔鼠尾草亚属明显不同,也表现出了潜在的抗旱能力。

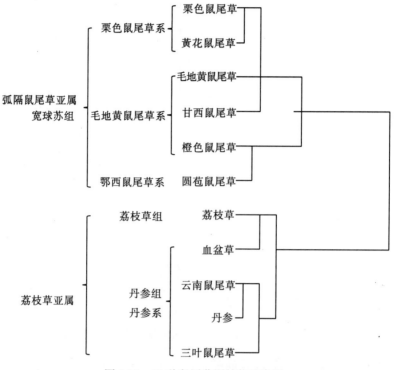

图 3-13 11 种鼠尾草属植物聚类图

3.3.3 鼠尾草属物种根解剖特征

3.3.3.1 不同产地丹参根解剖结构

7 个不同产地丹参(表 3-14)的根部横切片显微结构特征(图 3-14):木栓层 2~6 列细胞,木栓化程度较高;次生皮层较宽广;韧皮部较窄,呈半月形,细胞内常可见紫红色物质,韧皮射线不明显;形成层整体成环,波状弯曲,束间形成层不明显;木质部宽广,导管成束一般为 8 束,呈放射状排列,导管在形成层处较多;木质部射线宽,纤维束常成束存在于中央的初生木质部。

表 3-14 材料来源

种名	学名	采集地	特性
丹参	*S. miltiorrhiza*	四川中江	栽培
丹参	*S. miltiorrhiza*	河南南阳	栽培
丹参	*S. miltiorrhiza*	江苏宝华山	栽培
丹参	*S. miltiorrhiza*	山东泰山	野生
丹参	*S. miltiorrhiza*	浙江嵊州	野生

续表

种名	学名	采集地	特性
丹参	S. miltiorrhiza	湖北大别山	野生
丹参	S. miltiorrhiza	河南南阳	野生
短唇鼠尾草	S. brevilabra	四川康定	野生
峨眉鼠尾草	S. omeiana	四川峨眉山	野生
血盆草	S. cavaleriei var. simplicifolia	四川都江堰	野生
黄鼠狼花	S. tricuspis	四川康定	野生
三叶鼠尾草	S. trijuga	四川木里	野生
云南鼠尾草	S. yunnanensis	云南昆明	野生
甘西鼠尾草	S. przewalskii	四川卧龙	野生

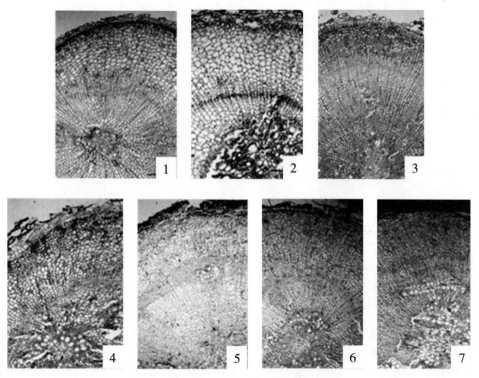

图 3-14　各地丹参根横切面

1. 四川栽培；2. 河南栽培；3. 江苏栽培；4. 山东野生；5. 浙江野生；6. 湖北野生；7. 河南野生

来自四川、河南和江苏的栽培丹参木栓层木栓化程度相对较低，未见落皮层，而来自山东、浙江、湖北和河南的野生丹参显微结构中均发现落皮层的存在。湖北与四川丹参木栓形成层明显，细胞内含有紫红色物质。江苏与山东丹参次生皮层较为狭窄，直径分别约只占其根结构的 1/6 与 1/5，而四川和河南丹参次生皮层最为发达，占到 1/2 以上，其余产地的丹参次生皮层约占 1/3。各省丹参木质部直径一般约占 1/2，而来自江苏、山东和浙江丹参木质部更为发达，导管也较多，直径占 2/3 以上。河南丹参无论是栽培种还是野生种，导管数目都较多、孔径较大、成 4 束排列，向内渐成单列。木射线由 20～50 列细胞组成,其中江苏丹参木射线最为宽广,约由 45 列细胞组成,而湖北丹参最为狭窄,约由 25 列细胞组成。除了山东及河南丹参中央初生木质部导管较多以外,其余材料中央均存在明显的纤维束。

3.3.3.2　鼠尾草属植物根解剖结构

6 种 1 变种鼠尾草属植物材料见表 3-14,其根部显微结构上存在差异(图 3-15)。

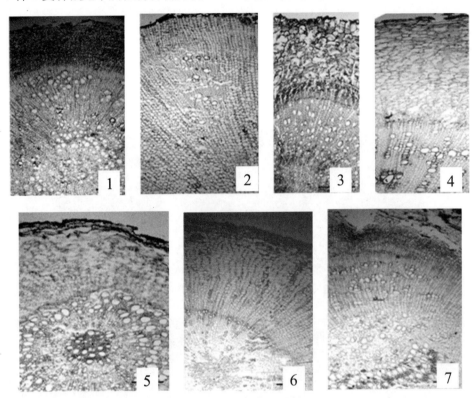

图 3-15　鼠尾草植物根横切面

1. 短唇鼠尾草;2. 峨眉鼠尾草;3. 血盆草;4. 黄鼠狼花;5. 三叶鼠尾草;6. 云南鼠尾草;7. 甘西鼠尾草

落皮层:短唇鼠尾草、甘西鼠尾草和血盆草都具有落皮层,且厚度按序增加,其余 4 个物种未见落皮层存在。

木栓层:一般由 3～6 列较小细胞组成,云南鼠尾草、峨眉鼠尾草和黄鼠狼花木栓层相对较薄,一般只有 1～3 列细胞且木栓化程度较低;甘西鼠尾草则相对较厚;除三叶鼠尾草外其余物种木栓形成层均不明显。

次生皮层:皮层宽窄不同,血盆草皮层最窄,约只占 1/9,峨眉鼠尾草与短唇鼠尾草也比较窄;而云南鼠尾草则相对较广,达到 3/5;在甘西鼠尾草次生皮层细胞中可偶见红色物质存在。

韧皮部:除短唇鼠尾草和甘西鼠尾草韧皮部相对较宽外,所研究的其余物种韧皮部均不发达,较狭窄或不明显;韧皮射线一般不明显,但在甘西鼠尾草显微结构中却较明显,且其中含有红色物质。

形成层:形成层区域一般由 2～6 列细胞组成,整体成环波状弯曲。而峨眉鼠尾草形成层不发达，只由 1~2 列细胞组成，偶可见额外形成层存在于木质部射线中。

木质部：木质部发达，除云南鼠尾草和三叶鼠尾草以外，其余 5 种植物木质部所占比例均占整个根横切片的一半以上。导管数量除峨眉鼠尾草很少外，其余材料均较多，所有材料导管孔径都比较大。导管一般不成束，单个散在或几个成群存在，峨眉鼠尾草和甘西鼠尾草中导管则成束状，分别为 6 束与 4 束。导管主要分布于形成层内侧，短唇鼠尾草和三叶鼠尾草中导管分布较均匀。木质部射线清晰易见且数量较多，但在三叶鼠尾草中不甚明显。除血盆草中央初生木质部主要为纤维束外，其余物种在此处导管均较丰富。

通过对我国 6 个主要产区栽培、野生丹参及鼠尾草属 6 种 1 变种根部横切片的研究，发现样品次生皮层较宽广、韧皮部较狭窄、木质部发达、形成层比较明显。丹参具有较薄的落皮层，大多数鼠尾草属其他植物未见落皮层，少数物种具有较厚的落皮层；丹参木栓层较厚，但木栓化程度不高，形成层排列更规则，韧皮部细胞内含有大量红色物质；丹参木质部导管较多、孔径较小且呈束放射状排列，除河南丹参为 4 束外，其余均为 8 束，向内渐窄，木射线发达，排列也较规则，而鼠尾草属其他植物导管一般不成束排列，在靠近形成层处居多。因此从落皮层的有无、木栓层厚度及木栓化程度、木质部导管多少、孔径大小及排列方式这些差异上均可以为鱼龙混杂的药材市场提供鉴别丹参药材的证据。同时不同物种在根横切片显微特征上也有较明显差别，可以作为鼠尾草属植物分类鉴别的依据。

3.4　细胞学研究

3.4.1　体细胞有丝分裂

19 份鼠尾草属植物的染色体数目及形态见表 3-15 和图 3-16，雪山鼠尾草、甘西鼠尾草和短唇鼠尾草为四倍体，丹参、白花丹参、贵州鼠尾草、血盆草、黄花鼠尾草、峨眉鼠尾草、犬形鼠尾草、粘毛鼠尾草和黄鼠狼花为二倍体，染色体基数均为 8，绝对长度为 0.4~2.94 μm，染色体属微小型和小型染色体（染色体≤1.0 μm，微小型染色体；1.0 μm<染色体≤4.0 μm，小型染色体；4.0 μm<染色体≤12.0 μm，中等大小染色体；染色体>12.0 μm，大染色体）。

表 3-15　鼠尾草属植物的染色体数目及形态

种名	学名	染色体数(2n)	绝对长度/μm	平均长度/μm	染色体类型
丹参(四川)	S. miltiorrhiza	16	0.5~1.0	0.72	微小型染色体
丹参(浙江栽培)	S. miltiorrhiza	16	0.8~1.4	1.04	小型染色体
丹参(浙江野生)	S. miltiorrhiza	16	0.7~1.4	0.85	微小型染色体
丹参(北京)	S. miltiorrhiza	16	0.7~1.5	0.95	微小型染色体
丹参(安徽)	S. miltiorrhiza	16	0.4~1.2	0.85	微小型染色体

续表

种名	学名	染色体数(2n)	绝对长度/μm	平均长度/μm	染色体类型
丹参(云南)	*S. miltiorrhiza*	16	0.7~1.0	0.84	微小型染色体
丹参(山东)	*S. miltiorrhiza*	16	0.8~1.3	1.00	微小型染色体
丹参(江苏)	*S. miltiorrhiza*	16	0.8~1.4	1.03	小型染色体
白花丹参	*S. miltiorrhiza* f. *alba*	16	0.69~1.74	1.22	小型染色体
贵州鼠尾草	*S. cavaleriei* var. *cavaleriei*	16	0.57~1.11	0.85	微小型染色体
血盆草	*S. cavaleriei* var. *simplicifolia*	16	0.60~0.86	0.73	微小型染色体
黄花鼠尾草	*S. flava*	16	1.20~2.49	1.85	小型染色体
雪山鼠尾草	*S. evansiana*	32	0.68~1.86	1.27	小型染色体
峨眉鼠尾草	*S. omeiana*	16	0.97~2.94	1.96	小型染色体
犬形鼠尾草	*S. cynica*	16	1.15~2.04	1.60	小型染色体
短唇鼠尾草	*S. brevilabra*	32	0.47~1.43	0.95	微小型染色体
甘西鼠尾草	*S. przewalskii*	32	0.59~1.62	1.27	小型染色体
粘毛鼠尾草	*S. roborowakii*	16	0.46~1.01	0.71	微小型染色体
黄鼠狼花	*S. tricustis*	16+1B	1.20~2.49	1.85	小型染色体

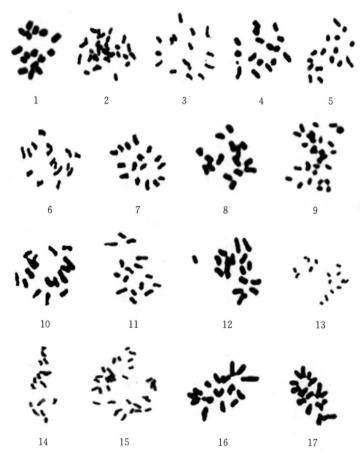

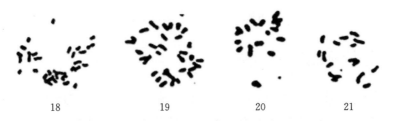

图 3-16 丹参及其近缘中鼠尾草植物的染色体数目

1. 四川中江丹参；2. 四川中江丹参四倍体细胞；3. 浙江栽培丹参；4. 浙江野生丹参；5. 北京丹参；6. 安徽丹参；7. 云南野生丹参；8. 山东野生丹参；9. 山东野生丹参四倍体细胞；10. 江苏野生丹参；11. 白花丹参；12. 贵州鼠尾草；13. 血盆草；14. 黄花鼠尾草；15. 雪山鼠尾草；16. 峨眉鼠尾草；17. 犬形鼠尾草；18. 短唇鼠尾草；19. 甘西鼠尾草；20. 粘毛鼠尾草；21. 黄鼠狼花

丹参 *S. miltiorrhiza*：染色体数目均为 $2n=2x=16$，染色体数目比较一致，但在染色体大小、形态等方面存在地区差异，如山东丹参、四川丹参较短小粗壮，且有四倍体细胞型存在；浙江丹参体细胞染色体具随体等。在观察中发现山东丹参和四川丹参的体细胞内存在四倍体细胞型 $2n=4x=32$，但出现频率低，约为 1%，且四倍体细胞染色体的长度（0.3~0.6 μm）约为二倍体细胞染色体长度（0.5~1.3 μm）的一半。在浙江丹参的体细胞中观察到一条染色体具随体，且野生丹参的染色体比栽培丹参的染色体较为粗壮，随体更清晰可见。

白花丹参：染色体数目为 $2n=2x=16$，染色体长度为 0.69~1.74 μm，平均长度 1.22 μm，属小型染色体。

贵州鼠尾草：染色体数目为 $2n=2x=16$，染色体长度为 0.57~1.11 μm，平均长度 0.85 μm，属微小型染色体。

血盆草：染色体数目为 $2n=2x=16$，染色体长度为 0.60~0.86 μm，平均长度 0.73 μm，属微小型染色体。

黄花鼠尾草：染色体数目为 $2n=2x=16$，染色体长度为 1.20~2.49 μm，平均长度 1.85 μm，属小型染色体。

雪山鼠尾草：四倍体，染色体数目为 $2n=4x=32$，染色体长度为 0.68~1.86 μm，平均长度 1.27 μm，属小型染色体。

峨眉鼠尾草：染色体数目为 $2n=2x=16$，染色体长度为 0.97~2.94 μm，平均长度 1.96 μm，属小型染色体。

犬形鼠尾草：染色体数目为 $2n=2x=16$，染色体长度为 1.15~2.04 μm，平均长度 1.60 μm，属小型染色体。

短唇鼠尾草：四倍体，染色体数目为 $2n=4x=32$，染色体长度为 0.47~1.43 μm，平均长度 0.95 μm，属微小型染色体。

甘西鼠尾草：四倍体，染色体数目为 $2n=4x=32$，染色体长度为 0.59~1.62 μm，平均长度 1.27 μm，属小型染色体。

粘毛鼠尾草：染色体数目为 $2n=2x=16$，染色体长度为 0.46~1.01 μm，平均长度 0.71 μm，属微小型染色体。

黄鼠狼花：染色体数目为 $2n=2x=16$，染色体长度为 1.20~2.49 μm，平均长度

1.85 μm，属小型染色体。另外在黄鼠狼花的一些细胞中发现 B 染色体。

3.4.2　花粉母细胞减数分裂

　　12 份鼠尾草属植物花粉母细胞的减数分裂见表 3-16、图 3-17 和图 3-18，除甘西鼠尾草和短唇鼠尾草为四倍体外其余均为二倍体，所有物种染色体基数为 8，河南丹参和短唇鼠尾草含 1 条 B 染色体。

表 3-16　花粉母细胞减数分裂 I 染色体配对

种名	学名	染色体数目(2n)	染色体构型			二价体构型/%	
			单价体	二价体	四价体	环状	棒状
丹参(四川)	*S. miltiorrhiza*	16		8		25.78	74.22
丹参(河南)	*S. miltiorrhiza*	16+0−1B	0.13	7.80	0.07	28.21	71.79
丹参(山东)	*S. miltiorrhiza*	16		8		23.08	76.92
丹参(浙江)	*S. miltiorrhiza*	16		8		40.10	59.90
丹参(陕西)	*S. miltiorrhiza*	16		8		14.77	85.23
白花丹参	*S. miltiorrhiza* f. *alba*	16		8		24.38	75.62
甘西鼠尾草	*S. przewalskii*	32	0.33	15.50	0.16	18.75	81.25
短唇鼠尾草	*S. brevilabra*	32+0−1B	0.53	15.73		25.64	74.36
犬形鼠尾草	*S. cynica*	16		8		34.38	65.62
黄花鼠尾草	*S. flava*	16		8		63.33	26.67
云南鼠尾草	*S. yunnanensis*	16		8		52.50	47.50
血盆草	*S. cavaleriei* var. *simplicifolia*	16	0	8		57.37	42.63

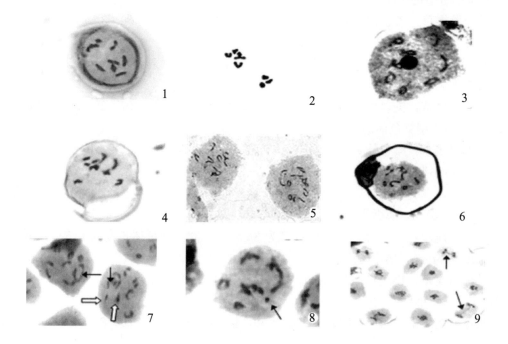

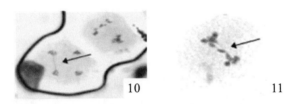

图 3-17　丹参及其变型白花丹参花粉母细胞的减数分裂

1. 四川丹参 8 个二价体；2. 山东丹参 8 个二价体；3. 浙江丹参 8 个二价体；4. 陕西丹参 8 个二价体；5. 白花丹参 8 个二价体；6~11. 河南丹参减数分裂；6. 二价体；7. 四价体（黑色箭头）和单价体（白色箭头）；8. B 染色体（黑色箭头）；9. 第一次减数分裂后期染色体桥（黑色箭头）；10. 第二次减数分裂后期染色体桥（黑色箭头）和滞后染色体（白色箭头）；11. 第一次减数分裂后期的滞后染色体

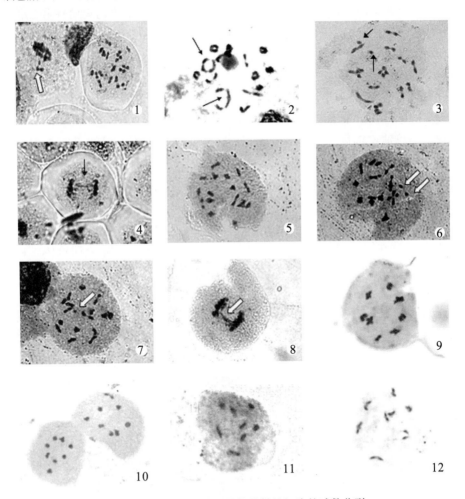

图 3-18　6 种鼠尾草属植物花粉母细胞的减数分裂

1. 甘西鼠尾草中的 16 个二价体；2. 甘西鼠尾草中的四价体；3. 甘西鼠尾草中的单价体；4. 甘西鼠尾草减数分裂后期 I 出现的染色体桥；5. 短唇鼠尾草中的 16 个二价体；6. 短唇鼠尾草中的单价体；7. 短唇鼠尾草中的 B 染色体；8. 短唇鼠尾草减数分裂后期 I 出现的染色体桥；9. 犬形鼠尾草中的 8 个二价体；10. 黄花鼠尾草中的 8 个二价体；11. 云南鼠尾草中的 8 个二价体；12. 血盆草中的 8 个二价体

　　丹参：四川、山东、浙江、陕西的丹参和白花丹参在中期Ⅰ均形成8个二价体，无单价体或多价体。除了浙江丹参环状二价体与棒状二价体分别占40.10%与59.90%，相差约20%外，其余产地的丹参棒状二价体比例均远远高于环状二价体的比例，陕西丹参环状二价体比例最低，只有14.77%。河南丹参细胞减数分裂在终变期和中期Ⅰ一般形成8个二价体，但在一些细胞中观察到了1个四价体，少数细胞中存在2个单价体，在中期Ⅰ部分单价体排列在赤道板外，有2个细胞中发现了1条B染色体，平均每个细胞染色体构型为$0.13Ⅰ+7.80Ⅱ+0.07Ⅳ+0.07B$，棒状二价体仍占优势。河南丹参减数分裂过程的后期Ⅰ和后期Ⅱ有数量不等的染色体桥和滞后染色体。

　　甘西鼠尾草：终变期和中期Ⅰ一般形成16个二价体，二价体呈环状或棒状，在部分细胞中有1~2个四价体。在减数分裂的中期Ⅰ可观察到部分细胞的单价体和二价体游离在赤道板外，少数细胞出现了2个或4个单价体。平均每个细胞染色体构型为$0.33Ⅰ+15.50Ⅱ+0.16Ⅳ$，棒状二价体比例远高于环状二价体，达到81.25%，在其减数分裂的后期Ⅰ观察到滞后染色体和染色体桥。

　　短唇鼠尾草：终变期和中期Ⅰ一般形成16个二价体，部分细胞出现了2个单价体。有7个细胞中发现了1条B染色体，平均每个细胞染色体构型为$0.53Ⅰ+15.73Ⅱ+0.23B$，棒状二价体比例高于环状，达到74.36%，在其减数分裂的后期Ⅰ观察到染色体桥。

　　犬形鼠尾草：在终变期和中期Ⅰ的细胞，染色体配对形成8个二价体，未出现单价体或四价体的异常情况。在终变期或中期Ⅰ细胞，平均每个细胞的染色体构型为$8Ⅱ$，其中环状二价体和棒状二价体比例分别为34.38%与65.62%。

　　黄花鼠尾草：在终变期和中期Ⅰ均形成8个二价体，无单价体或四价体。在终变期或中期Ⅰ细胞，平均每个细胞的染色体构型为$8Ⅱ$，其中环状二价体所占比例高于棒状二价体，达到63.33%。

　　云南鼠尾草：在终变期和中期Ⅰ均形成8个二价体，无单价体或四价体。在终变期或中期Ⅰ细胞，平均每个细胞染色体构型为$8Ⅱ$，环状二价体和棒状二价体所占比例相差不大。

　　血盆草：在终变期和中期Ⅰ形成8个二价体，在终变期或中期Ⅰ细胞，平均每个细胞染色体构型为$8Ⅱ$，环状二价体与棒状二价体相差不大，但环状二价体略占优势，达到57.37%。

　　甘西鼠尾草与短唇鼠尾草染色体数为$2n=32$，在其花粉母细胞减数分裂过程中，单价体、不配对染色体、落后染色体的存在为其是多倍体植物提供了细胞学证据，表明这两种材料均为四倍体物种，而其余研究材料则为二倍体物种，染色体基数为$x=8$。

　　减数分裂过程中染色体异常现象与植物育性关系密切。在河南丹参的同一植株上存在可育与不可育两种类型的花药（彩图7）。而引起花药不育的主要原因是不育系在次生造孢细胞分化成小孢子母细胞和花药壁细胞时，因分化不正常而形成厚的花粉囊壁，使花药不能正常开裂散出花粉而产生败育；其次在其花药发育的小孢子母细胞时期、四分体形成前期、单核期、双核期均可能产生雄性不育的小孢子或花粉粒。由此可见，不正常的减数分裂也可以引起花粉败育，而且由减数分裂异常导致的败育是不可逆的完全败育。河南丹参花粉母细胞在减数分裂过程中表现出迟滞染色体和染色体桥，这些异常现象在一定程度上均可能影响花粉的发育。在甘西鼠尾草、短唇鼠尾草减数分裂后期Ⅰ或后期Ⅱ观察到染色体桥和滞后染色体，表明在这些细胞中已发生了染色体结构变异，它们形成的花粉也有部分是不育的。变异的原因可能由外界环境诱发（如低温、连续阴雨天气等），也可能由异花授粉所引起，具体原因还有待进一步研究。

第4章 丹参及其近缘种的分子遗传多样性和DNA条形码研究

长期以来，物种遗传多样性和物种鉴定的研究一直是植物学领域中的重要课题，随着分子生物学飞速发展，植物DNA标记物等已应用于遗传多样性的研究之中。DNA条形码为近年来国际上生物多样性研究的热点，通过使用短的标准DNA片段，对物种进行分类鉴定研究。开展丹参及其近缘种遗传多样性和DNA条形码研究，分析种内与种间遗传多样性，揭示其遗传丰富程度、居群的遗传差异和遗传距离，为保护和合理利用丹参及其近缘种植物资源提供依据，为进一步深入研究和遗传改良奠定良好的基础。

4.1 分子遗传多样性

4.1.1 基于RAPD分子标记

材料包含9种1变种1变型及7份丹参，共18份鼠尾草属植物（表4-1）。随机选用70条引物对供试的18份材料进行PCR扩增，并从中筛选出谱带清晰并呈现多态性的引物27条（占38.57%），对这27条引物的扩增结果进行统计分析（表4-2）。27条引物共扩增出248条带，不同引物的扩增条带数变幅从4~17条不等，平均每个引物可扩增出9.19条带，其中引物AS6的扩增结果见图4-1。248条DNA扩增条带中，211条带具有多态性，占85.08%，每个引物可扩增出3~14条多态性带，平均为7.81条，表明鼠尾草物种间RAPD多态性较高，变异较大。

表 4-1 供试种质名称、采集地及特性

名称	学名	采集地	特性
峨眉鼠尾草	*S. omeiana*	四川峨眉	野生
粘毛鼠尾草	*S. roborowakii*	四川红源	野生
黄鼠狼花	*S. tricuspis*	四川康定	野生
甘西鼠尾草	*S. przewalskii*	四川卧龙	野生
短唇鼠尾草	*S. brevilabra*	四川康定	野生
血盆草	*S. cavaleriei* var. *simplicifolia*	四川都江堰	野生
犬形鼠尾草	*S. cynica*	四川天全	野生
黄花鼠尾草	*S. flava*	云南德钦	野生

续表

名称	学名	采集地	特性
云南鼠尾草	*S. yunnanensis*	云南昆明	野生
雪山鼠尾草	*S. evansiana*	云南德钦	野生
白花丹参	*S. miltiorrhiza* f. *alba*	山东莱芜	栽培
丹参(江苏)	*S. miltiorrhiza*	江苏宝华山	野生
丹参(河南)	*S. miltiorrhiza*	河南南阳	野生
丹参(湖北)	*S. miltiorrhiza*	湖北大别山	野生
丹参(陕西)	*S. miltiorrhiza*	陕西西安	栽培
丹参(浙江)	*S. miltiorrhiza*	浙江嵊州	野生
丹参(北京)	*S. miltiorrhiza*	北京植物园	栽培
丹参(四川)	*S. miltiorrhiza*	四川中江	栽培

表 4-2　RAPD 引物、碱基序列及扩增条带

引物	碱基序列	条带总数	多态性条带数目	多态性比例	引物	碱基序列	条带总数	多态性条带数目	多态性比例
A12	TCGGCGATAG	4	3	75.00	T7	GGCAGGCTGT	11	10	90.91
O6	CCACGGGAAG	17	12	70.59	AN9	GGGGGAGATG	7	4	57.14
AD3	TCTCGCCTAC	13	11	84.62	AS6	GGCGCGTTAG	14	14	100.00
AI14	TGGTGCACTC	12	9	75.00	BE19	AGGCCAACAG	7	7	100.00
AY18	ACCCCAACCA	11	8	72.73	S4	CACCCCCTTG	7	7	100.00
S1	CTACTGCGCT	7	7	100.00	S6	GATACCTCGG	6	6	100.00
S5	TTTGGGGCCT	8	6	75.00	S8	TTCAGGGTGG	6	5	83.33
S7	TCCGATGCTG	11	11	100.00	S11	AGTCGGGTGG	8	7	87.50
S10	ACCGTTCCAG	10	10	100.00	S14	AAAGGGGTCC	10	9	90.00
S12	CTGGGTGAGT	10	8	80.00	S16	AGGGGGTTCC	8	5	62.50
S15	CAGTTCACGG	9	9	100.00	S18	CTGGCGAACT	8	7	87.50
S17	TGGGGACCAC	8	7	87.50	S19	GAGTCAGCAG	6	6	100.00
S20	TCTGGACGGA	9	6	66.67					
L18	ACCACCCACC	12	10	83.33	Total		248	211	85.08
M6	CTGGGCAACT	9	7	77.78	Mean		9.19	7.81	—

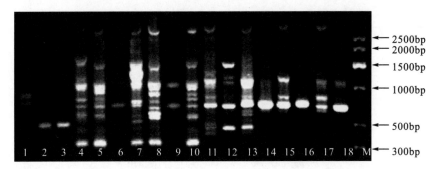

图 4-1　引物 AS6 对 18 份鼠尾草属植物的 PCR 扩增图谱(M 代表 DNA marker)

1. 峨眉鼠尾草；2. 粘毛鼠尾草；3. 黄鼠狼花；4. 甘西鼠尾草；5. 短唇鼠尾草；6. 血盆草；7. 犬形鼠尾草；8. 黄花鼠尾草；9. 云南鼠尾草；10. 雪山鼠尾草；11. 白花丹参；12. 丹参(江苏)；13. 丹参(河南)；14. 丹参(湖北)；15. 丹参(陕西)；16. 丹参(浙江)；17. 丹参(北京)；18. 丹参(四川)

4.1.1.1　遗传相似性系数

将 RAPD 扩增产物每个条带视为一个位点，统计位点总数和多态位点数，根据条带的有无分别赋值，无带记为 0，有带记为 1。用 27 个 RAPD 引物扩增出 248 条扩增条带，在 NTYSY-pc 软件下计算 18 份鼠尾草属植物的遗传相似性系数(GS)(表 4-3)。供试材料间 GS 值变化范围为 0.384~0.807，平均值为 0.6223。其中血盆草和云南鼠尾草的 GS 值最大，为 0.807，亲缘关系最近；血盆草和黄花鼠尾草间 GS 值最小，为 0.384，亲缘关系最远。整体来看，来自不同产地的丹参材料之间 GS 值较大，亲缘关系比较相近。

4.1.1.2　聚类分析

利用 GS 按照不加权成对群算术平均法对研究的鼠尾草属植物进行聚类分析，构建聚类树状图(图 4-2)。以所有材料的平均遗传相似系数 0.6223 为阈值，18 份研究材料聚为 4 类。峨眉鼠尾草、粘毛鼠尾草、黄鼠狼花、血盆草和云南鼠尾草，共 5 份材料聚为Ⅰ

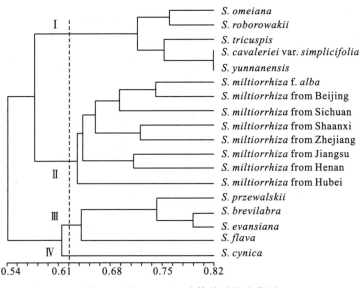

图 4-2　基于 RAPD 遗传关系的聚类图

表 4-3　RAPD 遗传相似系数

	峨眉鼠尾草	粘毛鼠尾草	黄鼠狼花	甘西鼠尾草	短唇鼠尾草	血盆草	大形鼠尾草	黄花鼠尾草	云南鼠尾草	雪山鼠尾草	白花丹参	丹参（江苏）	丹参（河南）	丹参（湖北）	丹参（陕西）	丹参（浙江）	丹参（北京）	丹参（四川）
峨眉鼠尾草	1																	
粘毛鼠尾草	0.750	1																
黄鼠狼花	0.727	0.727	1															
甘西鼠尾草	0.574	0.475	0.581	1														
短唇鼠尾草	0.577	0.542	0.590	0.761	1													
血盆草	0.730	0.730	0.730	0.520	0.615	1												
大形鼠尾草	0.510	0.493	0.454	0.642	0.613	0.461	1											
黄花鼠尾草	0.510	0.433	0.500	0.671	0.663	0.384	0.597	1										
云南鼠尾草	0.714	0.615	0.757	0.604	0.500	0.807	0.506	0.479	1									
雪山鼠尾草	0.575	0.475	0.558	0.714	0.777	0.560	0.594	0.573	0.527	1								
白花丹参	0.605	0.554	0.659	0.531	0.546	0.500	0.497	0.495	0.609	0.531	1							
丹参（江苏）	0.571	0.513	0.484	0.594	0.582	0.576	0.558	0.532	0.585	0.537	0.619	1						
丹参（河南）	0.541	0.457	0.568	0.662	0.617	0.500	0.618	0.558	0.536	0.604	0.681	0.704	1					
丹参（湖北）	0.486	0.530	0.613	0.559	0.523	0.615	0.536	0.536	0.536	0.529	0.611	0.607	0.661	1				
丹参（陕西）	0.550	0.638	0.613	0.532	0.525	0.692	0.502	0.519	0.653	0.549	0.681	0.675	0.621	0.633	1			
丹参（浙江）	0.620	0.554	0.659	0.602	0.598	0.692	0.550	0.598	0.612	0.543	0.663	0.685	0.624	0.642	0.711	1		
丹参（北京）	0.550	0.566	0.636	0.578	0.551	0.538	0.538	0.538	0.597	0.571	0.734	0.613	0.653	0.657	0.678	0.673	1	
丹参（四川）	0.522	0.530	0.545	0.550	0.544	0.769	0.545	0.460	0.597	0.563	0.648	0.577	0.638	0.608	0.633	0.620	0.730	1

类；所有的丹参材料及其变型白花丹参共 8 份材料聚成Ⅱ类；甘西鼠尾草、短唇鼠尾草、雪山鼠尾草和黄花鼠尾草共 4 份材料聚为Ⅲ类；犬形鼠尾草单独聚为一类（Ⅳ）。

长期以来，人们应用形态学方法对品种进行识别，其方法简便、经济，但是由于许多形态学性状鉴定周期长，受环境影响大，并且随着育种亲本的利用集中化，使得所选育的新品种在许多性状上更加相似，而难以区分，品种鉴定愈来愈困难。与传统的田间形态鉴定相比较，DNA 分子标记的应用为品种鉴定和纯度分析提供了客观、准确、快速的渠道，利用遗传多样性的结果对物种进行聚类分析，从而分析其系统发育与亲缘关系。聚类分析显示出通过 RAPD 对丹参种质资源材料进行聚类的结果与传统形态学分类结果不完全一致。分支Ⅲ与分支Ⅳ均为弧隔鼠尾草亚属植物，这两个分支所包含物种亲缘关系较近，分支Ⅰ与分支Ⅱ主要为荔枝草亚属植物，表现出较近的亲缘关系，但弧隔鼠尾草亚属植物峨眉鼠尾草及黄鼠狼花却聚到了分支Ⅰ中，与传统形态分类结果不一致。造成这种差异的可能原因有三个：首先，在基因型（分子）与表型（形态）之间存在一系列复杂的中间环节，如基因表达、调控、个体发育等，因此通过两种不同的方式评价，很难得到完全一致的结果。其次，考虑到植物原有的生长环境，有可能环境的改变引起了形态学特征的变化，获得的原始形态学数据会有些差异。再次，由于长期的自然选择，在鼠尾草属植物之间可能存在基因的渗入。

4.1.1.3　种内与种间遗传多样性分析

RAPD 标记可以将 18 份鼠尾草属植物完全分开（图 4-1），不存在两个完全相同的扩增条带。整体来看，丹参种内及种间相似系数较高，亲缘关系较近。同种不同产地来源的丹参及其变型白花丹参聚在一起，同时也能把这些材料很好地区分，表明鼠尾草属植物种内在分子水平上也有分化，存在一定程度的遗传变异。从不同物种间来看，在Ⅰ类中，同为荔枝草亚属的血盆草和云南鼠尾草间遗传相似系数最大，其遗传距离 GD 值甚至小于丹参种内，表明二者之间变异程度小于丹参种内的变异。另外，Ⅲ类中，短唇鼠尾草与雪山鼠尾草之间遗传相似系数也很大，种间变异小于丹参居群内的变异。其余物种间遗传变异程度较丰富。

利用 RAPD 分子标记技术对 18 份丹参种质资源材料遗传多样性程度进行分析，平均多态性条带数目为 7.81，平均多态性比例为 85.08%。基于 RAPD 遗传关系构建的聚类图表明遗传多样性主要存在于种间，种内如丹参遗传距离相对较小，遗传背景相对较窄。因此，为了创造性地利用杂交育种的方法，尝试结合丹参及其近缘种种质资源，以扩大育种材料的遗传背景，从而创造更加丰富的遗传变异。

4.1.2　基于核基因组的核糖体 DNA ITS 序列

材料包含不同来源丹参和外类群共 32 份材料（表 4-4）。ITS 序列（ITS1、ITS2 和 5.8S）的长度参照 GenBank 中的序列确定。运用 Clustal X 程序对不同材料的 ITS 序列进行对位排列。然后以唇形科植物 Dorystaechas hastata 和 Meriandra bengalensis 为外类群，用 PAUP 4.08b10 软件进行系统发育分析。所有空位作为缺失处理，采用启发式搜索，运用最大简约法和最大似然法及邻近法构建 ITS 系统发育树，并利用重复自展分析检验各分支置信度（1000 次重复）。

表 4-4　研究材料（＊数据来源于 GenBank）

名称	学名	采集地	GenBank 号
橙色鼠尾草	*Salvia aerea*		EU169469＊
短唇鼠尾草	*S. brevilabra*	四川	EF373636
栗色鼠尾草	*S. castanea*		EU169463＊
圆苞鼠尾草	*S. cyclostegia*		EU169475＊
犬形鼠尾草	*S. cynica*	四川	EF373639
毛地黄鼠尾草	*S. digitaloides*		EU169473＊
雪山鼠尾草	*S. evansiana*	云南	EF373621
黄花鼠尾草	*S. flava*	云南	EF373626
峨眉鼠尾草	*S. omeiana*	四川	EF373643
少花鼠尾草	*S. pauciflora*		EU169476＊
甘西鼠尾草	*S. przewalskii*	四川	EF373628
粘毛鼠尾草	*S. roborowskii*	四川	EF373630
黄鼠狼花	*S. tricuspis*	四川	EF373635
南丹参	*S. bowleyana*	江西	EF373645
血盆草	*S. cavaleriei* var. *simplicifolia*	四川	EF373619
丹参	*S. miltiorrhiza* Bunge 1	安徽	EF373590
丹参	*S. miltiorrhiza* Bunge 2	河南	EF373595
丹参	*S. miltiorrhiza* Bunge 3	河北	EF373597
丹参	*S. miltiorrhiza* Bunge 4	江苏	EF373602
丹参	*S. miltiorrhiza* Bunge 5	山东	EF373604
丹参	*S. miltiorrhiza* Bunge 6	四川	EF373606
丹参	*S. miltiorrhiza* Bunge 7	陕西	EF373609
白花丹参	*S. miltiorrhiza* f. *alba*	山东	EF373612
荔枝草	*S. plebeia*	江西	EF373648
云南鼠尾草	*S. yunnanensis*	云南	EF373616
—	*S. aegyptiaca*	印度	DQ667285＊
—	*S. aristata*	伊朗	DQ667280＊
—	*S. apiana*	美洲	DQ667214＊
—	*S. splendens*	美洲	AF477788＊
—	*S. patens*	美洲	DQ667253＊
—	*Dorystaechas hastata*	—	DQ667252＊
—	*Meriandra bengalensis*	—	DQ667329＊

　　整个 ITS 区排序后的总长度为 636 个位点，其中有 257 个变异位点，占 40.4%；保守位点数为 379 个，占 59.6%；85 个系统发育的信息位点，占 13.4%。采用最大简约法构建的系统发育树，树长为 538 步，一致性指数(CI)和维持性指数(RI)分别为 0.6636 和 0.8697。

　　从聚类来看(图 4-3)，不同地区的鼠尾草属物种形成了三个主要的分支(最大简约法的自展支持率分别达到 100%、99% 和 94%)。分支 I 包括来自于中国的鼠尾草属植物 16 种 1 变种 1 变型以及 7 份丹参材料，分支 II 包括分布于地中海区域的 *S. aegyptiaca* 和 *S. aristata*，分支 III 包含来源于美洲的 *S. apiana*、*S. patens* 和 *S. splendens* 3 个物种。

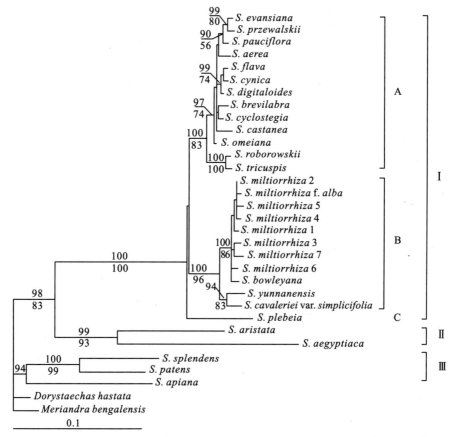

图 4-3　基于鼠尾草属植物核糖体 ITS 片段构建的系统发育树
(分支上面的数值表示最大简约法自展支持率，分支下面的数值表示最大似然法自展支持率)

　　其中分支 I 又明显地分为 3 个小分支(A、B 和 C)。A 分支中包含黄鼠狼花、粘毛鼠尾草、峨眉鼠尾草、栗色鼠尾草、圆苞鼠尾草、短唇鼠尾草、毛地黄鼠尾草、犬形鼠尾草、黄花鼠尾草、橙色鼠尾草、少花鼠尾草、甘西鼠尾草和雪山鼠尾草 13 个物种，这些物种均隶属于弧隔鼠尾草亚属。B 分支中包含血盆草、云南鼠尾草、南丹参、白花丹参及 7 分丹参材料，他们均隶属于荔枝草亚属。而荔枝草单独聚为分支 C。

4.1.2.1　丹参及其近缘种间的遗传多样性

利用真核细胞中 18S、5.8S 和 28S RNA 基因的保守区序列，设计引物成功扩增出整个 ITS 区，并完成了扩增产物的 DNA 碱基序列的测定，得到丹参及其近缘种材料 ITS 区的完整序列。基于 ITS 序列分析得出 ITS 区对位排列后总长度为 636bp，共有 257 个变异位点，占 40.4%。同时根据聚类图可将 32 份材料分为 3 大类群，可以较为清晰地看出种质资源间的亲缘关系。表明 ITS 序列可作为丹参及其近缘种种质资源间遗传多样性的研究方法之一。

4.1.2.2　不同分布区鼠尾草属物种亲缘关系分析

基于 nrDNA 的 ITS 序列分析显示 3 个主要地理分布区的物种形成了 3 个主要分支，来源于中国（旧大陆）的物种聚到了一起形成了分支 I，表明这些本土物种具有很近的亲缘关系。分支 II 仅包含了地中海区域的物种，而这个地区也属于旧大陆，聚类分析显示与分支 III 相比，I 和 II 展示了更近的亲缘关系。分支 III 中所包含的物种则均来自于美洲，正好是新大陆的一个代表地区。来自中国的鼠尾草属植物与南美、地中海地区鼠尾草属植物在 ITS 序列上存在地理分布的异质性，这与 Walker 等的分子系统学研究结果相一致，支持鼠尾草属是多起源的。

4.1.2.3　中国鼠尾草属物种亲缘关系分析

弧隔鼠尾草亚属与荔枝草亚属在分子水平上具有明显区别。在分支 A 中，弧隔鼠尾草亚属中的雪山鼠尾草、甘西鼠尾草、少花鼠尾草、橙色鼠尾草、黄花鼠尾草、犬形鼠尾草、毛地黄鼠尾草、短唇鼠尾草、圆苞鼠尾草、峨眉鼠尾草、栗色鼠尾草、粘毛鼠尾草和黄鼠狼花聚到了一起，表明这些物种亲缘关系较近。不同产地丹参药材及其变型白花丹参差异最小，最先聚在一起，其次为亲缘关系近的南丹参，另外云南鼠尾草和血盆草同样和丹参亲缘关系较近，这些物种隶属于荔枝草亚属下的丹参组，一起聚成了分支 B，这与传统形态学分类方法相符。隶属于荔枝草亚属下荔枝草组的荔枝草单独聚为分支 C，从形态上看，荔枝草与该亚属内其余物种也具有较大差异。利用 ITS 序列构建的系统树整体上支持了形态学上亚属及亚属以下单元的划分，但对荔枝草系统位置的确定信息量略为不足，需要其他相关证据的支持。

4.2　DNA 条形码研究

收集 29 种（包括变种、变型）鼠尾草属植物共 56 份材料。为了增加种内不同居群的样本数量，从 GenBank 中筛选了 77 条鼠尾草属植物 DNA 序列用于分析，选取唇形科植物薄荷作为鼠尾草属植物系统树构建的外类群进行相关序列测定与分析（表 4-5）。

表 4-5　材料及 GenBank 登录号（＊来源于 GenBank 中已收录序列）

种名	学名	亚属	GenBank 登录号				
			*rbc*L	*mat*K	*trn*L-F	*psb*A-*trn*H	ITS
朱唇	*S. coccinea*	Subg. *Jungia*	KC473286	KC473345	KC414281	KC473176	KC473233
			AY570407＊	AY840147＊	AY506617＊	—	AY506651＊
			—	—	GU381475＊	—	EU169484＊
			—	—	AY570474＊	—	—
一串红	*S. splendens*		KC473333	KC473392	KC414320	KC473223	KC473275
			HM590080＊	AF477765＊	—	FJ513111＊	AF477788＊
			HM590079＊	—	—	JQ339257＊	—
贵州鼠尾草	*S. cavaleriei*	Subg. *Sclarea*	KC473284	KC473343	KC414280	KC473174	KC473232
血盆草	*S. cavaleriei* var. *simplicifolia*		KC473285	KC473344	EU200170	KC473175	EF373636
			—	—	—	—	EF373618
			—	—	—	—	EF373620
			HQ839693＊	—	—	—	—
丹参	*S. miltiorrhiza*		KC473295	KC473354	KC414288	KC473185	KC473240
			KC473296	KC473355	KC414289	KC473186	KC473241
			KC473298	KC473357	EU220737	KC473188	KC473243
			KC473299	KC473358	EU220736	KC473189	KC473244
			KC473301	KC473360	EU220735	KC473191	KC473245
			KC473302	KC473361	KC414291	KC473192	KC473246
			KC473304	KC473363	KC414292	KC473194	KC473247
			KC473305	KC473364	KC414293	KC473195	KC473248
荔枝草	*S. plebeia*		KC473312	KC473371	KC414300	KC473202	KC473255
			—	—	—	—	EF373648
			JQ339280＊		AB295092＊	FJ513114＊	AB295107＊
			HM590084＊	—		JQ339262＊	—
			HM590083＊	—	—	—	—
粘毛鼠尾草	*S. roborowskii*		KC473330	KC473389	EU200178	KC473220	EF373630
			—	—	—	—	EF373631
			—	—	—	—	EF373632
			HM590091＊	—	DQ667474＊	FJ513126＊	DQ667289＊
三叶鼠尾草	*S. trijuga*		KC473335	KC473394	KC414322	KC473225	KC473277
			—	—	—	—	EF373614
			—	—	EF014359＊	—	DQ132870＊
云南鼠尾草	*S. yunnanensis*		KC473336	KC473395	EU220731	KC473226	EF373616

续表

种名	学名	亚属	GenBank 登录号				
			*rbc*L	*mat*K	*trn*L-F	*psb*A-*trn*H	ITS
			—	—	—	—	EF373615
			—	—	—	—	EF373617
			HM590095*	—	EF014356*	FJ513130*	DQ132866*
橙色鼠尾草	*S. aerea*	Subg. *Salvia*	KC473280	KC473339	KC414277	KC473170	KC473229
短唇鼠尾草	*S. brevilabra*		KC473282	KC473341	EU200168	KC473172	EF373636
			—	—	—	—	EF373637
			—	—	—	—	EF373638
栗色鼠尾草	*S. castanea*		KC473283	KC473342	KC414279	KC473173	KC473231
			HM590096*	—	—	—	EU169464*
			—	—	—	—	EU169463*
圆苞鼠尾草	*S. cyclostegia*		KC473287	KC473346	KC414282	KC473177	KC473234
犬形鼠尾草	*S. cynica*		KC473288	KC473347	EU200171	KC473178	EF373639
			—	—	—	—	EF373640
			—	—	—	—	EF373641
			—	—	DQ667521*	—	—
毛地黄鼠尾草	*S. digitaloides*		KC473289	KC473348	KC414283	KC473179	KC473235
			AY570410*	—	EF014360*	FJ513124*	DQ667255*
			HM590090*	—	—	—	DQ132869*
			—	—	—	—	EF014348*
黄花鼠尾草大花变种	*S. flava* var. *megalantha*		KC473290	KC473349	KC414284	KC473180	KC473236
			—	—	—	—	EU169472*
林华鼠尾草	*S. hylocharis*		KC473292	KC473351	KC414286	KC473182	KC473238
荞麦地鼠尾草柔毛变型	*S. kiaoemetiemsis* f. *pubescens*		KC473293	KC473352	KC414287	KC473183	KC473239
宝兴鼠尾草	*S. paohsingensis*		KC473309	KC473368	KC414297	KC473199	KC473252
甘西鼠尾草	*S. przewalskii*		KC473313	KC473372	KC414301	KC473203	KC473256
			KC473315	KC473374	KC414303	KC473205	KC473258
			KC473317	KC473376	KC414305	KC473207	KC473260
			KC473318	KC473377	KC414306	KC473208	KC473261
			KC473322	KC473381	KC414310	KC473212	KC473265
			KC473323	KC473382	KC414311	KC473213	KC473266
			KC473324	KC473383	KC414312	KC473214	KC473267
			KC473327	KC473386	KC414315	KC473217	KC473270
甘西鼠尾草褐毛变种	*S. przewalskii* var. *mandarinorum*		KC473326	KC473385	KC414314	KC473216	KC473269

种名	学名	亚属	GenBank 登录号				
			rbcL	matK	trnL-F	psbA-trnH	ITS
少花鼠尾草	S. pauciflora		KC473310	KC473369	KC414299	KC473200	KC473253
			KC473311	KC473370	KC414298	KC473201	KC473254
			HM590093*	—	—	—	—
裂瓣鼠尾草	S. schizochila		KC473331	KC473390	KC414318	KC473221	KC473273
	S. azurea var. grandiflora	—	KC473281	KC473340	KC414278	KC473171	KC473230
	S. guaranitica	—	KC473291	KC473350	KC414285	KC473181	KC473237
			AY570419*	—	AJ505549*	—	HQ418872*
			—	—	HQ418974*	—	—
	S. officinalis	—	KC473308	KC473367	KC414296	KC473198	KC473251
			Z37446*	HE967482*	JF301398*	FJ513122*	JF301355*
			HM590096*	FR719099*	AY570488*	JQ339263*	DQ667225*
			HM590087*	FR719097*	—	FR726140*	—
			—	FR719098*	—	FR726139*	—
			—	—	—	FR726141*	—
	S. sclarea	—	KC473332	KC473391	KC414319	KC473222	KC473274
			AY570439*	FR719101*	AY570492*	FJ513083*	DQ667222*
			Z37450*	—	JQ669066*	FR726143*	—
			HM590088*	—	—	HE966789*	—
	S. tesquicola	—	KC473334	KC473393	KC414321	KC473224	KC473276
	S. ×sylvestris	—	KC473337	KC473396	KC414323	KC473227	KC473278
			AY570446*	—	AY570498*	—	EU169485*
	Mentha canadensis	—	KC473279	KC473338	KC414276	KC473169	KC473228

4.2.1 各序列特征分析

对所得 56 份鼠尾草属植物及外类群薄荷的叶绿体编码基因($rbcL$ 和 $matK$)、叶绿体间隔区($trnL$-F 和 $psbA$-$trnH$)、nrDNA ITS 序列的测序结果进行分析，将其在 GenBank 数据库中进行 BLAST 相似性搜索，匹配度均较好，确认为目标序列。序列通过 DNA-man 软件进行比对辅以手工校正与剪切。使用 MEGA 4.0 软件计算所得序列的碱基组成等基本信息(表 4-6)。

除了 $rbcL$ 序列在所有材料中均为 743 个碱基以外，其余片段在鼠尾草属不同物种中存在一定程度的长度变异。结合 GenBank 中已发表的 77 个鼠尾草属植物基因序列，比对结果显示，$rbcL$、$matK$、$trnL$-F、$psbA$-$trnH$ 和 ITS 序列对位排列后总长度分别为 743、942、957、515 和 733 个核苷酸，平均 G+C 含量分别为 43.1%、34.5%、37.3%、

30.8%和 61.5%，变异位点比例分别为 4.31%、14.12%、15.05%、19.61%和 32.33%，遗传发育的信息位点比例分别为 1.88%、7.75%、9.20%、12.82%和 24.28%。

获得的 ITS 序列包含 3 个区域：(1)41 个核苷酸的 18S rRNA 基因(部分)；(2)完整的 ITS1、5.8S rRNA 基因和 ITS2；(3)46 个核苷酸的 26S rRNA 基因(部分)。其中 18S rRNA 基因和 26S rRNA 基因序列不存在任何核苷酸变异，5.8S rRNA 基因在所有材料中均为 164bp 且碱基变异程度很小。ITS1 和 ITS2 序列长度变化范围分别为 228~234bp 与 220~236bp，G+C 含量、变异位点及信息位点比例二者差异不大，但均稍高于 ITS。

表 4-6　鼠尾草属植物序列特征

项目	片段						
	*rbc*L	*mat*K	*trn*L-F	*psb*A-*trn*H	ITS	ITS1	ITS2
长度/bp	743	936~942	884~915	422~455	705~721	228~234	220~236
序列比对长度/bp	743	942	957	515	733	239	243
平均 G+C 含量/%	43.1	34.5	37.3	30.8	61.5	66.3	66.1
保守位点 C(比例/%)	711 (95.69)	809 (85.88)	803 (83.91)	384 (74.56)	490 (66.85)	137 (57.32)	133 (54.73)
变异位点 V(比例/%)	32 (4.31)	133 (14.12)	144 (15.05)	101(19.61)	237 (32.33)	101 (42.26)	105 (43.21)
信息位点 Pi(比例/%)	14 (1.88)	73 (7.75)	88 (9.20)	66 (12.82)	178 (24.28)	84 (35.15)	86(35.39)
自裔位点 S(比例/%)	18 (2.42)	60 (6.37)	55 (5.75)	35 (6.80)	59 (8.05)	17 (7.11)	19 (7.82)
所有种间距离平均值	0.0037±0.0027	0.0198±0.0166	0.0173±0.0125	0.0415±0.0243	0.0694±0.0484	0.1125±0.0770	0.1098±0.0794
不同种间最小距离平均值	0.0005±0.0009	0.0034±0.0038	0.0041±0.0043	0.0031±0.0040	0.0136±0.0182	00197±0.0414	0.0233±0.0342
所有种内距离平均值	0.0012±0.0015	0.0049±0.0023	0.0037±0.0023	0.0176±0.0172	0.0055±0.0087	0.0064±0.0168	0.0081±0.0124
种内不同个体平均遗传距离的平均值	0.0016±0.0011	0.0077±0.0060	0.0052±0.0026	0.0191±0.0087	0.0096±0.0105	0.0136±0.0285	0.0147±0.0190
种内不同个体最大遗传距离平均值	0.0023±0.0017	0.0100±0.0052	0.0061±0.0035	0.0279±0.0203	0.0121±0.0148	0.0168±0.0321	0.0191±0.0217
物种鉴别率/%	25.93	55.56	77.77	48.15	70.37	81.48	55.56

4.2.2　种间与种内遗传距离

从种间遗传距离整体来看(表 4-6)，核基因组片段大于叶绿体基因组片段，*rbc*L 序列的平均种间遗传距离和最小遗传距离都是最小，ITS1 平均种间距离最大，而最小种间距离最大为 ITS2。3 种不同组合片段遗传距离结果显示，*psb*A-*trn*H+ITS1 拥有最大的平均种间遗传距离和最小遗传距离，而 *rbc*L+*mat*K 两个参数值均最低(表 4-7)。

表 4-7　不同片段组合对鼠尾草属植物的遗传距离分析

项目	片段		
	rbcL+matK	psbA-trnH+ITS1	trnL-F+ITS1
所有种间距离平均值	0.0126±0.0100	0.0638±0.0362	0.0349±0.0226
不同种间最小距离平均值	0.0023±0.0023	0.0131±0.0130	0.0091±0.0081
所有种内距离平均值	0.0029±0.0014	0.0105±0.0138	0.0031±0.0019
种内不同个体平均遗传距离的平均值	0.0025±0.0008	0.0151±0.0026	0.0038±0.0018
种内不同个体最大遗传距离的平均值	0.0042±0.0021	0.0322±0.0175	0.0057±0.0023
物种鉴别率/%	59.26	62.96	74.74

ITS1 与 ITS2 显示最高的种间遗传距离，但二者差异不明显（表 4-8）。候选片段种间平均遗传距离大小关系为：ITS1＝ITS2＞ITS＞psbA-trnH+ITS1＞psbA-trnH＞matK＞trnL-F+ITS1＞trnL-F＞rbcL+matK＞rbcL。

表 4-8　不同片段种间变异的秩和检验

W+	W-	相对秩和 Relative Ranks，n，P value				结果
rbcL	matK	W+=711	W-=57 600	n=341	P=0.000	rbcL＜matK
rbcL	trnL-F	W+=560	W-=54 386	n=331	P=0.000	rbcL＜trnL-F
rbcL	psbA-trnH	W+=0	W-=67 528	n=367	P=0.000	rbcL＜psbA-trnH
rbcL	ITS	W+=33.5	W-=78 572.5	n=396	P=0.000	rbcL＜ITS
rbcL	ITS1	W+=17.5	W-=75 060.5	n=387	P=0.000	rbcL＜ITS1
rbcL	ITS2	W+=0	W-=76 245	n=390	P=0.000	rbcL＜ITS2
rbcL	rbcL+matK	W+=670.5	W-=31 969.5	n=255	P=0.000	rbcL＜rbcL+matK
rbcL	psbA-trnH+ITS1	W+=0	W-=77 815	n=394	P=0.000	rbcL＜psbA-trnH+ITS1
rbcL	trnL-F+ITS1	W+=46	W-=77 375	n=393	P=0.000	rbcL＜trnL-F+ITS1
matK	trnL-F	W+=19 600.5	W-=11 524.5	n=249	P=0.000	matK＞trnL-F
matK	psbA-trnH	W+=1 260	W-=50 100	n=320	P=0.000	matK＜psbA-trnH
matK	ITS	W+=312.5	W-=66 848.5	n=366	P=0.000	matK＜ITS
matK	ITS1	W+=315	W-=72 075	n=380	P=0.000	matK＜ITS1
matK	ITS2	W+=297.5	W-=73 622.5	n=384	P=0.000	matK＜ITS2
matK	rbcL+matK	W+=36 585	W-=0	n=270	P=0.000	matK＞rbcL+matK
matK	psbA-trnH+ITS1	W+=105	W-=73 815	n=384	P=0.000	matK＜psbA-trnH+ITS1
matK	trnL-F+ITS1	W+=1 780.5	W-=48 622.5	n=317	P=0.000	matK＜trnL-F+ITS1
trnL-F	psbA-trnH	W+=3 067.5	W-=59 413.5	n=353	P=0.000	trnL-F＜psbA-trnH
trnL-F	ITS	W+=703.5	W-=61 072.5	n=351	P=0.000	trnL-F＜ITS
trnL-F	ITS1	W+=707	W-=69 418	n=374	P=0.000	trnL-F＜ITS1
trnL-F	ITS2	W+=441	W-=68 194	n=370	P=0.000	trnL-F＜ITS2
trnL-F	rbcL+matK	W+=29 990.5	W-=10 195.5	n=283	P=0.000	trnL-F＞rbcL+matK
trnL-F	psbA-trnH+ITS1	W+=465	W-=71 545	n=379	P=0.000	trnL-F＜psbA-trnH+ITS1

续表

W+	W −	相对秩和 Relative Ranks，n，P value				结果
trnL-F	trnL-F+ITS1	W+=42	W−=45 409	n=301	P=0.000	trnL-F<trnL-F+ITS1
psbA-trnH	ITS	W+=10 451	W−=58 184	n=370	P=0.000	psbA-trnH<ITS
psbA-trnH	ITS1	W+=4 613	W−=63 652	n=369	P=0.000	psbA-trnH<ITS1
psbA-trnH	ITS2	W+=4 516	W−=68 255	n=381	P=0.000	psbA-trnH<ITS2
psbA-trnH	rbcL+matK	W+=67 086	W−=442	n=367	P=0.000	psbA-trnH>rbcL+matK
psbA-trnH	psbA-trnH+ITS1	W+=2 521.5	W−=52 093.5	n=330	P=0.000	psbA-trnH<psbA-trnH+ITS1
psbA-trnH	trnL-F+ITS1	W+=40 224	W−=20 851	n=349	P=0.000	psbA-trnH>trnL-F+ITS1
ITS	ITS1	W+=1 105	W−=60 320	n=350	P=0.000	ITS<ITS1
ITS	ITS2	W+=529	W−=63 017	n=356	P=0.000	ITS<ITS2
ITS	rbcL+matK	W+=75 047.5	W−=30.5	n=387	P=0.000	ITS>rbcL+matK
ITS	psbA-trnH+ITS1	W+=38 574	W−=19 396	n=340	P=0.000	ITS>psbA-trnH+ITS1
ITS	trnL-F+ITS1	W+=53 942	W−=1 004	n=331	P=0.000	ITS>trnL-F+ITS1
ITS1	ITS2	W+=25 289	W−=31 664	n=337	P=0.074	ITS1<ITS2
ITS1	rbcL+matK	W+=74 251	W−=54	n=385	P=0.000	ITS1>rbcL+matK
ITS1	psbA-trnH+ITS1	W+=62 046.5	W−=5 114.5	n=366	P=0.000	ITS1>psbA-trnH+ITS1
ITS1	trnL-F+ITS1	W+=68 569.5	W−=808.5	n=372	P=0.000	ITS1>trnL-F+ITS1
ITS2	rbcL+matK	W+=76 175	W−=70	n=390	P=0.000	ITS2>rbcL+matK
ITS2	psbA-trnH+ITS1	W+=62 861	W−=5 035	n=368	P=0.000	ITS2>psbA-trnH+ITS1
ITS2	trnL-F+ITS1	W+=64 754.5	W−=586.5	n=361	P=0.000	ITS2>trnL-F+ITS1
rbcL+matK	psbA-trnH+ITS1	W+=29	W−=76 999	n=392	P=0.000	rbcL+matK<psbA-trnH+ITS1
rbcL+matK	trnL-F+ITS1	W+=220.5	W−=71 032.5	n=377	P=0.000	rbcL+matK<trnL-F+ITS1
psbA-trnH+ITS1	trnL-F+ITS1	W+=65 919.5	W−=1 241.5	n=366	P=0.000	psbA-trnH+ITS1>trnL-F+ITS1

　　从种内遗传距离来看，平均种内遗传距离、平均最大种内遗传距离以及最大种内遗传距离 3 个参数中，rbcL 序列的种内变异都是最小，最大的是 psbA-trnH，其次是 ITS2 与 ITS1。3 种不同组合片段种内遗传变异结果与种间变异结果一致，psbA-trnH+ITS1 最大，而 rbcL+matK 最低。种内秩和检验结果显示，psbA-trnH 表现出最高的种内遗传距离，最低的仍为 rbcL（表 4-9）。

表 4-9　不同片段种内变异的秩和检验

W+	W−	相对秩和 Relative Ranks，n，P value				结果
rbcL	matK	W+=0	W−=231	n=21	P=0.000	rbcL<matK
rbcL	trnL-F	W+=0	W−=66	n=11	P=0.001	rbcL<trnL-F

续表

W+	W−	相对秩和 Relative Ranks，n，P value				结果
*rbc*L	*psb*A-*trn*H	W+=0	W−=780	$n=39$	$P=0.000$	*rbc*L<*psb*A-*trn*H
*rbc*L	ITS	W+=0	W−=91	$n=13$	$P=0.000$	*rbc*L<ITS
*rbc*L	ITS1	W+=0	W−=78	$n=12$	$P=0.001$	*rbc*L<ITS1
*rbc*L	ITS2	W+=0	W−=253	$n=22$	$P=0.000$	*rbc*L<ITS2
*rbc*L	*rbc*L+*mat*K	W+=0	W−=10	$n=4$	$P=0.046$	*rbc*L<*rbc*L+*mat*K
*rbc*L	*psb*A-*trn*H+ITS1	W+=0	W−=703	$n=37$	$P=0.000$	*rbc*L<*psb*A-*trn*H+ITS1
*rbc*L	*trn*L-F+ITS1	W+=0	W−=55	$n=10$	$P=0.002$	*rbc*L<*trn*L-F+ITS1
*mat*K	*trn*L-F	W+=275.5	W−=130.5	$n=28$	$P=0.059$	*mat*K>*trn*L-F
*mat*K	*psb*A-*trn*H	W+=6	W−=697	$n=37$	$P=0.000$	*mat*K<*psb*A-*trn*H
*mat*K	ITS	W+=172.5	W−=80.5	$n=22$	$P=0.088$	*mat*K>ITS
*mat*K	ITS1	W+=184	W−=92	$n=23$	$P=0.177$	*mat*K>ITS1
*mat*K	ITS2	W+=64	W−=89	$n=17$	$P=0.519$	*mat*K<ITS2
*mat*K	*rbc*L+*mat*K	W+=153	W−=0	$n=17$	$P=0.000$	*mat*K>*rbc*L+*mat*K
*mat*K	*psb*A-*trn*H+ITS1	W+=36	W−=744	$n=39$	$P=0.000$	*mat*K<*psb*A-*trn*H+ITS1
*mat*K	*trn*L-F+ITS1	W+=266	W−=112	$n=27$	$P=0.034$	*mat*K>*trn*L-F+ITS1
*trn*L-F	*psb*A-*trn*H	W+=25	W−=89	$n=41$	$P=0.519$	*trn*L-F<*psb*A-*trn*H
*trn*L-F	ITS	W+=94	W−=115.5	$n=20$	$P=0.655$	*trn*L-F<ITS
*trn*L-F	ITS1	W+=39	W−=52	$n=13$	$P=0.617$	*trn*L-F<ITS1
*trn*L-F	ITS2	W+=50	W−=181	$n=21$	$P=0.012$	*trn*L-F<ITS2
*trn*L-F	*rbc*L+*mat*K	W+=88	W−=32	$n=15$	$P=0.071$	*trn*L-F>*rbc*L+*mat*K
*trn*L-F	*psb*A-*trn*H+ITS1	W+=25	W−=755	$n=39$	$P=0.000$	*trn*L-F<*psb*A-*trn*H+ITS1
*trn*L-F	*trn*L-F+ITS1	W+=16	W−=12	$n=7$	$P=0.705$	*trn*L-F>*trn*L-F+ITS1
*psb*A-*trn*H	ITS	W+=734	W−=7	$n=38$	$P=0.000$	*psb*A-*trn*H>ITS
*psb*A-*trn*H	ITS1	W+=802	W−=18	$n=40$	$P=0.000$	*psb*A-*trn*H>ITS1
*psb*A-*trn*H	ITS2	W+=697	W−=6	$n=37$	$P=0.000$	*psb*A-*trn*H>ITS2
*psb*A-*trn*H	*rbc*L+*mat*K	W+=815.5	W−=4.5	$n=40$	$P=0.000$	*psb*A-*trn*H>*rbc*L+*mat*K
*psb*A-*trn*H	*psb*A-*trn*H+ITS1	W+=595	W−=0	$n=34$	$P=0.000$	*psb*A-*trn*H>*psb*A-*trn*H+ITS1
*psb*A-*trn*H	*trn*L-F+ITS1	W+=730.5	W−=10.5	$n=38$	$P=0.000$	*psb*A-*trn*H>*trn*L-F+ITS1
ITS	ITS1	W+=105	W−=105	$n=20$	$P=1.000$	ITS=ITS1
ITS	ITS2	W+=36	W−=135	$n=18$	$P=0.016$	ITS<ITS2
ITS	*rbc*L+*mat*K	W+=96	W−=24	$n=15$	$P=0.020$	ITS>*rbc*L+*mat*K
ITS	*psb*A-*trn*H+ITS1	W+=8	W−=658	$n=36$	$P=0.000$	ITS<*psb*A-*trn*H+ITS1
ITS	*trn*L-F+ITS1	W+=56	W−=35	$n=13$	$P=0.405$	ITS>*trn*L-F+ITS1

续表

W+	W−	相对秩和 Relative Ranks，n，P value				结果
ITS1	ITS2	W+=77.5	W−=198.5	$n=23$	$P=0.042$	ITS1<ITS2
ITS1	rbcL+matK	W+=104	W−=32	$n=16$	$P=0.039$	ITS1>rbcL+matK
ITS1	psbA-trnH+ITS1	W+=30	W−=790	$n=40$	$P=0.000$	ITS1<psbA-trnH+ITS1
ITS1	trnL-F+ITS1	W+=90	W−=63	$n=17$	$P=0.467$	ITS1>trnL-F+ITS1
ITS2	rbcL+matK	W+=200.5	W−=9.5	$n=20$	$P=0.000$	ITS2>rbcL+matK
ITS2	psbA-trnH+ITS1	W+=13	W−=582	$n=34$	$P=0.000$	ITS2<psbA-trnH+ITS1
ITS2	trnL-F+ITS1	W+=172	W−=38	$n=20$	$P=0.006$	ITS2>trnL-F+ITS1
rbcL+matK	psbA-trnH+ITS1	W+=4	W−=737	$n=38$	$P=0.000$	rbcL+matK<psbA-trnH+ITS1
rbcL+matK	trnL-F+ITS1	W+=30	W−=75	$n=14$	$P=0.109$	rbcL+matK<trnL-F+ITS1
psbA-trnH+ITS1	trnL-F+ITS1	W+=655.5	W−=10.5	$n=36$	$P=0.000$	psbA-trnH+ITS1>trnL-F+ITS1

　　种间与种内遗传变异都显示了在所考察的 7 个候选片段中，ITS1 拥有较高的种间变异和相对较低的种内变异，表明从遗传变异来看，其可以作为鼠尾草属植物较优的 DNA 条形码。

4.2.3　Barcoding gap 检验

　　理想的 DNA 条形码序列其种间遗传距离应明显大于种内的遗传距离，二者之间要能区分开来而不存在任何重叠，形成一个明显的条形码间隔区，因此需要结合种间与种内的遗传变异分布图来评价候选 DNA 片段的适应性。为了评价所考察的片段是否存在这个间隔区，对 7 个片段及 3 个组合的种内与种间距离以 0.01 为单位绘制遗传变异分布图（图 4-4）。从图 4-4 中可以看出，候选片段都不存在像动物中 COX I 基因的种内与种间分布那样明显的间隔区，而是存在或多或少的重叠。其中以 trnL-F/ITS1 和 trnL-F+ITS1 的重叠度最小，三者分别只在 0.000~0.010、0.000~0.020 及 0.000~0.010 这些遗传距离区域存在重叠，因此与其他条形码相比，三者具有作为鼠尾草属植物条形码的潜力。

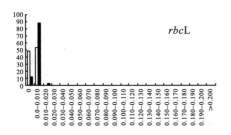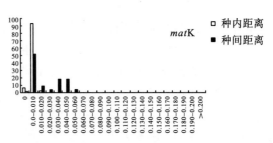

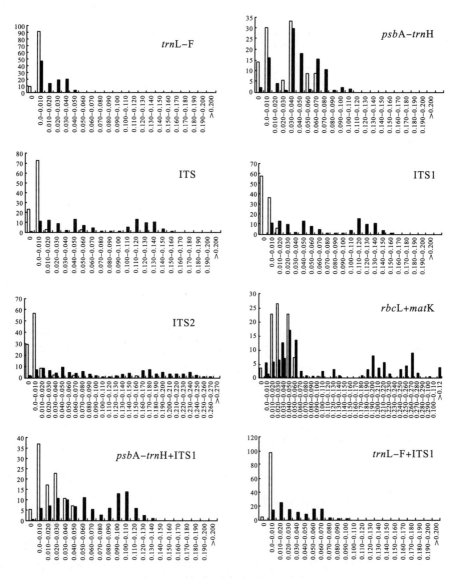

图 4-4　种间与种内变异相对分布图

4.2.4　不同候选片段对鼠尾草属物种的鉴别率

条形码分析中通常采用标准的分子系统学方法建立多种系统树，检验每个物种的单系性，被推荐作为 DNA 条形码鉴别能力判断的有效方法。通过物种系统进化关系重建来达到物种鉴定的目的，当同一个物种的不同样本聚在一起时认为该物种可以正确鉴定，当不同的物种聚在一起时认为不能够正确鉴定。若同一个物种的不同个体在分子系统发生树上形成单系，并且单系支持率＞50％，则认为物种能够被识别，相反，同一个物种的不同个体在分子系统发生树上无法聚成单系，或单系支持率＜50％，则认为该物种不能被识别。通过对自展值的评估和构建的直观的系统发育树的统计，可以很方便地用于物种鉴别能力的测定。采用 NJ 法以唇形科薄荷属植物薄荷为外类群，构建系统树评价不同候选 DNA 条形码的鉴定效率(图 4-5～图 4-14)，整体来看，核基因组 DNA 片段的鉴别率高于叶绿体基因组，其中 ITS1 最高，达到 81.48%。

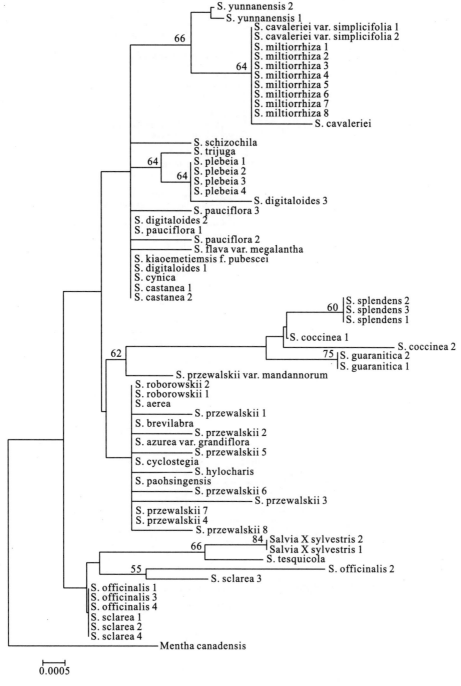

图 4-5　基于 *rbc*L 基因序列构建的 NJ 分子系统树

(bootstrap 1000 次重复，枝上数值仅显示自展支持率≥50%)

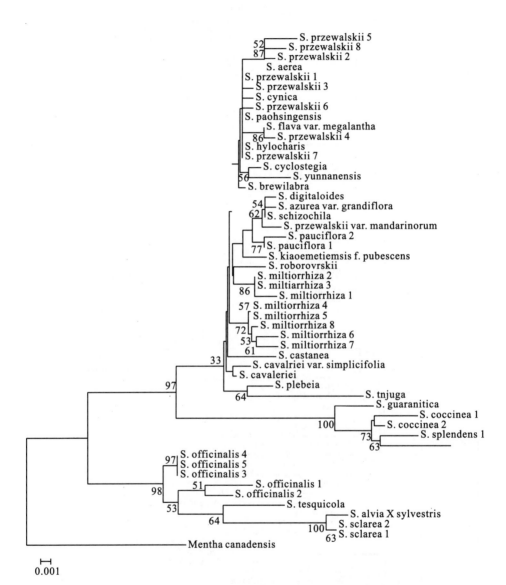

图 4-6　基于 *mat*K 基因序列构建的 NJ 分子系统树

（bootstrap 1000 次重复，枝上数值仅显示自展支持率≥50％）

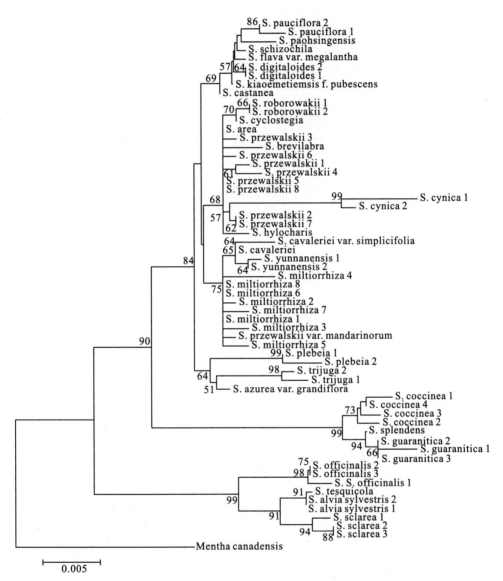

图 4-7　基于 *trn*L-F 间隔区序列构建的 NJ 分子系统树

（bootstrap 1000 次重复，枝上数值仅显示自展支持率≥50%）

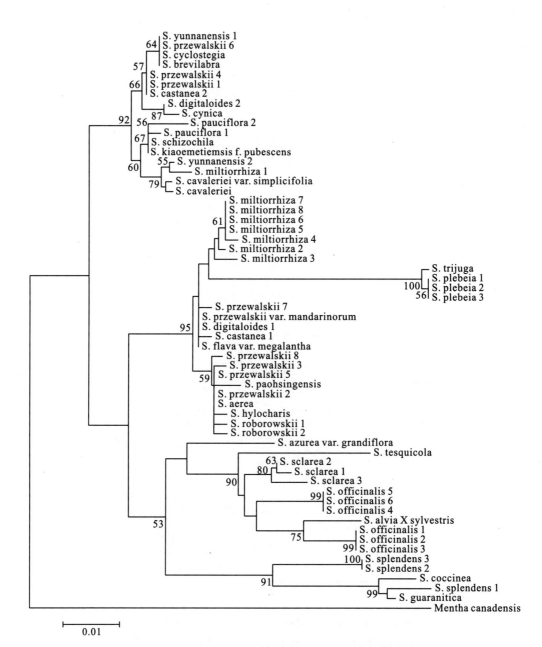

图 4-8　基于 *psb*A-*trn*H 间隔区序列构建的 NJ 分子系统树
（bootstrap 1000 次重复，枝上数值仅显示自展支持率≥50％）

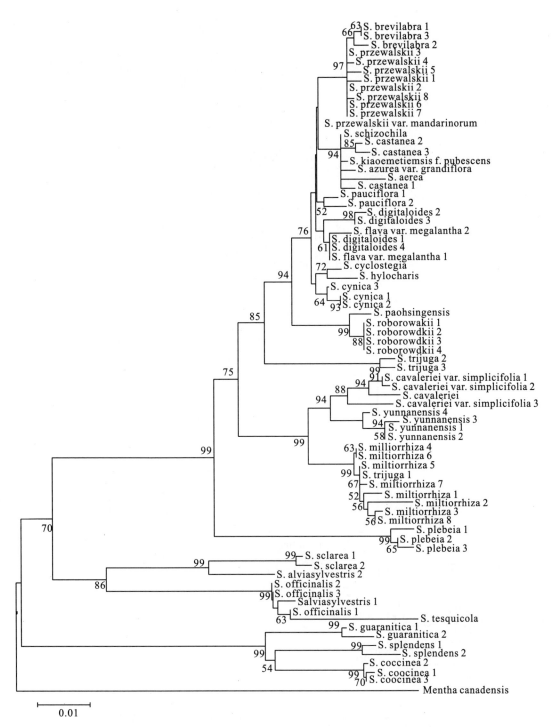

图 4-9　基于核基因组 ITS 间隔区序列构建的 NJ 分子系统树

（bootstrap 1000 次重复，枝上数值仅显示自展支持率≥50％）

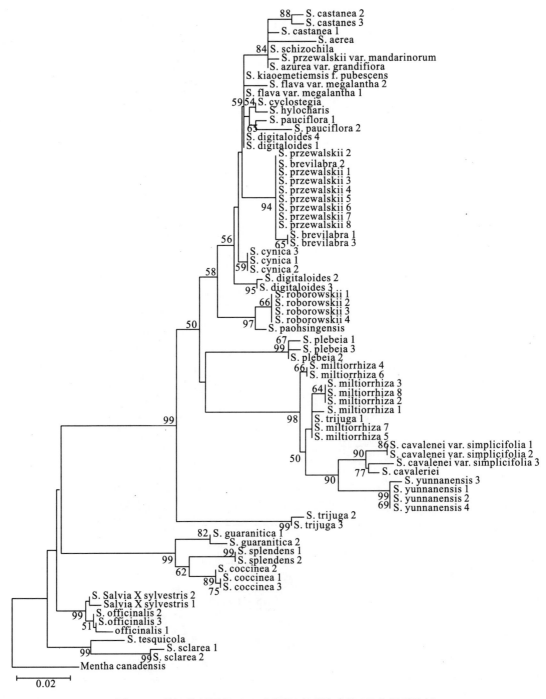

图 4-10　基于核基因组 ITS1 间隔区序列构建的 NJ 分子系统树

（bootstrap 1000 次重复，枝上数值仅显示自展支持率≥50%）

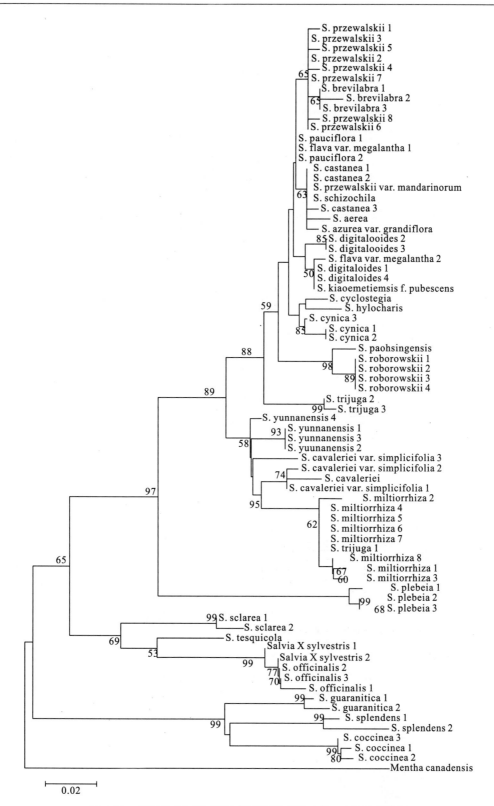

图 4-11　基于核基因组 ITS2 间隔区序列构建的 NJ 分子系统树
（bootstrap 1000 次重复，枝上数值仅显示自展支持率≥50%）

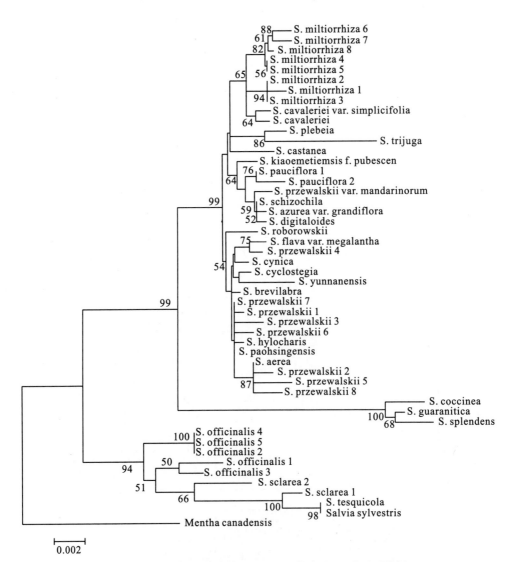

图 4-12　基于片段组合 *rbc*L+*mat*K 构建的 NJ 分子系统树
（bootstrap 1000 次重复，枝上数值仅显示自展支持率≥50%）

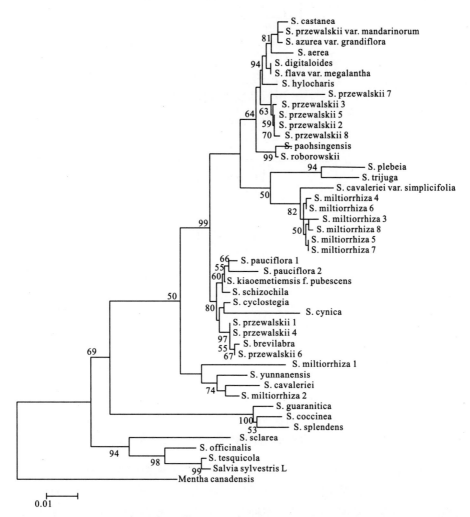

图 4-13 基于片段组合 *psb*A-*trn*H＋ITS1 构建的 NJ 分子系统树
（bootstrap 1000 次重复，枝上数值仅显示自展支持率≥50％）

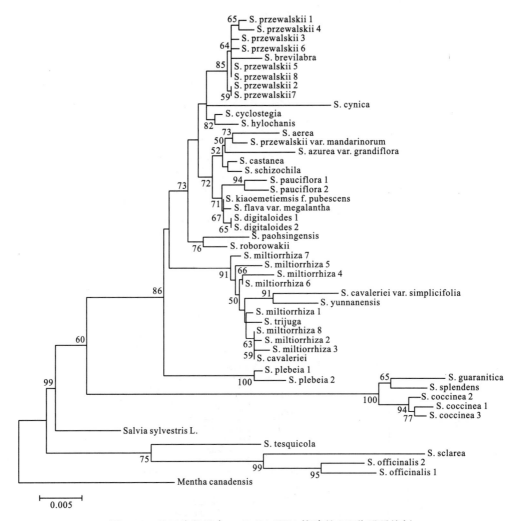

图 4-14　基于片段组合 *trn*L-F+ITS1 构建的 NJ 分子系统树
（bootstrap 1000 次重复，枝上数值仅显示自展支持率≥50%）

　　叶绿体编码基因 *rbc*L 无论是在蕨类、苔藓还是种子植物中均已证实具有通用、易测序、易比对等特点，因此是国际生物条形码协会推荐的植物核心 DNA 条形码之一。但在鼠尾草属植物中的应用发现 *rbc*L 序列物种鉴定率很低，仅为 25.93%，这种现象出现的原因可能为 *rbc*L 序列自身变异率很低，变异位点仅 4.31%，种间遗传变异很小，种内与种间遗传距离存在很大的重叠，因此达不到区别物种的目的。然而基于 NJ 系统树构建的遗传图谱显示出在 *rbc*L 序列能够将物种较高的分类等级［如亚属或属（外类群）］区分开。对于其他植物的研究也显示出 *rbc*L 序列在属内种间变异较低，特别在近缘种间，仅适用于属及以上水平的物种鉴定，因此不适合作为鼠尾草属植物的 DNA 条形码。

　　与其他编码基因相比，*mat*K 由于进化速率快，同样被国际生物条形码协会推荐为理想的植物核心 DNA 条形码之一。在鼠尾草属植物中，利用 390f/1326r 引物扩增出该基因长度将近 1000bp，Barcoding gap 检验显示尽管相对 *rbc*L 序列来说重叠较少，但仍然在较大的区域存在重叠现象，种间遗传变异不够大导致物种不能很好地识别，鉴定率达不到 60%，因此该基因也不适合作为鼠尾草属植物的 DNA 条形码。

psbA-trnH 片段是叶绿体中进化速率最快的间隔区之一，长度在 450bp 左右，平均长度较短，有利于对降解材料的扩增。基于这些特点，该间隔区序列被认为是潜力很大的 DNA 条形码候选区域，但该片段中普遍存在插入或缺失事件，甚至在近缘种间或种内也存在，从而导致了不同个体间片段长度变异较大造成物种鉴别率降低。在鼠尾草属植物鉴定中该片段在种内存在很大的变异，这直接导致种内与种间遗传距离存在很大的重叠，使得物种鉴别率降低。碱基序列测定结果显示，psbA-trnH 片段在鼠尾草属植物中长度为 422~455bp，存在碱基的插入或缺失，鉴定率不到 50%。这种碱基的长度变异增加了实际应用过程中序列的比对难度，不适合作为鼠尾草属植物理想的 DNA 条形码。

除了标准的 DNA 条形码，系统分析中常用的叶绿体基因组 trnL-F 间隔区已被用于中药材鉴定中，得到的结果令人满意。通过 Barcoding gap 检验图可以看出该非编码区的种间与种内的遗传变异重叠较小，物种鉴定率为 77.77%，显示在 4 个候选的叶绿体基因组序列中，trnL-F 是相对最适合作为鼠尾草属植物 DNA 条形码。然而秩和检验结果表明该序列遗传变异较小，仅仅高于 rbcL，不符合理想的 DNA 条形码应有较高变异这一要求。因此，关于该间隔区的适用性需要在更多的物种中来进行研究，从而得到更为准确的结论。

细胞核基因组的核糖体 DNA ITS 片段广泛分布于可进行光合作用的真核生物(除蕨类外)和真菌中，是系统学研究中最常用的片段之一。中国植物条形码联盟推荐把 ITS 片段作为植物的 DNA 条形码。与叶绿体基因组序列相比，ITS 展示出较高的种间变异及鉴定能力，物种分辨率为 70.37%。核基因组 ITS 片段为多拷贝序列种内变异较大，限制了其作为 DNA 条形码的应用，但是在鼠尾草属植物中，绝大多数为二倍体植物，分析结果显示其种内的变异并不大，仅高于 rbcL。然而 Barcoding gap 检验图显示其种间与种内遗传变异间重叠较多，存在长的 Poly-G、Poly-C 和 Poly-A，导致测序和序列分析困难，尽管我们用单拷贝克隆后测序，但在一些样品中仍然出现了高级结构，序列需要重复进行，而且在预实验中直接 PCR 产物测序经常失败，因此 ITS 也不是理想的 DNA 条形码候选片段。

核糖体 DNA 的内转录间隔区 ITS 序列被 5.8SrDNA 分隔成 ITS1 和 ITS2 两个片段，这两个片段进化速率快，拥有大量的变异位点。通过对鼠尾草属植物 ITS1 与 ITS2 片段的分析，发现他们序列长度都比较短，但变异程度及 G+C 的含量也很高，是较理想的 DNA 条形码候选序列。ITS2 的鼠尾草属物种鉴定率仅为 55.56%，不能作为该属物种的 DNA 条形码，相反 ITS1 的物种鉴定率为 81.48%，是最佳的选择。对鼠尾草属植物这两个片段的变异程度比较分析发现，ITS2(43.21%)变异位点比例高于 ITS1(42.26%)，经过秩和检验显示二者差异不明显。综合考虑 Barcoding gap 检验及种内变异程度，ITS1 优于 ITS2，表明 ITS1 是一个较优的 DNA 条形码。

由于单一片段的局限性，在植物中很难找到像动物中 COX Ⅰ一样通用的单个片段，多数研究结果也显示，采用单片段得到的物种识别率很低，不能达到条形码的要求，因此提出筛选植物条形码必要时应考虑片段组合的方式。基于以前对单一片段的研究，不同学者提出了多种组合方案。对于国际生物条形码联盟提出的 rbcL+matK 组合方案得到了很高的物种识别率，但在鼠尾草属植物研究中显示其在近缘物种水平的识别率较低，仅为 59.26%，其只能识别亚属以上水平的物种。考虑到 psbA-trnH 序列变异程度较大，而 trnL-F 单个基因片段的物种识别率相对其他几个基因片段较高，将其分别与物种分辨率最高的 ITS1 进行片段进行组合分析。基于秩和检验和 Barcoding gap 检验的结果显示，trnL-F+ITS1 是鼠尾草属植物较优的 DNA 条形码片段组合，分辨率可达 74.74%，而 psbA-trnH+ITS1 的分辨率为 62.96%。尽管该组合并未提高两个片段单独使用的鉴别率，但表现出作为 DNA 条形码的潜力，特别是在同属的物种中。

4.2.5　丹参的鉴定

植物丹参作为历版《中华人民共和国药典》规定的中药丹参的唯一来源，对其准确鉴定是保证用药安全的前提。传统的中药鉴定通常采用药材表观特征或者物理化学性质来进行。然而由于与近缘种差别较小，表观形态及有效成分含量等易受到生境与储存条件的影响等因素，传统的鉴别方法往往达不到预期的效果。随着分子生物学的发展，DNA 条形码成为鉴别药材真伪的新手段，其中 ITS 是使用最为广泛的，ITS2 对药材鉴别也有很好的效果，有较高的分别率。此外还有 psbA-trnH、rbcL 及 matK 等片段，叶绿体基因中 trnL-F 间隔区也被用来作为药材 DNA 条形码。在丹参及其近缘种植物中，丹参种内 ITS2 变异较大，不能达到区分近缘物种的目的，因此并不适合用于丹参药材的鉴别。筛选不同 DNA 条形码，只有 ITS1 能够将所有的正品丹参药材从大量近缘种材料中全部成功鉴别出来，ITS1 能够达到鉴别正品丹参药材的目的。将研究所获得的碱基数据上传至 GenBank 能够为 DNA 序列的存储、检索、比较和分析提供一个网络平台，以从大量的替代品或伪品中区别出正品丹参，实现快速、方便鉴别药材的目的。

第5章 丹参及其近缘种化学成分分析

植物的化学成分主要是指植物新陈代谢所产生的代谢产物，包括初生代谢和次生代谢产物。植物的次生代谢产物是存在于植物体内的特殊成分，含量较低但生理活性较强，具有较高的应用价值。丹参及其近缘种植物具有生物活性的次生代谢成分主要包括水溶性酚酸类化合物和脂溶性二萜醌类化合物，同时也是"丹参类"药材质量评价的依据。作为构成生命的三大基本物质之一，多糖不仅是结构和能量物质，还是细胞分裂和细胞生长等许多生命活动的重要参与者和调节者。20世纪70年代以后，随着生物科学技术的迅猛发展，人们逐渐发现，多糖在多细胞生命的受精、分化、着床、发育、免疫、感染、癌变、衰老等生命活动过程中都发挥着重要作用。丹参多糖具有提高人体免疫力、保护肝损伤、抗肿瘤等功效，是丹参有效成分之一。无机元素对许多生物分子的活性具有关键的调控作用，在人体内往往具有重要的生理功能。因此，开展酚酸和二萜醌类次生代谢产物、多糖及无机元素的研究对丹参及其近缘种植物的开发利用具有重要意义。

5.1 六种有效成分同时测定

5.1.1 方法的建立

5.1.1.1 混合标准品溶液制备

六种有效成分包括三种水溶性酚酸类成分和三种脂溶性二萜醌类成分，分别为原儿茶醛、丹酚酸B、隐丹参酮和丹参酮Ⅰ、丹参酮ⅡA(中国药品生物制品检定所)、丹酚酸A(成都曼思特生物科技有限公司)，其结构如图5-1所示。

分别准确称取六种有效成分标准品适量，甲醇溶解后转移至棕色容量瓶中，甲醇定容至25.00mL，得到原儿茶醛、丹酚酸B、丹酚酸A、隐丹参酮、丹参酮Ⅰ和丹参酮ⅡA浓度分别为 8.160mg/L、123.3mg/L、26.50mg/L、8.320mg/L、11.52mg/L、16.96mg/L的混合标准品，4℃冰箱保存，备用。

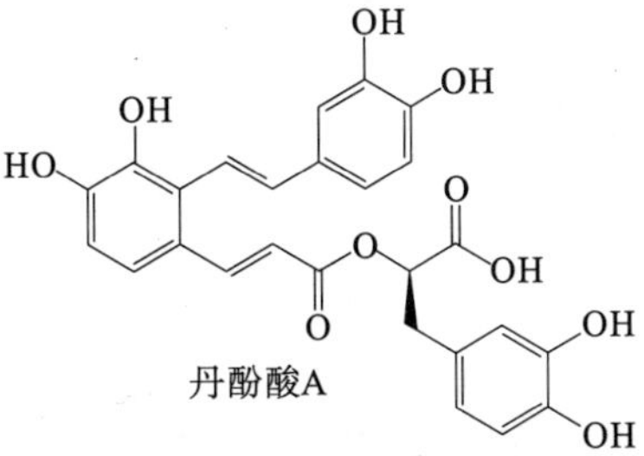

丹酚酸A

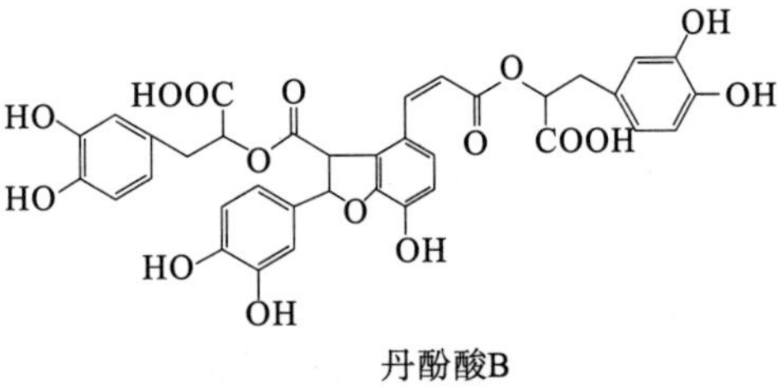

丹酚酸B

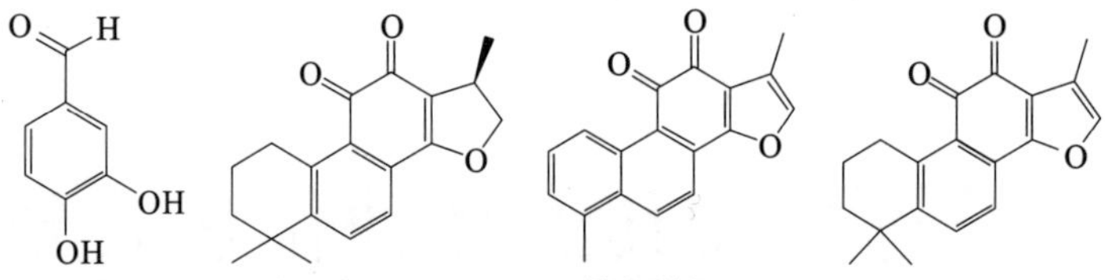

原儿茶醛　　　隐丹参酮　　　　　丹参酮Ⅰ　　　　丹参酮ⅡA

图 5-1　六种有效成分化学结构式

5.1.1.2　提取方法和供试液制备

采用综合评价法，综合评价值＝原儿茶醛×0.1＋丹酚酸 B×0.3＋丹酚酸 A×0.1＋隐丹参酮×0.1＋丹参酮Ⅰ×0.1＋丹参酮ⅡA×0.3。比较索氏提取 4h＋超声 30min 和超声 30min＋索氏提取 4h 两种提取方法，发现索氏提取 4h＋超声 30min 的提取率较好（表 5-1）。

表 5-1　提取方法比较

提取方法	原儿茶醛含量/%	丹酚酸 B 含量/%	丹酚酸 A 含量/%	隐丹参酮含量/%	丹参酮Ⅰ含量/%	丹参酮ⅡA 含量/%	综合评价
1	0.416	4.32	0.786	0.0600	0.0381	0.253	1.50
2	0.109	3.36	0.0626	0.0895	0.0368	0.260	1.12

注：1. 索氏提取 4h＋超声 30min；2. 超声 30min＋索氏提取 4h

根据综合评价结果，优化的供试液提取及制备方法为：取样品粉末 0.5g，精密称定，于索氏提取器中纯水提取 4h，留取提取液；药渣置于 50mL 具塞锥形瓶中，精密加入 25mL 80％乙醇，密塞，称定质量，超声处理 30min，冷却，80％乙醇补重，合并两次提取液，浓缩定容至 50mL，滤过，取续滤液，即得。

5.1.1.3　检测波长的选择

取六种成分混合标准品溶液于 190～400nm 波长范围内扫描，选取 268nm、280nm 波长进行检测，发现 280nm 时六种成分均有良好吸收、各成分分离度好、峰响应值较高，且基线平稳，适合作为六种成分同时测定的检测波长。

5.1.1.4　色谱条件

比较甲醇－0.01％磷酸、乙腈－0.01％甲醇、乙腈－0.5％甲醇、乙腈－0.1％甲酸、乙腈－0.01％磷酸五个流动相系统对六种有效成分的分离效果，发现乙腈－0.01％磷酸动相系统的分离效果明显优于其他流动相系统，磷酸抑制剂对峰形的改善优于甲酸抑制剂，最终确定六种成分同时测定的色谱条件为：AgiLentXDB-C18（250mm×4.60mm i. d.，5μm）色谱柱；流动相为 A（0.1％磷酸水）－B（乙腈）；洗脱程序 0～20min，2％～17％B；20～60min，17％～68％B；60～70min，68％～74％B；70～88min，74％～30％B；88～100min，30％～2％B；流速为 0.8mL/min；20℃柱温；280nm 检测波长；进样量 10μL。

5.1.1.5　方法学考察

线性关系：精密吸取混合标准品溶液 1μL、2μL、5μL、10μL、20μL、40μL，注入液相色谱仪，记录色谱图，以峰面积(X)为横坐标，对照品质量(Y)为纵坐标，拟合线性回归方程，计算线性范围(表 5-2)。

表 5-2　线性方程和线性范围

成分	线性方程	R^2	线性范围/($\mu g/mL$)
原儿茶醛	$Y=1.67\times10^{-7}\,X-3.35\times10^{-4}$	1.00	16.3~653
丹酚酸 B	$Y=5.69\times10^{-7}\,X+4.84\times10^{-2}$	0.999	154~6178
丹酚酸 A	$Y=3.19\times10^{-7}\,X+1.49\times10^{-3}$	1.00	24.8~994
隐丹参酮	$Y=3.06\times10^{-7}\,X-9.10\times10^{-4}$	1.00	4.16~166
丹参酮 I	$Y=2.17\times10^{-8}\,X+1.97\times10^{-4}$	1.00	5.76~230
丹参酮 II A	$Y=1.96\times10^{-7}\,X+1.13\times10^{-4}$	1.00	17.0~678

精密度：取同一供试液，连续进样 6 次，测定峰面积，原儿茶醛、丹酚酸 A、丹酚酸 B、隐丹参酮、丹参酮 I 和丹参酮 II A 含量的 RSD 值≤1.2%(表 5-3)，表明仪器的精密度较高。

重复性：取同一样品粉末按照 5.1.1.2 方法，平行制备 6 次，得到 6 份供试液，进样，测定峰面积，原儿茶醛、丹酚酸 A、丹酚酸 B、隐丹参酮、丹参酮 I 和丹参酮 II A 含量的 RSD 值≤3.3%，实验重复性较好(表 5-3)。

稳定性：取同一供试液，于 0h、2h、4h、6h、8h、12h 和 24h 分别进样，测定峰面积，原儿茶醛、丹酚酸 A、丹酚酸 B、隐丹参酮，丹参酮 I 和丹参酮 II A 含量的 RSD 值≤2.6%，符合定量检测标准(表 5-3)。

回收率：精确称取已知六种有效成分含量的样品粉末，加入适量混合标准品溶液，按照 5.1.1.2 方法制样，检测，平均回收率为 95%~100%，RSD 值≤2.6%，符合定量检测范围(表 5-3)。

表 5-3　同时测定方法学考察结果($n=6$)

成分	精密度/%		重现性/%		稳定性/%		回收率/%	
	平均值	RSD	平均值	RSD	平均值	RSD	平均值	RSD
原儿茶醛	0.153	0.39	0.152	0.77	0.140	1.4	99.0	2.3
丹酚酸 B	3.12	0.13	3.27	3.3	3.29	0.08	95.0	1.5
丹酚酸 A	0.246	1.2	0.354	1.5	0.452	2.6	100	2.1
隐丹参酮	0.0369	0.30	0.0532	2.7	0.0350	0.28	95.5	2.6
丹参酮 I	0.0107	1.2	0.0116	1.8	0.0056	0.34	100	1.9
丹参酮 II A	0.0420	0.82	0.0756	1.6	0.0264	2.1	97.3	1.7

5.1.2　丹参及其近缘种的测定结果

对 20 份鼠尾草属植物的六种有效成分进行同时测定，六种有效成分在不同样品中含量各不相同(表 5-4，图 5-2)。根据六种有效成分含量前五位进行排序，原儿茶醛为四川组培大叶丹参(0.347%)>山东丹参(0.301%)>江苏丹参(0.243%)>陕西丹参(0.230%)

表5-4　丹参及近缘种生物活性成分含量($n=3$)

种名	学名	采集地	备注或品系	原儿茶醛/%	丹酚酸B/%	丹酚酸A/%	隐丹参酮/%	丹参酮I/%	丹参酮IIA/%
丹参	*S. miltiorrhiza*	四川中江	栽培、安徽白叶	0.168	4.15	0.553	0.120	0.0094	0.128
丹参	*S. miltiorrhiza*	四川中江	栽培、组培小叶	0.159	2.01	0.712	0.025	0.0050	0.154
丹参	*S. miltiorrhiza*	四川中江	栽培、四倍体小叶	0.153	3.10	0.562	0.0468	0.0120	0.163
丹参	*S. miltiorrhiza*	四川中江	栽培、组培大叶	0.347	3.75	0.623	0.0214	0.0046	0.090
丹参	*S. miltiorrhiza*	四川中江	栽培、高秆大叶	0.163	3.87	0.120	0.0438	0.0058	0.134
丹参	*S. miltiorrhiza*	四川中江	栽培、矮秆大叶	0.164	3.14	0.266	0.0548	0.0079	0.197
丹参	*S. miltiorrhiza*	北京海淀	栽培	0.215	3.09	0.019	0.0769	0.0020	0.158
丹参	*S. miltiorrhiza*	江苏句容	栽培	0.243	0.858	0.143	0.208	0.0365	0.128
丹参	*S. miltiorrhiza*	陕西西安	栽培	0.230	3.20	0.150	0.0507	0.0267	0.106
丹参	*S. miltiorrhiza*	河南南阳	栽培	0.066	3.12	0.062	0.0885	0.0620	0.126
丹参	*S. miltiorrhiza*	河南南阳	野生	0.123	4.22	0.098	0.0766	0.0336	0.085
丹参	*S. miltiorrhiza*	湖北黄冈	野生	0.120	2.28	0.066	0.0043	0.0020	0.027
丹参	*S. miltiorrhiza*	山东泰山	野生	0.301	2.59	0.065	0.322	0.0394	0.458
丹参	*S. miltiorrhiza*	安徽亳州	栽培	0.102	2.43	0.0809	0.0005	0.0012	0.260
三叶鼠尾草	*S. trijuga*	四川凉山	野生	0.0172	0.126	0.0066	0.149	0.125	0.670
甘西鼠尾草	*S. przewalskii*	四川甘孜	野生	0.0685	4.87	0.170	0.0366	0.0239	0.194
栗色鼠尾草	*S. castanea*	四川凉山	野生	0.0139	0.0733	0.0030	0.0754	0.0348	0.565
宝兴鼠尾草	*S. paohsingensis*	四川雅安	野生	0.0204	0.139	0.0050	0.0149	0.0246	0.359
毛地黄鼠尾草	*S. digitaloides*	四川凉山	野生	0.0384	0.143	0.0155	0.0129	0.0010	0.179
鄂西鼠尾草	*S. maximowicziana*	四川凉山	野生	0.0163	0.712	0.0025	未检出	0.0004	未检出

>北京丹参(0.215%)；丹酚酸 B 为甘西鼠尾草(4.87%)>河南野生丹参(4.22%)>四川安徽白叶丹参(4.15%)>四川高秆大叶丹参(3.87%)>四川组培大叶丹参(3.75%)；丹酚酸 A 为四川组培小叶丹参(0.712%)>四川组培大叶丹参(0.623%)>四川四倍体小叶丹参(0.562%)>四川安徽白叶丹参(0.553%)>四川矮秆大叶丹参(0.266%)；隐丹参酮为山东丹参(0.322%)>江苏丹参(0.208%)>三叶鼠尾草(0.149%)>四川安徽白叶丹参(0.120%)>河南栽培丹参(0.0885%)；丹参酮 I 为三叶鼠尾草(0.125%)>河南栽培丹参(0.0620%)>山东丹参(0.0394%)>江苏丹参(0.0365%)>栗色鼠尾草(0.0348%)；丹参酮 II A 为三叶鼠尾草(0.670%)>栗色鼠尾草(0.565%)>山东丹参(0.458%)>宝兴鼠尾草(0.359%)>安徽丹参(0.260%)。

14 份丹参材料中六种有效成分含量因产地而异，造成此现象的原因可能与丹参种质来源差异和产地的栽培方式、环境气候等不同有关。6 份鼠尾草属植物的六种有效成分含量也有较大的差异，三叶鼠尾草三种脂溶性成分含量较高，甘西鼠尾草中丹酚酸 B 的含量较高，而宝兴鼠尾草除丹参酮 II A 外其余五种有效成分含量较低，毛地黄鼠尾草与鄂西鼠尾草六种有效成分含量均较低。所以在实际的应用中要根据不同的需求进行选择。

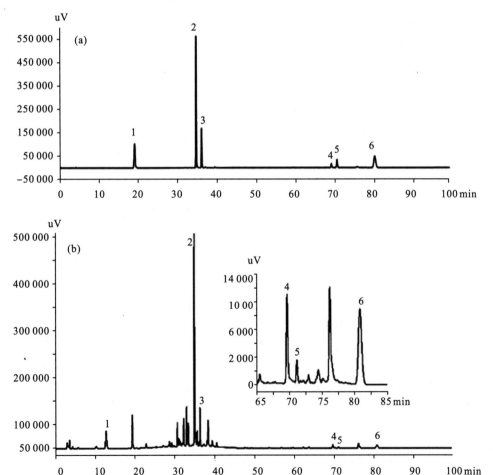

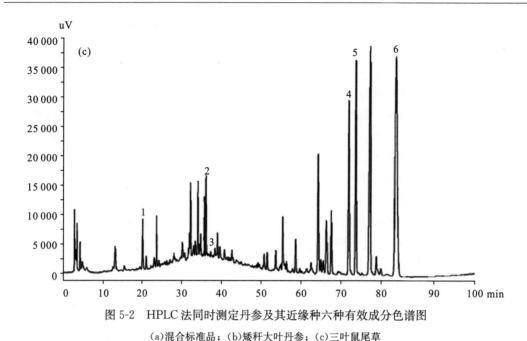

图 5-2   HPLC 法同时测定丹参及其近缘种六种有效成分色谱图

(a)混合标准品；(b)矮秆大叶丹参；(c)三叶鼠尾草

1. 原儿茶醛；2. 丹酚酸 B；3. 丹酚酸 A；4. 隐丹参酮；5. 丹参酮 I；6. 丹参酮 II A

5.2   丹参多糖（SMP）

5.2.1   提取方法对丹参多糖理化性质和抗氧化活性的影响

5.2.1.1   理化性质的影响

通过热水浸提法、超声波提取法、碱提取法和酶提取法四种提取方法分别得到丹参多糖 SMP−1、SMP−2、SMP−3 和 SMP−4。四种多糖的理化性质存在较大差异(表 5-5)。在多糖的颜色上，SMP−1 和 SMP−2 为棕褐色，SMP−3 和 SMP−4 分别为黑色和乳白色。香气分析四种多糖均无臭无味。在溶解性方面，除 SMP−3 外其余三者均易溶于水，不溶于有机试剂。四种多糖的苯酚硫酸反应和 α−萘酚反应分别呈橙黄色和紫色，碘化钾反应均不显蓝色，全波长扫描发现四种多糖在 280nm 处均有显著吸收，茚三酮反应和双缩脲反应呈阳性，由此可说明四种多糖为非淀粉类多糖，且含有一定的结合蛋白。SMP−3 在 CTAB 反应中呈阴性，说明它是碱性多糖，其余三种多糖为酸性多糖。四种多糖水解后进行氯化钡−硝酸反应发现，均有沉淀生成，说明它们均含有硫酸基团。

表 5-5   不同丹参多糖的理化性质

指标	SMP−1	SMP−2	SMP−3	SMP−4
色泽观察	棕褐色	棕褐色	黑色	乳白色
香气分析	无臭无味	无臭无味	无臭无味	无臭无味

续表

指标	SMP－1	SMP－2	SMP－3	SMP－4
溶解性测定	易溶于水 难溶有机试剂	易溶于水 难溶有机试剂	易溶于碱液 难溶于水 难溶有机试剂	易溶于水 难溶有机试剂
碘化钾反应	－	－	－	－
全波长扫描	280nm 有吸收	280nm 有吸收	280nm 有吸收	280nm 有吸收
茚三酮反应	＋	＋	＋	＋
双缩脲反应	＋	＋	＋	＋
CTAB 反应	＋	＋	－	＋
硫酸基团鉴定	＋	＋	＋	＋

注："＋"表示反应呈阳性，"－"表示反应呈阴性

SMP 中总糖、糖醛酸和可溶性蛋白质含量见表 5-6。SMP－1 的总糖含量最高，为 74.23%；SMP－3 的总糖含量最低，为 45.39%；四种 SMP 中总糖含量大小为：SMP－1＞SMP－4＞SMP－2＞SMP－3。SMP－1 和 SMP－4 两种多糖中糖醛酸含量分别为 5.84% 和 5.61%，SMP－3 中糖醛酸含量最低，为 2.18%；其糖醛酸含量大小为：SMP－1＞SMP－4＞SMP－2＞SMP－3。SMP－3 中可溶性蛋白质含量最高，为 19.76%，SMP－2 中可溶性蛋白质含量最低，为 3.31%；其可溶性蛋白质含量大小为：SMP－3＞SMP－1＞SMP－4＞SMP－2。

表 5-6　丹参多糖中总糖、糖醛酸和可溶性蛋白质含量($x \pm s$，$n=3$)

丹参多糖	总糖含量/%	糖醛酸含量/%	可溶性蛋白质含量/%
SMP－1	74.23±0.41 Aa	5.84±0.02 Aa	17.58±0.04 Bb
SMP－2	65.69±0.18 Bc	4.06±0.03 Bb	3.31±0.06 Dd
SMP－3	45.39±0.25 Cd	2.18±0.03 Cc	19.76±0.01 Aa
SMP－4	70.32±0.46 Ab	5.61±0.01 Aa	7.53±0.03 Cc

注：同列数据后不同小写字母表示在 $P<0.05$ 水平差异显著，大写字母表示在 $P<0.01$ 水平差异显著

在测定浓度和温度范围内，SMP 的黏度随溶液浓度的增加而增大(图 5-3)，随温度的升高而降低(图 5-4)。在同一测定温度下 SMP－3 溶液的黏度均较其他三种多糖的黏度大。不同提取方法得到的 SMP 特性黏度存在差异(表 5-7)。热水浸提多糖的特性黏度最小，为 34.74cm³/g，碱提取法得到的 SMP 特性黏度最大，为 43.06cm³/g。四种方法得到的 SMP 的特性黏度大小表现为：SMP－1＜SMP－2＜SMP－4＜SMP－3。

表 5-7　SMP－1、SMP－2、SMP－3 和 SMP－4 的特性黏度

丹参多糖	特性黏度/(cm³/g)
SMP－1	34.74
SMP－2	39.85
SMP－3	43.06
SMP－4	41.78

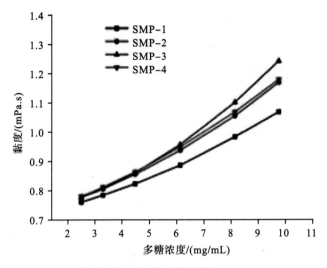

图 5-3　多糖浓度对多糖黏度的影响($x \pm s$，$n = 3$)

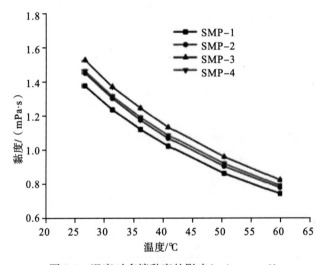

图 5-4　温度对多糖黏度的影响($x \pm s$，$n = 3$)

　　SMP 铁离子螯合能力见表 5-8，SMP－3 螯合铁离子的能力最强，螯合值达到 164.92mg/g；SMP－4 螯合铁离子的能力最弱，仅有 61.18mg/g。四种多糖铁离子螯合能力大小为：SMP－3＞SMP－2＞SMP－1＞SMP－4。

表 5-8　SMP－1、SMP－2、SMP－3 和 SMP－4 铁离子螯合能力测定结果($x \pm s$，$n = 3$)

丹参多糖	铁离子螯合值/(mg/g)
SMP－1	109.06±3.76 Bb
SMP－2	154.28±9.95 Aa
SMP－3	164.92±7.52 Aa
SMP－4	61.18±3.76 Cc

　　注：同列数据后不同小写字母表示在 $P < 0.05$ 水平差异显著，大写字母表示在 $P < 0.01$ 水平差异显著

　　四种不同提取方法得到的 SMP 的组织形貌差异较大（图 5-5）。SMP-1 呈规则板状，表面平整无折痕，晶体间较为紧实；SMP-2 表面凹凸不平，出现不规则褶皱，具有较大的空洞，这可能是由超声波空穴效应产生的极大压力造成的；SMP-3 呈海绵状，整体结构极为松散，间隙很大，说明碱提法大大加速了多糖的溶出速率，用此法所提多糖的溶出最彻底，提取率高。SMP-4 表面十分光滑，晶体间有非常微小的孔隙。通过对比四种多糖的扫描电镜图，超声提取法、碱提法和酶解法比传统的热水浸提法更有利于 SMP 的溶出，多糖溶出顺序为：碱提取法＞超声波提取法＞酶提取法＞热水浸提法。

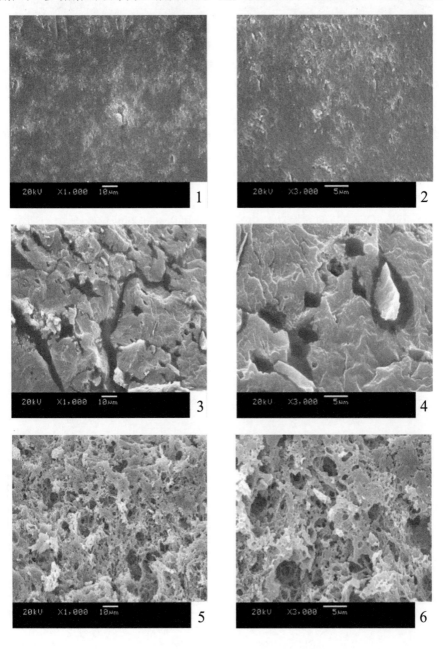

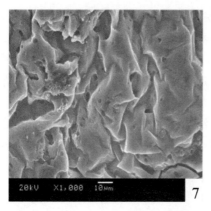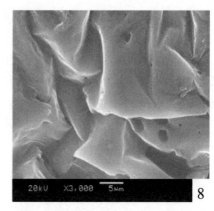

图 5-5　四种丹参多糖的扫描电镜图

1．SMP-1(1000 倍)；2．SMP-1(3000 倍)；3．SMP-2(1000 倍)；4．SMP-2(3000 倍)；5．SMP-3(1000 倍)；6．SMP-3(3000 倍)；7．SMP-4(1000 倍)；8．SMP-4(3000 倍)

通过比较四种 SMP 的红外光谱结构(图 5-6)，四种多糖都具有多糖的一般特征吸收峰，红外光谱基本吻合，主要官能团没有差异。在 $3292\sim3440 cm^{-1}$ 附近出现的宽吸收峰为糖类的 O—H 伸缩振动的强吸收，表明该多糖存在分子间和分子内氢键；$2927\sim972 cm^{-1}$ 为饱和 C—H 伸缩振动的吸收峰；$1400\sim1440 cm^{-1}$ 的一组峰是 C—H(—CH_2)变角振动和 C—O(—COOH)伸缩振动，由这几组峰可以初步判断该化合物为糖类化合物。

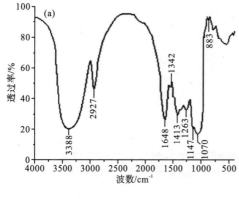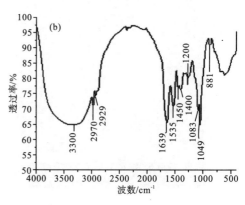

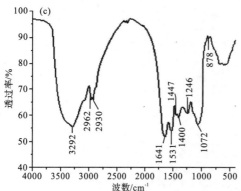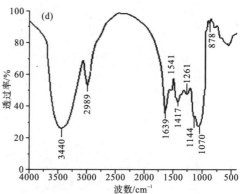

图 5-6　四种丹参多糖的红外光谱图

(a)SMP-1；(b)SMP-2；(c)SMP-3；(d)SMP-4

在 1600~1800cm^{-1}组峰中，1648cm^{-1}为酰胺基 RCONHR—的酰胺Ⅰ吸收带，1542 cm^{-1}是 N—H 的变角振动，为 RCONHR—德酰胺Ⅱ吸收带，证明有蛋白质存在，说明 SMP 中有少量与糖相结合的蛋白质(结合蛋白)。1263cm^{-1}附近有吸收，说明此 SMP 含有硫酸基。1200~1000cm^{-1}的吸收峰由糖环上和糖苷键上 C—O 伸缩振动引起的。1070cm^{-1}附近的强峰为葡萄糖的特征吸收，也说明了该多糖主要组成单糖为葡萄糖。在糖类的环振动吸收区 900~700cm^{-1}处存在 883cm^{-1} β-型糖苷键的特征吸收峰，说明该多糖是 β-多糖。

SMP-1、SMP-2、SMP-3 和 SMP-4 的氨基酸组成和含量存在差别(表 5-9)。除 SMP-3 缺乏缬氨酸外，另外三种多糖均含有 17 种氨基酸。四种多糖的氨基酸含量分别为 11.04%、16.88%、3.233%和 4.839%，其中必需氨基酸必需氨基酸分别为 4.171%、6.718%、0.7837%和 1.591%。综合比较来看，SMP-2 在氨基酸含量和必需氨基酸含量两个指标均处于最高，而 SMP-3 两个指标最低。

表 5-9　丹参多糖中的氨基酸组成与含量

氨基酸组成		氨基酸含量/%			
		SMP-1	SMP-2	SMP-3	SMP-4
必需氨基酸	缬氨酸 Val	0.5985	1.172	未测得	0.2048
	苏氨酸 Thr	0.7913	1.164	0.1295	0.2451
	蛋氨酸 Met	0.2139	0.4103	0.1801	0.2570
	异亮氨酸 Ile	0.5592	0.7954	0.0623	0.1674
	亮氨酸 Leu	0.5040	0.8929	0.0995	0.2500
	酪氨酸 Tyr	0.4140	0.7484	0.0942	0.1304
	苯丙氨酸 Phe	0.7187	1.173	0.1604	0.1673
	赖氨酸 Lys	0.3709	0.3617	0.0577	0.1691
	色氨酸 Trp	未测			
总人体必需氨基酸		4.171	6.718	0.7837	1.591
非必需氨基酸	天冬氨酸 Asp	1.494	2.356	0.3394	0.4666
	丝氨酸 Ser	0.5926	0.9922	0.119	0.2388
	谷氨酸 Glu	1.597	2.021	0.5467	0.5523
	脯氨酸 Pro	1.004	1.534	0.3664	0.4857
	甘氨酸 Gly	0.5766	0.8781	0.1921	0.3561
	丙氨酸 Ala	0.5881	1.060	0.1604	0.3244
	胱氨酸 Cys	0.6181	0.7300	0.6525	0.6020
	组氨酸 His	0.2145	0.3111	0.0388	0.0921
	精氨酸 Arg	0.1839	0.2846	0.0344	0.1301
总人体非必需氨基酸		6.869	10.167	2.4497	3.248
总氨基酸		11.04	16.88	3.233	4.839

5.2.1.2 抗氧化活性的影响

四种丹参多糖均有抗氧化活性，但是四者的还原力及对 DPPH 自由基、超氧阴离子自由基和羟基自由基的清除能力存在差异(图 5-7)。

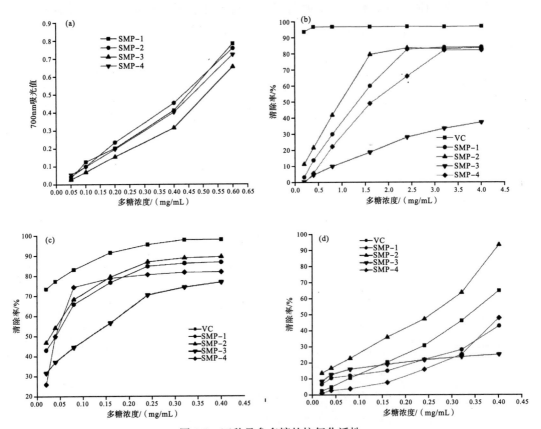

图 5-7　四种丹参多糖的抗氧化活性

(a)还原力；(b)DPPH 自由基清除率；(c)超氧阴离子自由基清除率；(d)羟基自由基清除率

在 0.05～0.60mg/mL 浓度范围内，SMP−1、SMP−2、SMP−3 和 SMP−4 的还原力与浓度成明显的量效关系，即随着多糖溶液浓度的增加，多糖的还原力呈现指数增加趋势；且在测定浓度范围内，同一多糖浓度下，SMP−3 的还原力最弱。当多糖浓度达到 0.60mg/mL 时，四种 SMP 还原力大小表现为：SMP−1＞SMP−2＞SMP−4＞SMP−3。

随着多糖浓度的增加，SMP 对 DPPH 自由基的清除率也增大，当多糖浓度为 4.0mg/mL 时，SMP−1、SMP−2 和 SMP−4 的清除率分别为 84.09％、83.73％ 和 82.23％；而 SMP−3 在 0.2～4.0mg/mL 范围内，DPPH 自由基清除率变化幅度小，浓度为 4.0mg/mL 时，清除率仅为 37.34％。在测定浓度范围内(0.2～4.0mg/mL)，四种不同提取方法所得多糖的清除 DPPH 自由基能力大小为：SMP−1＞SMP−2＞SMP−4＞SMP−3。

在测定浓度范围内(0.02～0.4mg/mL)，四种多糖和 VC 对超氧阴离子的清除率随着多糖浓度的增加而增加，当浓度增加到 0.40mg/mL 时，VC、SMP－2、SMP－1、SMP－4 和 SMP－3 对超氧阴离子的清除率分别为 98.00%、89.45%、86.72%、81.91%和 76.80%。

在测定浓度范围内(0.02~0.4mg/mL)，四种多糖和 VC 对羟基自由基的清除率，随着多糖浓度的增加均增加，当浓度增加到 0.40mg/mL 时，SMP－2、VC、SMP－4、SMP－1 和 SMP－3 对羟基自由基的清除率分别为 93.58%、65.02%、47.90%、42.89%和 25.20%，其中 SMP－2 对羟基自由基的清除率远高于 VC。

5.2.2　超声波提取多糖(SMP-U)

5.2.2.1　SMP-U 提取工艺的优化

采用响应面法优化 SMP 的超声波提取工艺条件。利用 Design-Expert 8.0.6 软件对所得数据进行回归分析(表 5-10，表 5-11)。对响应值与各因素进行回归拟合后，模型表达式为

$$Y = -72.29 + 0.62X_2 + 1.67X_2 + 0.81X_3 + 0.001\ 2X_1X_2 + 0.001\ 4X_1X_3$$
$$-0.001\ 69X_2X_3 - 0.002\ 1X_1^2 - 0.017X_2^2 - 0.006X_3^2$$

Y 为多糖提取率的预测值，X_1、X_2 和 X_3 分别代表超声波功率、超声温度和超声时间。对该模型采用二次型进行变异分析(analysis of variance，ANOVA)，该方程的相关系数 $R^2 = 0.9900$，说明该模型可以解释 99.00%响应值的变化，该模型拟合程度好，可以用来分析和预测多糖的提取率。回归分析整体模型达到极显著水平($P < 0.0001$)，表明该二次方程模型高度显著，模型的失拟项($P = 0.54$)不显著，说明该方程对试验拟合较好，模型建立的回归方程能代替试验真实点解释响应结果。变异系数(CV)是衡量每个平均值偏离情况的参数，数值越小重复性越好。该模型的变异系数为 2.4%，在可接受范围内。超声波功率和提取时间对多糖提取率的影响均在 $P < 0.01$ 水平差异显著，提取温度对多糖提取率的影响在 $P < 0.05$ 水平显著(表 5-11)，各因素对多糖提取率的影响大小顺序为：超声功率>超声时间>超声温度。

表 5-10　BBD 试验设计及试验结果

Run	X_1	X_2	X_3	多糖提取率/%	
	功率/W	温度/℃	时间/min	实际值	预测值
1	240	40	35	26.94	27.17
2	180	70	20	33.22	33.01
3	120	55	50	26.56	26.30
4	180	40	50	31.06	31.28
5	180	70	50	29.33	29.82
6	240	55	50	28.16	28.11

Run	X_1 功率/W	X_2 温度/℃	X_3 时间/min	多糖提取率/% 实际值	多糖提取率/% 预测值
7	180	55	35	39.35	39.45
8	120	55	20	31.17	31.61
9	180	55	35	38.57	39.45
10	120	70	35	27.27	27.04
11	240	55	20	27.89	28.15
12	180	55	35	39.79	39.45
13	180	55	35	38.79	39.45
14	240	70	35	28.16	27.72
15	120	40	35	30.23	30.28
16	180	40	20	34.33	33.84
17	180	55	35	40.74	39.45

表 5-11　Box-Behnken 实验设计回归模型方差分析结果

方差来源	平方和	自由度	均方	F 值	P 值
模型	415.50	9.00	46.17	76.77	<0.0001
X_1	55.52	1.00	55.52	92.32	<0.0001
X_2	4.94	1.00	4.94	8.22	0.0241
X_3	21.59	1.00	21.59	35.90	0.0005
X_1X_2	4.37	1.00	4.37	7.26	0.0309
X_1X_3	5.95	1.00	5.95	9.90	0.0162
X_2X_3	0.10	1.00	0.10	0.16	0.7013
$X_1{}^2$	231.75	1.00	231.75	385.36	<0.0001
$X_2{}^2$	63.35	1.00	63.35	105.35	<0.0001
$X_3{}^2$	54.08	1.00	54.08	89.93	<0.0001
残差	4.21	7.00	0.60		
失拟项	1.21	3.00	0.40	0.54	0.6812
纯误差	3.00	4.00	0.75		

注：$R^2=0.9900$，Adjusted $R^2=0.9771$

响应面法（RSM）的图形是特定的响应值 Y 与对应的因素（X_1、X_2、X_3）构成的三维空间图及在二维平面上的等高线图，它可以形象地反映出二元回归方程中提取条件与多糖提取率间的关系。图形的形状可直观地反映自变量对响应变量的影响，响应面曲线较陡，则影响较为明显，响应面曲线较平缓，则影响不明显；等高线的形状可直观地得到因素间交互效应的大小，椭圆形反映了两因素间的交互作用较强，圆形则相反。响应面开口均向下，且随着每个因素的增大，响应值增大，当响应值增大到极值后，随着因素的增大，响应值逐渐减小，该模型有稳定点，且稳定点是最大值。

通过 Design-Export 软件分析，得到超声波功率、超声温度和超声时间三个因素交互作用对多糖提取率的响应面图（彩图 8a、b 和 c）和等高线图（彩图 8d、e 和 f），考察拟合响应曲面的形状，分析各因素对响应值的影响及其之间的相互作用，从中确定最佳因素水平范围。超声波功率与超声温度和超声时间之间存在显著的交互作用（$P<0.05$）（表 5-11，彩图 8a、b、d 和 e），而超声温度和超声时间之间的交互作用不显著（$P>0.05$）（表 5-11，彩图 8c、f）。

优化后的超声波提取参数：超声波功率为 176.56W，超声温度为 53.85℃，超声时间为 31.87min，理论提取率为 39.45%。在优选出的最佳提取工艺条件下，开展复查试验用于验证模型的偏差。验证试验设定超声波功率为 180W，超声温度为 54℃，超声时间为 32min，多糖提取率为 40.54%±0.25%。由此可知，响应面优化的多糖超声波提取工艺参数准确，具有实际可操作性。

5.2.2.2　SMP-U1 的理化性质

根据优化后的提取条件：超声波功率为 180W，超声温度为 54℃，超声时间为 32min，获得丹参粗多糖 SMP-U，纯化后得到精制多糖 SMP-U1，其总糖，糖醛酸和蛋白质的含量分别为 92.43%、2.56% 和 3.31%。分子量为 $5.69×10^5$ Da，特性黏度为 38.64cm³/g（表 5-12）。衍生化后 GC-MS 检测，结果表明 SMP-U1 主要由甘露糖、核糖、木糖、阿拉伯糖、葡萄糖和半乳糖组成，其组成比例为甘露糖：核糖：木糖：阿拉伯糖：葡萄糖：半乳糖=1.95：0.22：0.10：1.57：1.45：1.34。

表 5-12　SMP-U1 的基本性质

丹参多糖	总糖/%	糖醛酸/%	蛋白质/%	特性黏度/(cm³/g)	分子质量/(Da)
SMP-U1	92.43	2.56	3.31	38.64	$5.69×10^5$

红外光谱（图 5-8）结果显示 SMP-U1 在 3365cm⁻¹ 有糖类的 O—H 伸缩振动的强吸收，表明该多糖存在分子间和分子内氢键；2925cm⁻¹ 为饱和 C—H 伸缩振动的吸收峰。1267cm⁻¹ 和 833cm⁻¹ 附近有吸收，说明此多糖含有 S＝O 和 C—O—S。1000－1250cm⁻¹ 有吸收，说明 SMP-U1 为吡喃糖，873cm⁻¹ 和 833cm⁻¹ 有强吸收，说明 SMP-U1 中存在 β－型和 α－型糖苷键。

5.2.2.3　SMP-U1 的抗氧化和抗癌细胞增殖活性

SMP-U1 的抗氧化活性和抗癌细胞增殖活性见图 5-9 和图 5-10，SMP-U1 具有一定的还原能力，且当浓度为 0.5mg/mL 时，700nm 处的吸收值达到 0.705（图 5-9a）。在 0.02～0.40mg/mL 浓度时，SMP-U1 表现出较强的 DPPH 自由基清除能力，多糖浓度为

0.40mg/mL 时，清除率达到 87.22％（图 5-9b）。当浓度由 0.05mg/mL 增加到 0.30mg/mL 时，SMP-U1 对 Bcap－37 细胞（人乳腺癌细胞）的增殖抑制率由 4.30％增加到 32.4％，对 Eca－109 细胞（人食管癌细胞）的增殖抑制率由 16.2％增加到 37.0％。且 SMP-U1 对 Eca－109 的作用效果要强于 Bcap－37 细胞。另外，SMP-U1 对 A549（人肺癌细胞）和 HeLa 细胞（人宫颈癌细胞）的作用效果不明显，在测定浓度范围内，其生长抑制率仅达到 5％～20％（图 5-10）。

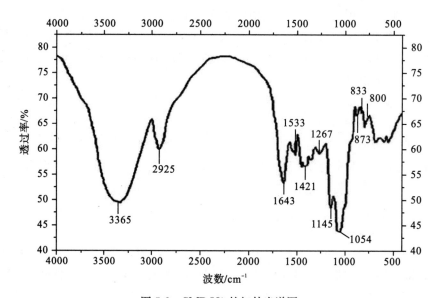

图 5-8　SMP-U1 的红外光谱图

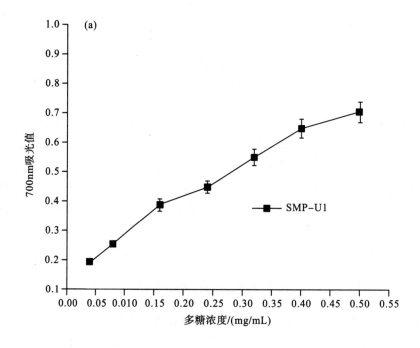

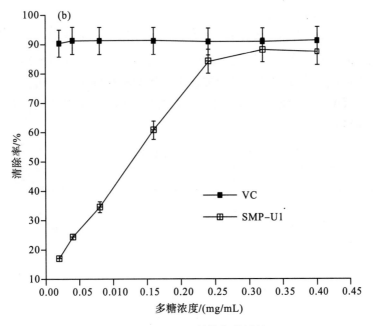

图 5-9　SMP-U1 的抗氧化活性

(a)还原力；(b)DPPH 自由基清除率

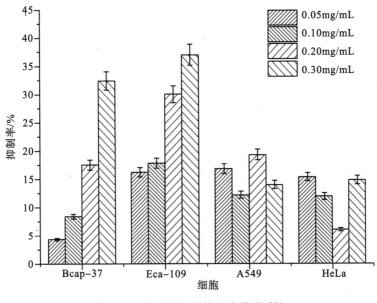

图 5-10　SMP-U1 的抗细胞增殖活性

5.2.3　超声波辅助分步加酶法提取丹参药渣多糖(SMWP)

随着丹参药理研究的深入，市场对丹参中脂溶性成分丹参酮类的需求越来越大，生产丹参酮类产品的厂家应运而生，同时也带来了大量的工业废料，而多糖的提取恰恰需要脱脂除杂，因此选择丹参醇提后的药渣提取多糖(SMWP)，即实现了资源的可持续利用，也大大降低了产品生产成本。

通过均匀设计实验及 DPS 偏最小二乘回归分析方法，分别获得了纤维素酶、果胶酶和木瓜蛋白酶分别作用时的最佳提取条件（表 5-13）。偏最小二乘回归能较好地解决自变量之间的相关性问题，克服变量多重相关性在系统建模中的不良作用。采用这一方法建立的酶法提取 SMWP 试验模型，通过计算、拟合和分析，说明建立的回归模型具有较好的拟合性和稳定性（表 5-14）。

表 5-13　均匀设计试验结果

实验号	实验因素					提取率/%		
	X_1	X_2	X_3	X_4	X_5	Y_1	Y_2	Y_3
	pH	温度/℃	时间/min	加酶/%	料水比	纤维素酶	果胶酶	木瓜蛋白酶
1	3.6	45	60	0.875	1∶55	12.28	12.79	12.75
2	3.9	60	100	1.5	1∶45	9.43	11.97	19.78
3	4.2	75	30	0.75	1∶35	12.03	12.95	10.82
4	4.5	35	70	1.375	1∶25	8.9	9.08	21.35
5	4.8	50	110	0.625	1∶15	8.74	8.91	12.7
6	5.1	65	40	1.25	1∶50	6.89	12.38	11.4
7	5.4	80	80	0.5	1∶40	7.06	11.53	17.8
8	5.7	40	120	1.125	1∶30	11.21	9.55	12.79
9	6	55	50	0.375	1∶20	10.2	11.77	17.81
10	6.3	70	90	1	1∶10	11.71	9.89	12.39

对三种酶进行建模分析得到的回归方程分别为

$$Y_1 = 21.02 - 6.01X_1 + 0.16X_2 - 0.14X_3 - 2.39X_4 + 0.39X_5 + 0.56X_1^2$$
$$- 0.000\,29X_2^2 + 0.000\,20X_3^2 - 2.35X_4^2 - 0.0015X_5^2 - 0.0069X_1X_2$$
$$+ 0.016X_1X_3 + 0.63X_1X_4 - 0.033X_1X_5 - 0.0004X_2X_3 + 0.023X_2X_4$$
$$- 0.0029X_2X_5 + 0.038X_3X_4 + 0.000\,54X_3X_5 - 0.017X_4X_5$$

$$Y_2 = 14.31 - 2.73X_1 + 0.16X_2 - 0.073X_3 - 2.39X_4 + 0.18X_5 + 0.30X_1^2$$
$$- 0.000\,57X_2^2 + 0.000\,17X_3^2 - 0.57X_4^2 - 0.000\,72X_5^2 - 0.0086X_1X_2$$
$$+ 0.0046X_1X_3 + 0.049X_1X_4 - 0.012X_1X_5 - 0.000\,24X_2X_3 + 0.022X_2X_4$$
$$- 0.0013X_2X_5 + 0.019X_3X_4 + 0.000\,25X_3X_5 + 0.010X_4X_5$$

$$Y_3 = 15.09 + 2.11X_1 - 0.33X_2 + 0.095X_3 + 6.26X_4 - 0.13X_5 + 0.092X_1^2$$
$$+ 0.0013X_2^2 - 0.000\,80X_3^2 + 7.05X_4^2 - 0.0022X_5^2 + 0.015X_1X_2 - 0.027X_1X_3$$
$$- 2.61X_1X_4 + 0.015X_1X_5 + 0.0014X_2X_3 - 0.10X_2X_4 + 0.0027X_2X_5$$
$$+ 0.034X_3X_4 + 0.0015X_3X_5 - 0.085X_5$$

优化后纤维素酶的最佳提取条件：pH 3.78，温度 36℃，时间 33min，加酶量为 0.411%，料水比为 1∶26，多糖的理论提取率为 12.83%。果胶酶的最佳提取条件为：pH 3.94，温度 53℃，时间 31min，加酶量为 0.430%，料水比为 1∶23，多糖的理论提取率为 13.66％；木瓜蛋白酶的最佳提取条件为：pH 6.22，温度 36℃，时间 31min，加酶量为 0.390％，料水比 1∶16，多糖的理论提取率为 21.08％。在此优化条件下分别重复 3 次试验，多糖提取率分别为 12.65％、13.02％和 20.81％，相对标准偏差分别为 0.54％、0.21％和 0.33％。

表 5-14　数据标准化后模型误差平方和、Press 残差平方和及拟合的相关系数

酶	数据标准化后模型误差平方和	数据标准化后模型 Press 残差平方和	数据标准化后模型拟合的相关系数 R^2
纤维素酶	0.7584	4.6354	0.9293
果胶酶	1.5531	11.1584	0.8734
木瓜蛋白酶	0.3098	3.2719	0.9803

根据三种酶提取条件的优化结果，确定料液比为 1∶20，按照纤维素酶（pH 3.78，温度 36℃，时间 33min，加酶量 0.411％）、果胶酶（pH 3.94，温度 53℃，时间 31min，加酶量 0.430％）、木瓜蛋白酶（pH 6.22，温度 36℃，时间 31min，加酶量 0.390％）的提取条件，考察三种酶加酶顺序（A 纤维素酶、B 果胶酶、C 木瓜蛋白酶），即分别按照 A→B→C、B→C→A、C→B→A、C→A→B、A→C→B、B→A→C 的次序加入三种酶对 SMWP 提取率的影响，每种酶作用完后进行酶灭活处理。另外进行了同时加酶试验，即在同一条件下将三种酶一起加入，进行多糖提取，比较分步加酶和同时加酶的多糖提取率。比较结果为分步加酶法的提取效果优于同时加酶法（表 5-15）。采用先加果胶酶，再加纤维素酶，最后加木瓜蛋白酶的加酶次序提取效果最好，多糖提取率最高，为 33.11％。

表 5-15　不同加酶方式 SMWP 的提取率

加酶方式	分步加酶						同时加酶
	A→B→C	A→C→B	B→A→C	B→C→A	C→A→B	C→B→A	
多糖提取率/%	27.55	7.54	33.11	26.77	32.21	25.70	13.36

根据超声波提取 SMWP 的单因素试验结果，以超声波功率、超声温度和超声时间为研究因素，采用 Box-Behnken 响应面设计法，对 SMWP 的超声波提取工艺进行优化。表 5-16 为 Box-Behnken 响应面设计的试验设计因素水平及编码值，表 5-17 为 Box-Behnken 响应面试验设计及研究结果。

表 5-16　BBD 试验因素水平及编码

因素	因素符号	编码水平		
		−1	0	1
超声波功率/W	X_1	120	180	240
提取温度/℃	X_2	50	55	60
提取时间/min	X_3	20	30	40

表 5-17　BBD 试验设计及试验结果

Standard order	X_1	X_2	X_3	X_1 功率/W	X_2 温度/℃	X_3 时间/min	Y 试验值/%	Y 预测值/%
1	−1	−1	0	120	50	30	19.78	19.85
2	−1	1	0	120	70	30	17.08	16.97
3	1	−1	0	240	50	30	18.62	18.73
4	1	1	0	240	70	30	17.41	17.34
5	0	−1	−1	180	50	20	19.81	19.68
6	0	−1	1	180	50	40	16.87	16.92
7	0	1	−1	180	70	20	18.59	18.53
8	0	1	1	180	70	40	16.88	17.01
9	−1	0	−1	120	60	20	19.71	19.77
10	1	0	−1	240	60	20	18.26	18.27
11	−1	0	1	120	60	40	18.13	18.11
12	1	0	1	240	60	40	18.93	18.87
13	0	0	0	180	60	30	21.95	21.70
14	0	0	0	180	60	30	21.76	21.70
15	0	0	0	180	60	30	21.79	21.70
16	0	0	0	180	60	30	21.38	21.70
17	0	0	0	180	60	30	21.64	21.70

　　Box-Behnken 响应面优化后得出，超声波提取功率、超声温度和超声时间对 SMWP 提取率的影响，在 95% 的概率水平上差异显著。其拟合方程为

$$Y = -36.29 + 0.14X_1 + 1.36X_2 + 0.48X_3 + 0.00062X_1X_2 + 0.00051X_1X_3$$
$$+ 0.0051X_2X_3 + 0.0056X_1^2 - 0.00058X_2^2 - 0.014X_3^2$$

　　回归方程方差分析的结果显示（表 5-18），该回归方程在 0.01 水平显著（$P<0.0001$），表明该预测模型可精确反映提取工艺与多糖提取率之间的关系，具有很高的拟合度。通过在中心点进行重复性试验来估计真正的误差，检验所建立回归方程的失拟性，模型失拟性 F 检验的结果为 $P=0.6300$（>0.05），证明模型的失拟部分可忽略，进而说明该模型具有很高的稳定性与可信度。预测模型的相关系数为 $R^2=0.9952$，证实了模型的有效性。通过以上结果分析和较小的变异系数（CV=1.00），表明该二次多项式方程用来预测多糖的提取率是可靠的。超声波功率和超声时间对 SMWP 提取率的影响均在 $P<0.01$ 水平显著，超声温度对 SMWP 提取率的影响在 $P<0.05$ 水平显著（表 5-18）。

表 5-18 BBD 试验设计回归模型方差分析结果

方差来源	平方和	自由度	均方	F 值	P 值
模型	53.34	9	5.93	159.81	<0.0001**
X_1	9.17	1	9.17	247.36	<0.0001**
X_2	0.28	1	0.28	7.52	0.0288*
X_3	0.57	1	0.57	15.34	0.0058*
X_1X_2	0.55	1	0.55	14.95	0.0062*
X_1X_3	0.38	1	0.38	10.27	0.0150*
X_2X_3	1.27	1	1.27	34.22	0.0006*
X_1^2	18.58	1	18.58	501.01	<0.0001**
X_2^2	8.04	1	8.04	216.68	<0.0001**
X_3^2	10.35	1	10.35	278.97	<0.0001**
残差	0.26	7	0.037		
失拟项	0.084	3	0.028	0.64	0.6300
纯误差	0.18	4	0.044		

注：* 表示在 0.05 水平差异显著，** 表示在 0.01 水平差异显著

通过 Design-Export 软件分析，得到超声波功率、超声温度和超声时间三个因素交互作用对多糖提取率的响应面图(彩图 9a、b 和 c)和等高线图(彩图 9d、e 和 f)，考察拟合响应曲面的形状，分析各因素对响应值的影响及其之间的相互作用，从中确定最佳因素水平范围。超声温度与超声波功率和超声时间之间存在极显著的交互作用($P<0.01$)(表 5-18，彩图 9a、c、d 和 f)，而超声波功率和超声时间之间具有显著相互作用($P<0.05$)(表 5-18，彩图 9b 和 e)。

超声波提取 SMWP 的优化条件：超声波功率为 163.42 W，超声温度为 58.68℃，超声时间为 28.65min，SMWP 最大提取率的预测值为 21.88%。在优选出的最佳提取工艺条件下，开展复查试验用于验证模型的偏差。选择功率 150W，温度 59℃，时间 29min 进行验证试验，3 次试验测得的多糖提取率为 21.05%±0.20%，模型的实测值与预测值偏差率较小，证实该回归模型稳定、可靠。因此，响应面法优选的 SMWP 超声波提取工艺具有很高的预测效果。

超声波处理和酶解作用的先后顺序对 SMWP 提取率也有影响，结果是先进行超声波处理，再进行复合酶酶解，SMWP 的提取率可达到 40.98%，高于先进行复合酶酶解，再进行超声波处理的多糖提取率(38.34%)。同时，比较发现，超声波辅助分步加酶法对 SMWP 的提取率要高于单一超声波法和复合酶法。可能是由于单一法不能达到多糖的完全提取，而两种提取方法的协同作用，使超声波空化破碎作用后，复合酶酶解更为容易，因而提高了多糖的提取率。

在料液比 1:20 的条件下，采用先进行超声波处理(功率 150W，温度 59℃，时间

29min)，再进行果胶酶(pH 3.94，温度 53℃，时间 31min，加酶量 0.430%)、纤维素酶(pH 3.78，温度 36℃，时间 33min，加酶量 0.411%)和木瓜蛋白酶(pH 6.22，温度 36℃，时间 31min，加酶量 0.390%)酶解的提取工艺方法提取 SMWP，将提取液真空浓缩体积的 90% 后离心，取上清液用蒸馏水透析 12h 后换成超纯水透析 36h。收集透析后透析袋中的溶液，加入无水乙醇沉淀多糖，抽滤得到沉淀物。用无水乙醇洗沉淀 3 次，将沉淀 45℃真空烘干后得到 SMWP。苯酚－硫酸法测定 SMWP 中总糖含量达到 80% 以上。

5.2.4 不同产地丹参多糖含量动态变化研究

丹参适应性较强，在我国具有广泛的地理分布。丹参多糖由于其日益显著的生物活性而具有良好的开发和利用价值，因此研究不同产地丹参多糖含量的动态变化对其开发应用和工业化生产具有重要意义。

5.2.4.1 不同产地丹参根木质部多糖含量比较及动态变化规律

北京、湖北、江苏、陕西和河南 5 个不同产地丹参见表 5-19，在苗期、现蕾期、花期、结实期、结实后期和采收期 6 个不同生长时期根木质部多糖含量存在差异(图 5-11a)。北京、陕西和河南丹参根木质部多糖含量在结实期时最低，而湖北和江苏丹参分别在花期和现蕾期时根木质部多糖含量最低。采收期时，丹参根木质部多糖含量表现为：北京丹参>江苏丹参>湖北丹参≈陕西丹参>河南丹参。不同生长时期北京、江苏、陕西和河南丹参根木质部多糖含量变化趋势主要呈"W"形，而湖北丹参表现为"V"形。北京、江苏、陕西和河南丹参苗期到花期多糖含量先下降后升高，花期到结实期多糖含量又呈降低趋势，结实期到采收期多糖含量又逐渐上升。由于湖北丹参苗期与现蕾期相比，木质部多糖含量变化差异无统计学意义($P>0.05$)，现蕾期到花期多糖含量变化呈降低趋势，而花期之后多糖含量又逐渐升高，因此湖北丹参根木质部多糖含量变化趋势呈"V"形。

表 5-19　不同产地丹参多糖含量动态变化规律研究材料

编号	名称	采集地	备注
1	丹参	北京植物园	栽培
2	丹参	湖北大别山	野生
3	丹参	江苏宝华山	栽培
4	丹参	陕西西安	栽培
5	丹参	河南南阳	栽培

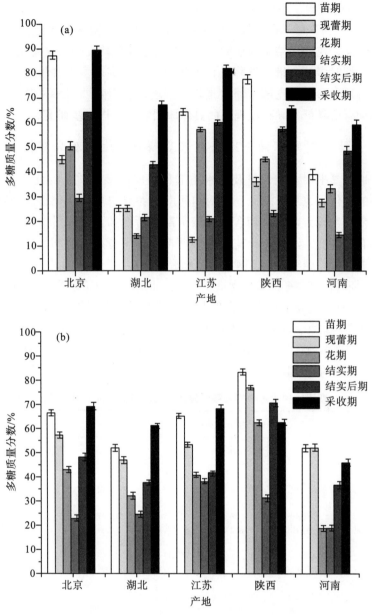

图 5-11　不同生长时期不同产地丹参根多糖含量

(a)根木质部多糖含量；(b)根韧皮部多糖含量

5.2.4.2　不同产地丹参根韧皮部多糖含量比较及动态变化规律

　　北京、湖北、江苏、陕西和河南 5 个不同产地丹参(表 5-19)，在苗期、现蕾期、花期、结实期、结实后期和采收期 6 个不同生长时期根韧皮部多糖含量存在差异(图 5-11b)。北京、湖北、江苏和陕西丹参根韧皮部多糖含量均在结实期时降到最低；河南丹参虽然在花期时韧皮部多糖含量最低，但花期到结实期多糖含量变化差异无统计学意义($P>0.05$)。采收期时丹参根韧皮部多糖含量表现为：北京丹参＞江苏丹参＞陕西丹参>湖北丹参>河南丹参。不同生长时期北京、湖北、江苏和河南丹参根韧皮部多糖含量变化趋势主要呈"V"形，即苗期到结实期，根韧皮部多糖含量变化呈下降趋势；河南丹参苗期到现蕾期、花期到结实期根韧皮部多糖含量变化均无统计学意义（$P>0.05$），且与现蕾期相比花期时多糖含量显著降低，因此苗期到结实期多糖含量变化整体呈下降趋势；结实期后各地丹参根韧皮部多糖含量均逐渐增加。但陕西丹参采收期时韧皮部多糖含量较结实后期有所降低，导致该现象的具体原因还有待进一步研究。

5.2.4.3　不同生长时期不同产地丹参根多糖含量比较及分布特点

由不同产地丹参根中多糖含量及根木质部和韧皮部多糖质量的比值（表 5-20）可知，随着生长周期的变化，北京、湖北、陕西和河南丹参根中多糖变化整体呈现先消耗后积累的趋势，河南丹参现蕾期时多糖含量虽较苗期有所增加，陕西丹参在采收期时多糖含量较结实后期有所降低。江苏丹参花期根多糖含量较现蕾期有所增加，而结实期含量较花期又显著降低，结实期后多糖含量又开始增加。各产地丹参均在结实期时多糖含量降到最低；采收期时，丹参根部多糖含量表现为：北京丹参>江苏丹参>陕西丹参>湖北丹参>河南丹参。另外，随着生长周期的变化，不同产地丹参根多糖在木质部和韧皮部的分布情况也存在差异。北京、江苏和河南丹参在花期之前表现为木质部多糖含量低于韧皮部，而结实期之后木质部多糖含量均比韧皮部的高；湖北丹参除结实期外，其他各时期韧皮部多糖含量均比木质部的高；陕西丹参在整个生长时期中韧皮部多糖含量均比木质部的高。

表 5-20　不同生长时期不同种源丹参根多糖含量及木质部与韧皮部多糖质量的比值（$x \pm s$，$n=3$）

采收时间	多糖质量分数/%					木质部/韧皮部				
	北京	湖北	江苏	陕西	河南	北京	湖北	江苏	陕西	河南
苗期	70.77±0.40Bb	41.01±0.24Bb	64.84±0.90Bb	87.82±0.52Aa	48.99±0.66Bc	0.35	0.33	0.82	0.45	0.97
现蕾期	49.42±0.60Dd	39.93±0.22Bb	33.06±0.88De	61.75±0.48Cd	50.27±0.66Bb	0.85	0.32	0.24	0.29	0.83
花期	46.93±0.08Ee	24.25±0.34Cc	48.49±0.36Cd	57.67±0.50De	28.86±0.07De	1.22	0.34	1.37	0.29	1.37
结实期	25.31±0.48Ff	22.11±0.60Dc	28.23±0.40Ef	30.17±0.42Ef	17.53±0.37Ef	0.51	1.52	0.81	0.19	0.51
结实后期	57.57±1.06Cc	39.84±0.12Bb	50.75±0.78Cc	67.96±0.90Bb	44.11±0.42Cd	1.36	0.78	1.37	0.42	1.66
采收期	77.95±0.20Aa	65.23±1.16Aa	74.95±1.18Aa	66.53±0.86Bc	52.00±0.50Aa	1.03	0.93	1.22	0.59	1.22

注：同列数据后不同小写字母表示在 $P<0.05$ 水平差异显著，不同大写字母表示在 $P<0.01$ 水平差异显著

总之，整个生长周期中，丹参根木质部和韧皮部均有多糖积累。随着生长周期的变化，多糖在根木质部和韧皮部的分布情况随产地不同而不同，且同一生长时期，不同产地丹参根多糖含量存在差异。因此，对不同产地丹参进行多糖含量的动态变化研究为丹参多糖的开发利用及优良产地的筛选提供了理论依据，具有重要意义。

5.3　无　机　元　素

5.3.1　丹参及近缘种植物中无机元素的含量

17 份丹参材料及雪山鼠尾草、云南鼠尾草和荔枝草等 13 份丹参近缘种材料中无机元素的含量见表 5-21，Ca 含量以甘西鼠尾草、峨眉鼠尾草和短唇鼠尾草的含量排前三，分别是 31.04mg/g、23.52mg/g 和 22.81mg/g；Ca 含量较低的为四川中江栽培的高秆大叶丹参和四倍体小叶丹参，北京栽培丹参，分别为 1.03mg/g、1.69mg/g 和 1.54mg/g。

Mg 含量以浙江嵊州栽培丹参、峨眉鼠尾草和四川中江栽培的白花丹参为前三，其含量分别是 10.73mg/g、10.56mg/g 和 9.66mg/g；Mg 含量较低的为黄鼠狼花，血盆草以及黏毛鼠尾草，分别为 1.31mg/g、2.09mg/g 和 2.26mg/g。

Fe 含量以宝兴鼠尾草、贵州鼠尾草和四川中江矮秆大叶丹参为前三，其含量分别是 5.26mg/g、2.74mg/g 和 1.74mg/g；Fe 含量较低的为四川中江栽培的安徽白叶丹参、湖北野生丹参和陕西栽培丹参，分别为 0.01mg/g、0.40mg/g 和 0.42mg/g。

K 含量以河南丹参（栽培和野生）及三叶鼠尾草为前三，其含量分别是 21.03mg/g、21.59mg/g 和 13.88mg/g；K 含量较低的为江苏栽培丹参、湖北野生丹参以及短唇鼠尾草，分别为 1.43mg/g、3.63mg/g 和 3.50mg/g。

Na 含量以宝兴鼠尾草、荔枝草和短唇鼠尾草为前三，其含量分别是 5.75mg/g、5.00mg/g 和 2.88mg/g；Na 含量较低的为三叶鼠尾草、浙江嵊州栽培丹参和山东野生丹参，分别为 0.12mg/g、0.23mg/g 和 0.27mg/g。

Mn 含量以贵州鼠尾草、荔枝草和中江栽培的白花丹参为前三，其含量分别是 252.80μg/g、60.53μg/g 和 47.59μg/g；Mn 含量较低为的云南鼠尾草、黄鼠狼花、犬形鼠尾草和四川中江栽培的组培大叶丹参，分别为 12.20μg/g、12.89μg/g、12.84μg/g 和 12.80μg/g。

Cu 含量以三叶鼠尾草、贵州鼠尾草和浙江嵊州栽培丹参为前三，其含量分别是 73.21μg/g、40.46μg/g 和 27.03μg/g；Cu 含量较低的为四川中江栽培的组培大叶丹参、四倍体小叶丹参和矮秆大叶丹参，分别为 6.29μg/g、7.93μg/g 和 9.46μg/g。

Zn 含量以贵州鼠尾草、荔枝草和四川中江栽培的四倍体小叶丹参为前三，其含量分别是 193.10μg/g、158.00μg/g 和 121.60μg/g；Zn 含量较低的为三叶鼠尾草、峨眉鼠尾草和黄鼠狼花，分别为 3.39μg/g、19.11μg/g 和 20.92μg/g。

Mo 含量以浙江嵊州栽培丹参、中江栽培的白花丹参以及峨眉鼠尾草为前三，其含量分别是 1.45μg/g、0.90μg/g 和 0.40μg/g；Mo 含量较低的为荔枝草，三叶鼠尾草和四川中江栽培的安徽白叶丹参，分别为 0.05μg/g、0.08μg/g 和 0.10μg/g。

Cd 含量以贵州鼠尾草、血盆草和犬形鼠尾草为前三，其含量分别是 0.57μg/g、0.38μg/g 和 0.31μg/g；Cd 含量较低的为陕西栽培丹参、四川中江栽培的矮秆大叶丹参和组培小叶丹参，分别为 0.04μg/g、0.05μg/g 和 0.05μg/g。

表5-21　丹参及其近缘属种材料中无机元素含量

种名	学名	产地	备注	Ca	Mg	Fe	K	Na	Mn	Cu	Zn	Mo	Cr	Cd	Pb
丹参	*S. miltiorrhiza*	四川中江	栽培、普通小叶	2.14±0.12	5.21±0.27	0.63±0.05	未检出	未检出	14.30±0.72	13.80±0.76	39.78±0.27	0.32±0.00	0.40±0.00	0.15±0.00	1.60±0.07
丹参	*S. miltiorrhiza*	四川中江	栽培、安徽白叶	1.90±0.11	6.44±1.11	0.01±0.00	9.58±1.65	1.03±0.02	13.29±1.45	11.06±1.07	48.94±0.65	0.10±0.00	0.02±0.00	0.06±0.00	0.11±0.00
丹参	*S. miltiorrhiza*	四川中江	栽培、组培白叶	2.10±0.07	5.87±0.09	0.68±0.03	5.19±0.45	0.66±0.02	17.49±0.76	11.85±0.38	45.01±0.58	0.11±0.00	0.42±0.00	0.05±0.00	0.36±0.01
丹参	*S. miltiorrhiza*	四川中江	栽培、组培小叶	1.69±0.09	5.61±0.32	0.79±0.00	5.58±0.17	1.22±0.08	22.90±0.57	7.93±0.79	121.60±1.98	0.16±0.01	0.25±0.00	0.15±0.01	1.64±0.02
丹参	*S. miltiorrhiza*	四川中江	栽培、四倍体小叶	2.68±0.12	5.10±0.21	0.78±0.05	9.79±0.98	0.85±0.00	12.80±0.28	6.29±1.02	42.00±0.52	0.26±0.00	0.07±0.00	0.07±0.00	0.16±0.00
丹参	*S. miltiorrhiza*	四川中江	栽培、组培大叶	1.03±0.05	4.30±0.45	0.44±0.01	4.14±0.34	0.47±0.00	14.30±0.59	14.01±1.21	44.25±0.85	0.16±0.00	0.13±0.04	0.30±0.00	0.25±0.00
丹参	*S. miltiorrhiza*	四川中江	栽培、高秆大叶	2.50±0.06	7.47±0.87	1.74±0.07	10.38±1.08	1.77±0.05	26.83±1.05	9.46±0.93	35.49±0.88	0.16±0.01	0.06±0.00	0.05±0.00	0.27±0.00
丹参	*S. miltiorrhiza*	北京植物园	栽培	1.54±0.05	5.66±0.05	0.57±0.02	5.75±0.06	1.46±0.01	14.21±0.53	24.62±0.75	55.19±1.17	0.29±0.01	0.25±0.00	0.19±0.01	1.60±0.16
丹参	*S. miltiorrhiza*	浙江嵊州	栽培	11.07±0.52	10.73±0.73	1.33±0.09	9.65±0.11	0.23±0.00	15.79±0.83	27.03±0.68	21.08±0.47	1.45±0.09	0.30±0.02	0.26±0.01	2.17±0.10
丹参	*S. miltiorrhiza*	山东泰山	野生	2.21±0.092	5.65±0.18	0.56±0.00	8.17±0.17	0.27±0.00	13.10±0.41	15.50±0.50	32.15±0.93	0.23±0.00	0.23±0.00	0.19±0.00	1.10±0.08
丹参	*S. miltiorrhiza*	陕西西安	栽培	1.84±0.07	5.06±0.09	0.42±0.00	10.72±0.24	1.93±0.11	17.58±0.64	9.72±0.19	34.81±0.78	0.18±0.01	0.20±0.01	0.04±0.00	1.22±0.09
丹参	*S. miltiorrhiza*	湖北大别山	野生	2.54±0.10	4.41±0.10	0.40±0.00	3.63±0.01	1.09±0.05	13.68±0.23	19.72±0.57	39.45±0.74	0.14±0.00	0.20±0.00	0.15±0.00	0.99±0.07
丹参	*S. miltiorrhiza*	江苏宝华山	栽培	7.88±0.18	6.85±0.18	1.00±0.00	1.43±0.03	0.33±0.01	21.64±0.51	14.56±0.54	36.41±0.79	0.16±0.00	0.31±0.00	0.13±0.00	0.70±0.07
丹参	*S. miltiorrhiza*	安徽亳州	栽培	3.91±0.08	5.19±0.572	0.73±0.01	8.81±0.06	1.51±0.05	21.17±0.77	9.65±0.71	44.21±0.89	0.12±0.01	0.26±0.00	0.06±0.00	0.93±0.10
丹参	*S. miltiorrhiza*	河南南阳	栽培	3.41±0.08	6.92±0.076	0.82±0.01	21.03±0.22	2.94±0.03	16.74±0.68	11.89±0.59	28.87±0.75	0.11±0.00	0.27±0.00	0.13±0.00	1.22±0.01
丹参	*S. miltiorrhiza*	河南南阳	野生	10.63±0.197	197.09±0.064	1.04±0.01	21.59±0.17	1.42±0.02	39.79±0.82	18.17±0.72	43.74±0.96	0.21±0.003	0.26±0.00	0.10±0.08	1.00±0.08
白花丹参	*S. miltiorrhiza f. alba*	四川中江	栽培	8.56±0.13	9.66±0.13	1.26±0.10	未检出	未检出	47.59±1.02	23.42±0.81	50.77±1.24	0.90±0.01	未检出	0.25±0.01	0.81±0.02
雪山鼠尾草	*S. evansiana*	四川泸定	野生	6.16±0.09	4.71±0.08	0.57±0.01	未检出	未检出	23.49±0.91	19.46±0.86	31.91±0.78	0.30±0.01	未检出	0.07±0.00	0.72±0.01
云南鼠尾草	*S. yunnanensis*	云南会东	野生	4.72±0.10	8.81±0.19	0.71±0.01	4.54±0.08	1.31±0.11	12.20±0.65	15.33±0.44	33.89±0.79	0.22±0.01	未检出	0.24±0.00	2.11±0.03
甘西鼠尾草	*S. przewalskii*	四川汶川	野生	31.04±0.94	4.37±0.08	0.66±0.01	未检出	未检出	31.08±0.67	19.63±0.79	29.80±0.67	0.18±0.00	未检出	0.17±0.00	0.73±0.01

续表

种名	学名	产地	备注	Ca	Mg	Fe	K	Na	Mn	Cu	Zn	Mo	Cr	Cd	Pb
荔枝草	S plebeia	四川雅安	野生	8.95±0.56	3.76±0.41	1.34±0.13	8.51±0.68	5.00±0.76	60.53±0.89	12.62±0.17	158.00±1.22	0.05±0.00	未检出	0.24±0.00	0.06±0.00
三叶鼠尾草	S. trijuga	四川木里	野生	3.25±0.34	3.06±0.27	1.40±0.16	13.88±1.02	0.12±0.00	32.52±0.57	73.21±1.03	3.39±0.05	0.08±0.00	未检出	0.12±0.01	0.09±0.00
贵州鼠尾草	S. cavaleriei	四川泸定	野生	12.72±0.65	3.93±0.031	2.74±0.11	4.65±0.07	0.46±0.01	252.80±1.70	40.46±1.03	193.10±1.90	0.25±0.01	0.60±0.01	0.56±0.01	6.23±0.27
血盆草	S. cavaleriei var. simplicifolia	重庆南川	野生	18.56±0.88	2.09±0.03	0.56±0.02	4.86±0.12	0.59±0.01	15.42±0.83	26.77±0.88	28.81±0.86	0.17±0.01	未检出	0.38±0.01	3.45±0.10
粘毛鼠尾草	S. roborowskii	四川红原	野生	19.98±0.72	2.26±0.03	1.09±0.07	未检出	未检出	22.12±0.81	15.68±0.70	43.48±0.98	0.24±0.06	0.36±0.01	0.25±0.00	0.62±0.01
峨眉鼠尾草	S. omeiana	四川峨眉山	野生	23.52±0.79	10.56±0.43	1.22±0.11	未检出	未检出	15.84±0.75	25.83±0.47	19.11±0.45	0.40±0.00	0.36±0.00	0.26±0.01	1.05±0.01
黄鼠狼花	S. tricuspis	四川马尔康	野生	9.36±0.49	1.31±0.031	0.65±0.03	未检出	未检出	12.89±0.47	9.91±0.503	20.92±0.87	0.20±0.01	0.36±0.01	0.28±0.01	0.43±0.01
短唇鼠尾草	S. brevilabra	四川康定	野生	22.81±0.87	8.07±0.102	1.29±0.09	3.50±0.06	2.88±0.21	17.58±0.71	14.30±0.720	37.37±0.94	0.19±0.01	0.26±0.00	0.17±0.00	0.43±0.00
大形鼠尾草	S. cynica	四川天全	野生	8.27±0.59	6.51±0.08	0.58±0.00	未检出	未检出	12.84±0.34	11.55±0.68	27.07±0.64	0.22±0.00	0.16±0.00	0.31±0.01	0.45±0.00
宝兴鼠尾草	S. paohsingensis	四川宝兴	野生	10.10±1.02	3.88±0.23	5.26±0.11	8.11±0.78	5.75±0.18	37.28±1.25	9.715±0.45	56.21±0.94	0.28±0.01	0.09±0.00	未检出	0.73±0.01

注：Ca、Mg、Fe、K 和 Na 的含量单位为 mg/g，其他元素的含量单位为 μg/g。

Cr 含量以贵州鼠尾草、四川中江组培小叶丹参和普通栽培小叶丹参为前三,其含量分别
是 0.60 μg/g、0.42 μg/g 和 0.40 μg/g;中江栽培的白花丹参、雪山鼠尾草、云南鼠尾草、
荔枝草、三叶鼠尾草、血盆草和宝兴鼠尾草在现有检测条件下均未检测出 Cr。

Pb 含量以贵州鼠尾草、血盆草、云南鼠尾草和浙江嵊州栽培丹参较高,其含量分别
是 6.23 μg/g、3.45 μg/g、2.11 μg/g 和 2.17 μg/g;Pb 含量较低的为荔枝草、三叶鼠尾草
和四川中江栽培的安徽白叶丹参,分别为 0.06 μg/g、0.09 μg/g 和 0.11 μg/g。

《中华人民共和国药典》(2010 年版)规定正品丹参中 Cu 不得超过 20 μg/g,Cd 不得
超过 0.3 μg/g,Pb 不得超过 5 μg/g。丹参材料中,北京栽培丹参、浙江嵊州栽培丹参和
中江栽培的白花丹参 Cu 含量均超过 20 μg/g,Cd 和 Pb 均符合药典规定。而其他丹参材
料中,河南野生丹参中 Ca、Mg、Fe、K、Na、Mn、Zn 和 Mo 等元素含量相对较高,且
Cu、Cd 及 Pb 含量符合药典规定,可作为丹参资源对其进行研究和开发利用。三叶鼠尾
草、贵州鼠尾草、血盆草及峨眉鼠尾草中 Cu 含量均超过 20 μg/g,贵州鼠尾草、血盆草
和犬形鼠尾草中 Cd 含量均超过 0.3 μg/g,贵州鼠尾草中 Pb 含量超过 5 μg/g。因此,即
使贵州鼠尾草中 Fe、Mn 和 Zn 含量均最高,但 Cu(40.46 μg/g)、Cd(0.56 μg/g)及 Pb
(6.23 μg/g)等有害金属元素含量均超过《中华人民共和国药典》规定,因此在一定程度
上会对其开发利用产生限制。另外,荔枝草中 Fe、Na、Mn 和 Zn 等无机元素含量较高,
且 Pb 含量较低,同时 Cu 和 Cd 含量分别低于 20 μg/g 和 0.3 μg/g,因此可考虑作为候选
丹参近缘种植物资源对其进行开发利用。

5.3.2　不同居群甘西鼠尾草无机元素的含量

通过两年连续测定西藏、云南、四川、甘肃和青海五个省 12 份甘西鼠尾草不同居群
中无机元素的含量,发现甘西鼠尾草无机元素含量与分布的地理环境有关。在同一年内,
不同居群甘西鼠尾草根中六种无机元素表现出明显的差异性(表 5-22)。

从原产地采集后,Ca 以四川松潘,西藏芒康和青海浪加的含量最高,分别为
35.30 mg/g,30.10 mg/g 和 30.08 mg/g,甘肃首阳和四川炉霍的含量最低,分别为
7.701 mg/g 和 7.01 mg/g;Fe 以云南香格里拉的含量最高(1.77 mg/g),四川马尔康和青
海浪加的含量最低,分别为 0.67 mg/g 和 0.65 mg/g;Mg 以甘肃首阳和四川炉霍的含量
最高,分别达到 6.61 mg/g 和 6.01 mg/g,西藏芒康和青海浪加的含量最低,分别为
1.00 mg/g 和 0.89 mg/g;Mn 以四川理塘,云南香格里拉和青海浪加得而最高,分别达
到 162.90 μg/g,115.50 μg/g 和 117.50 μg/g,四川马尔康和四川炉霍的含量最低,分别
为 61.50 μg/g 和 58.00 μg/g;云南德钦甘西鼠尾草中 Zn 含量达到 310.90 μg/g,青海浪
加的含量仅为 24.10 μg/g;四川雅江甘西鼠尾草中 Cu 含量达到 49.40 μg/g,青海浪加的
含量为 19.10 μg/g。因此,不同生境条件下,采自青海浪加的甘西鼠尾草除 Ca 含量较高
外,Fe、Mg、Mn、Zn 和 Cu 含量均较低。

种植一年后不同居群甘西鼠尾草中 Ca、Fe、Mg、Cu、Mn 和 Zn 的含量均发生了变
化。Ca 的含量由 7.01~35.30 mg/g 变成 4.38~9.15 mg/g;Fe 的含量由 0.65~1.77 mg/g
变为 0.43~0.79 mg/g;Mg 的含量由 0.89~6.61 mg/g 变为 3.08~5.24 mg/g;Mn 的含

表 5-22　2011 年和 2012 年甘西鼠尾草样品中 6 种无机元素含量测定结果

采集地	生长海拔/m	备注	Ca/(mg/g)		Fe/(mg/g)		Mg/(mg/g)		Mn/(μg/g)		Zn/(μg/g)		Cu/(μg/g)	
			2011	2012	2011	2012	2011	2012	2011	2012	2011	2012	2011	2012
云南德钦	3625	野生	22.03±0.12	9.15±0.23	0.98±0.01	0.71±0.02	2.29±0.11	5.24±0.12	86.30±1.22	53.60±0.67	310.90±2.09	60.50±1.32	23.90±0.48	33.40±0.35
云南香格里拉	3443	野生	25.47±0.22	8.14±0.11	1.77±0.08	0.79±0.03	2.78±0.09	4.30±0.32	115.50±1.89	61.80±0.43	54.60±1.05	53.00±0.22	32.40±0.99	29.90±0.08
西藏芒康	3895	野生	30.10±0.24	7.72±0.06	1.02±0.06	0.63±0.01	1.00±0.05	4.29±0.08	89.80±0.68	53.30±0.66	54.60±0.66	55.00±0.06	22.20±0.03	23.50±0.11
四川理塘	3989	野生	18.94±0.16	5.09±0.03	1.33±0.05	0.56±0.01	1.85±0.07	3.61±0.11	162.90±1.23	49.40±0.12	57.70±0.21	38.70±0.77	25.20±0.05	25.50±0.17
四川雅江	3500	野生	18.83±0.11	4.38±0.02	1.52±0.05	0.66±0.00	3.26±0.02	3.08±0.06	96.80±1.56	52.40±1.05	62.10±1.04	35.30±0.39	49.40±0.21	30.50±0.14
四川康定	3000	野生	21.03±0.17	5.84±0.05	1.35±0.04	0.53±0.01	2.36±0.03	3.38±0.13	69.10±1.87	52.40±0.06	104.80±0.98	46.10±0.23	38.50±0.44	32.50±0.06
四川马尔康	2600	野生	17.47±0.07	5.01±0.01	0.67±0.01	0.51±0.02	2.89±0.01	3.62±0.34	61.50±0.20	57.80±0.04	32.80±1.00	45.00±0.18	18.50±0.14	27.80±0.66
青海同仁	2323	栽培	17.26±0.09	9.08±0.12	1.04±0.01	0.59±0.00	3.75±0.05	3.93±0.06	84.80±0.19	56.50±0.97	44.20±0.05	47.40±0.49	23.60±0.17	28.50±0.06
甘肃首阳	1800	栽培	7.701±0.12	7.46±0.16	0.91±0.01	0.62±0.00	6.61±0.06	4.97±0.05	65.40±0.94	58.10±0.28	33.30±0.49	45.70±0.21	14.10±0.05	33.30±0.04
四川炉霍	3250	野生	7.01±0.02	5.06±0.07	1.25±0.02	0.43±0.00	6.01±0.01	3.58±0.05	58.00±0.49	50.70±1.05	29.00±0.21	34.90±0.59	21.40±0.08	32.30±0.11
四川松潘	3300	野生	35.30±0.23	4.86±0.04	1.29±0.02	0.43±0.02	2.83±0.12	3.31±0.15	74.10±0.37	50.80±0.59	35.20±0.11	30.00±0.21	31.40±0.12	28.80±0.03
青海浪加	2323	野生	30.08±0.16	6.28±0.09	0.65±0.04	0.73±0.01	0.89±0.04	4.09±0.12	117.50±1.27	62.10±0.38	24.10±0.10	44.50±0.33	19.10±0.08	31.90±0.22

量由 58.00~162.90 µg/g 变成 49.40~62.10 µg/g；Zn 的含量由 24.10~310.90 µg/g 变成 30.00~60.50 µg/g；Cu 的含量由 14.10~49.40 µg/g 变成 23.50~33.40 µg/g。

植物对无机元素的吸收与植物本身的遗传特性和环境因子有关，在第一年中，根中无机元素的差异受遗传和环境因素的影响，在同一环境中种植一年后，消除外界环境的差异，其体内元素的差异主要由遗传因素造成。元素的差异在一定程度上反映为植物体内的遗传差异性。种植一年后，采自云南德钦的甘西鼠尾草中 Ca、Fe、Mg、Mn 和 Cu 的含量均较高。值得指出的是，《中华人民共和国药典》规定正品丹参中 Cu 含量不得超过 20 µg/g，而来自 12 个居群的甘西鼠尾草中，除了四川炉霍、甘肃首阳和青海浪加采集的甘西鼠尾草中 Cu 含量低于 20 µg/g 外，其余采集地的甘西鼠尾草中 Cu 含量均高于 20 µg/g；且种植一年后所有居群的甘西鼠尾草中 Cu 含量均高于 20 µg/g（23.50~33.40 µg/g）。

5.3.3　主成分分析和聚类分析在鉴别正品丹参中的应用

将 11 份丹参材料及雪山鼠尾草、云南鼠尾草和甘西鼠尾草等 10 份丹参近缘种材料中 Ca、Mg、Fe、Mn、Cu、Zn、Mo、Cr、Cd 和 Pb 十种无机元素的含量（表 5-21，表 5-23）分别进行主成分分析和聚类分析。主成分分析显示总方差的 79.3% 的贡献来自前 3 个因子，即一个 3 因子模型解释了试验数据的 79.3%（表 5-24）。第一主因子和 Fe、Mn、Cu、Zn、Cd、Pb 和 Cr 高度相关（表 5-25），总方差接近 50% 的贡献来自第一主因子，因此，Fe、Mn、Cu、Zn、Cd、Pb 和 Cr 可作为中药丹参及其近缘种的特征无机元素。

表 5-23　丹参及其近缘种材料

序号	种名	学名	采集地	备注
1	丹参	*S. miltiorrhiza*	北京植物园	栽培
2	丹参	*S. miltiorrhiza*	四川中江	栽培
3	丹参	*S. miltiorrhiza*	浙江嵊州	栽培
4	丹参	*S. miltiorrhiza*	山东泰山	野生
5	丹参	*S. miltiorrhiza*	陕西西安	栽培
6	丹参	*S. miltiorrhiza*	湖北大别山	野生
7	丹参	*S. miltiorrhiza*	江苏宝华山	栽培
8	丹参	*S. miltiorrhiza*	安徽亳州	栽培
9	丹参	*S. miltiorrhiza*	河南南阳	栽培
10	丹参	*S. miltiorrhiza*	河南南阳	野生
11	白花丹参	*S. miltiorrhiza* f. *alba*	四川中江	栽培
12	雪山鼠尾草	*S. evansiana*	四川泸定	野生
13	云南鼠尾草	*S. yunnanensis*	四川会东	野生
14	甘西鼠尾草	*S. przewalskii*	四川汶川	野生

续表

序号	种名	学名	采集地	备注
15	贵州鼠尾草	*S. cavaleriei*	四川泸定	野生
15	血盆草	*S. cavaleriei* var. *simplicifolia*	重庆南川	野生
17	粘毛鼠尾草	*S. roborowskii*	四川红原	野生
18	峨眉鼠尾草	*S. omeiana*	四川峨眉山	野生
19	黄鼠狼花	*S. tricuspis*	四川马尔康	野生
20	短唇鼠尾草	*S. brevilabra*	四川康定	野生
21	犬形鼠尾草	*S. cynica*	四川天全	野生

表 5-24　累计贡献率

主成分	初始特征值		
	特征值	方差贡献率/%	累计方差贡献率/%
1	4.96	49.624	49.6
2	1.8	18.019	67.6
3	1.17	11.667	79.3

表 5-25　旋转后因子载荷矩阵

元素	主成分		
	1	2	3
Ca	0.099	0.001	0.884
Mg	−0.098	0.889	−0.063
Fe	0.875	0.278	0.112
Mn	0.954	−0.089	0.006
Cu	0.766	0.29	0.37
Zn	0.942	−0.153	−0.113
Mo	0.103	0.881	0.095
Cr	0.593	−0.049	−0.406
Cd	0.759	0.014	0.408
Pb	0.877	−0.037	0.066

　　通过聚类分析，21 份材料聚为 2 组（图 5-12）。第一组有 10 份样品，其中 9 份为丹参样品，除浙江嵊州栽培丹参和白花丹参外，来自不同产地的 9 份丹参样品聚为一组；第二组有 11 份样品，其中 9 份为除丹参以外的其他鼠尾草属植物样品。除贵州鼠尾草外，鼠尾草样品均聚在一起。因此，此法可以将中药丹参和其他鼠尾草属植物区分开，总符合率达 90%，可采用此方法进行中药材归属鉴别。

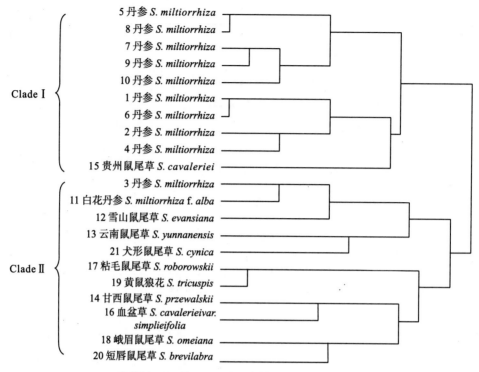

图 5-12　样品聚类分析

　　聚类分析在一定程度上还反映了物种间的亲缘关系。除浙江嵊州栽培丹参和白花丹
参外，来自不同产地的丹参样品均聚在一起；形态特征相似的黄鼠狼花和粘毛鼠尾草聚
在一起，具有较近的亲缘关系；白花丹参和浙江嵊州栽培丹参聚在一起，其亲缘关系较
近，二者除花冠颜色不同外（白花丹参花冠白色，浙江嵊州栽培丹参花冠紫色）其余形态
特征相似，即二者均为多年生草本；根肥厚，外面朱红色，内面肉色；叶常为奇数羽状
复叶，草质，两面被疏柔毛；轮伞花序 6 花。

第6章 川丹参品系评价和品种选育

四川省是丹参主产省份之一，也是丹参的道地产区之一，因其"根结实、色朱味浓、品质佳"而被赋予了"川丹参"的称号。其中，以四川省中江县丹参的产量最大、品质最优、驰名中外。现今中江县是"全国首批无公害中药材生产示范基地县"和科技部、四川省共建的"中药现代化科技产业(四川)基地丹参规范化种植中江科技示范区"。由于现有栽培川丹参群体混杂、栽培资源只种不选和其特殊的无性繁殖、种植习惯等特点，导致近年来川丹参药材产量和品质出现退化现象。根据良种是增产和提高品质的原则，开展川丹参品系评价和品种选育工作对保持川丹参优良种性和提升经济价值具有重要意义。

6.1 川丹参品系评价

在长期人工栽培选育下川丹参按照形态可分为高秆大叶丹参、矮秆大叶丹参、白叶丹参和小叶丹参4个品系，20世纪90年代利用组培的方法培育出组培大叶丹参和组培小叶丹参，至此这6个品系逐渐成为了川丹参栽培面积最广、产销量最大的川丹参品系。

6.1.1 形态特征

高秆大叶丹参：株高68~80cm，3或5出羽状复叶，叶色深绿，顶生小叶较侧生小叶大，卵圆形至椭圆状卵形，顶生小叶长3.5~7.0cm，宽3.5~6.0cm，长宽比1.0~1.5，有小叶柄；叶轴长2.0~5.5cm；叶尖急尖；花冠紫红色，上唇盔状，能育雄蕊2枚，常分离；花药紫色。

矮秆大叶丹参：株高60~70cm，3或5出羽状复叶，叶色深绿，顶生小叶较侧生小叶大，卵圆形至椭圆状卵形，顶生小叶长3.5~6.5cm，宽2.5~5.5cm，长宽比1.0~1.4cm，有小叶柄；叶轴长2.0~9.0cm；叶尖急尖；花冠紫红色，上唇盔状，能育雄蕊2枚，常分离；花药紫色或黄白色。

组培大叶丹参：株高50~70cm，5出羽状复叶，叶色深绿，顶生小叶较侧生小叶大，卵圆形至椭圆状卵形，顶生小叶长4.5~7.0cm，宽3.3~6.0cm，长宽比1.1~1.6，有小叶柄；叶轴长2.5~6.0cm；叶尖急尖；花较少或不开花，花冠紫红色，上唇盔状，能育雄蕊2枚，联合；花药紫色或黄白色。

组培小叶丹参：株高30~75cm，3出羽状复叶，叶色深绿，顶生小叶较侧生小叶略大，卵圆形至椭圆状卵形，顶生小叶长4~6cm，宽2.9~4.7cm，长宽比1.2~1.6，无小叶柄；叶轴长3.0~5.5cm；叶尖急尖；花较少或不开花，花冠紫色，上唇镰刀状，能育雄蕊2枚，联合；花药紫色。

白叶丹参：株高50~70cm，3或5出羽状复叶，叶色浅绿或黄白，顶生小叶较侧生小叶大，顶生小叶长6.2~10cm，宽3.8~8.0cm，长宽比1~2，无小叶柄；叶轴长2~7cm；叶尖渐尖；花冠紫红色，上唇镰刀状，能育雄蕊2枚，常分离；花药紫色。

小叶丹参：株高30~70cm，3或5出羽状复叶，叶色深绿，顶生小叶较侧生小叶略大，卵圆形至椭圆状卵形，顶生小叶长4.5~6.0cm，宽3.0~5.0cm，长宽比1.2~1.5，无小叶柄；叶轴长3.0~4.5cm；叶尖急尖；花冠紫色或蓝紫色，上唇镰刀状，能育雄蕊2枚，联合；花药紫色。

6.1.2　农艺性状

各丹参品系的农艺性状存在一定差异（表6-1）。单株鲜重以组培小叶丹参最重，达485.0g，最低为白叶丹参，仅为组培小叶丹参的一半。单株干重以组培小叶丹参最重，达110.8g。矮秆大叶丹参鲜重虽低于高秆大叶丹参和小叶丹参，但其干重却在这三者中最高，达到74.0g。折干率以组培大叶丹参最高，达27.7%，其次为矮秆大叶丹参，为24.0%。小叶丹参和组培小叶丹参的干燥根上级率分别为42%和40%，矮秆大叶丹参和组培大叶丹参上级率分别为38%和36%，高秆大叶也达到33%。在各丹参品系的农艺性状中，不同丹参品系的单株鲜重、单株干重、折干率和上级率存在差异，在各品系丹参中，组培小叶丹参和组培大叶丹参的农艺性状最好，白叶丹参的农艺性状最差。

表6-1　各丹参品系农艺性状

品系	单株鲜重/g	干重/g	折干率/%	上级率/%
高秆大叶丹参	329.0	67.0	20.4	33
矮秆大叶丹参	308.5	74.0	24.0	38
组培大叶丹参	372.5	103.0	27.7	36
组培小叶丹参	485.0	110.8	22.8	42
白叶丹参	237.5	55.1	23.2	16
小叶丹参	311.5	65.8	21.1	40

6.1.3　药材外观性状

6个丹参品系的外观性状（表6-2），除白叶丹参部分鲜根外皮呈灰白色外，其余品系丹参均呈暗红色或砖红色。6个丹参品系阴干后丹参皮层颜色多为暗红色，根条断面呈黄白色或紫黑色。皮层颜色和断面颜色以白叶丹参最差。木质化程度以白叶丹参和小叶丹参最为严重，其余品系丹参均无木心。白叶丹参的皮层颜色和断面颜色明显劣于其他丹参品系，且存在木心，因此其外观性状最差。其他5个丹参品系中仅小叶丹参有木心，品质较其他4个丹参差；余下4个丹参品系的外观性状差异不大，均较好。

表 6-2 外观特征

品系	皮层颜色	断面颜色	有无木心	须根数量
高秆大叶丹参	暗红、砖红	黄白、紫黑	无	少
矮秆大叶丹参	暗红、砖红	黄白、紫黑	无	少
组培大叶丹参	暗红、砖红	黄白、紫黑	无	少
组培小叶丹参	砖红	黄白、紫黑	无	多
白叶丹参	暗红、灰白	黄白	有	少
小叶丹参	砖红	黄白、紫黑	有	多

6.1.4 光合特性

6.1.4.1 光响应曲线及光合特征参数

当光照强度（PAR）在 0～200 μmol/（m² · s）时，随着光照强度的增强，不同品系丹参光合速率（Pn）随之迅速增加（图 6-1），不同丹参品系光合速率大小基本一致。当光照强度在 200～400 μmol/（m² · s）时，组培大叶丹参光合速率的上升趋势逐渐缓慢，其他品系丹参光合速率上升趋势仍然较强，组培大叶丹参的光合速率已明显低于其他品系。当光照强度超过 400 μmol/（m² · s）时，各品系丹参光合速率增加趋势均较为缓慢，各品系光合速率大小为组培小叶丹参＞小叶丹参＞高秆大叶丹参＞白叶丹参＞矮秆大叶丹参＞组培大叶丹参。在光照强度达到 2000 μmol/（m² · s）时，各丹参品系光合速率也没有出现光抑制现象。

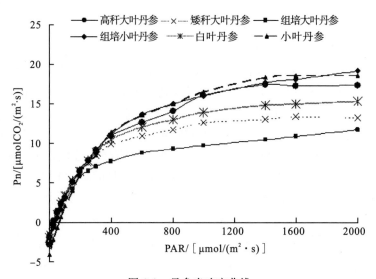

图 6-1 丹参光响应曲线

表观量子利用率、光补偿点、光饱和点、最大光合速率是植物光合能力大小的重要参数。6 个丹参品系光合特征参数表现差异较大（表 6-3），高秆大叶丹参表观量子利用率最高，达 0.0692；小叶丹参表观量子利用率最低，为 0.0530。当表观量子利用率高于

0.06 时，表明其对弱光具有较强的利用能力。表观量子利用率的大小体现了植物对弱光的利用能力，表观量子利用率越大，对弱光的利用率越高，反之则越低。因此除小叶丹参外，其他品系丹参对弱光的利用能力均较强。

表 6-3　光合特征参数

品系	表观量子利用率 /(mol/mol)	光补偿点 /[μmol/(m²·s)]	光饱和点 /[μmol/(m²·s)]	最大光合速率 /[μmolCO₂/(m²·s)]	表观暗呼吸 /[μmolCO₂/(m²·s)]
高秆大叶丹参	0.0692	28.1	402	23.5	−1.77
矮秆大叶丹参	0.0602	24.0	284	15.6	−1.44
组培大叶丹参	0.0674	18.1	245	15.3	−1.22
组培小叶丹参	0.0669	34.8	411	25.2	−2.33
白叶丹参	0.0655	17.9	186	11.0	−1.17
小叶丹参	0.0530	19.1	287	14.2	−1.01

$\mathrm{m^2 \cdot s}$

光补偿点反映了植物克服自身呼吸作用，所需的最低光照强度是植物生存的最基本条件。在各品系丹参中组培小叶丹参的光补偿点最高，为 34.8 μmol/(m²·s)；白叶丹参最低，为 17.9 μmol/(m²·s)。

光饱和点是植物对强光利用能力的体现，光饱和点越高，说明其对强光的利用能力越强，反之则越弱。在各品系中白叶丹参的饱和点最低，仅为 186 μmol/(m²·s)；组培小叶丹参的光饱和点最高，可达 411 μmol/(m²·s)。组培小叶丹参和高秆大叶丹参对强光的利用能力较其他品系丹参更强。

最大光合速率反映了植物利用光能的最大潜在能力，自然光照条件下，植物光合速率最大值常可以达到最大光合速率的 80% 左右，因此最大光合速率越大，植物可固定更多的有机物，起到增产的作用。在各品系丹参中白叶丹参的最大光合速率最低，为 11.0 μmol CO₂/(m²·s)，组培小叶丹参最高，为 25.2 μmol CO₂/(m²·s)。

表观暗呼吸是植物在黑暗条件下呼吸作用的强弱，由于呼吸作用会消耗有机物，因此暗呼吸作用越大，越不利于有机物的积累。在各品系丹参中，小叶丹参最弱，为 −1.01 μmol CO₂/(m²·s)，组培小叶丹参最强高达 −2.33 μmol CO₂/(m²·s)。

由于光合作用是作物产量的基础，表观量子利用率、光补偿点、光饱和点、最大光合速率较高的品系，其更可能积累更多的有机物，具有较高的产量，表观暗呼吸较高的品系产量可能更低。相关性分析(表 6-4)表明丹参光补偿点、光饱和点、最大光合速率与产量间呈正相关；而表观量子利用率和表观暗呼吸与产量间呈负相关。但所有的光合参数与产量间的相关性都没有达到显著水平。

表 6-4　丹参光合特征参数与产量的相关性

因子	表观量子利用率	光补偿点	光饱和点	最大光合速率	表观暗呼吸
单株鲜重	−0.049	0.767	0.770	0.744	−0.716
单株干重	−0.540	0.428	0.373	0.273	−0.329

6.1.4.2　光照强度对蒸腾速率的影响

随着光照强度的增加，各丹参品系的蒸腾作用也随之增加，但蒸腾速率(Tr)的相对大小存在一定差异(图 6-2)。当光照强度在 $0\sim800\ \mu mol/(m^2 \cdot s)$ 时，各丹参品系蒸腾速率相对大小为小叶丹参>白叶丹参>组培小叶丹参>高秆大叶丹参>矮秆大叶丹参>组培大叶丹参。当光照强度在 $800\sim1600\ \mu mol/(m^2 \cdot s)$ 时，各丹参品系蒸腾速率相对大小为小叶丹参>白叶丹参>组培小叶丹参>高秆大叶丹参>矮秆大叶丹参>组培大叶丹参。当光照强度 $>1600\ \mu mol/(m^2 \cdot s)$ 时，各丹参品系蒸腾速率相对大小为小叶丹参>白叶丹参>组培小叶丹参>组培大叶丹参>矮秆大叶丹参>高秆大叶丹参。

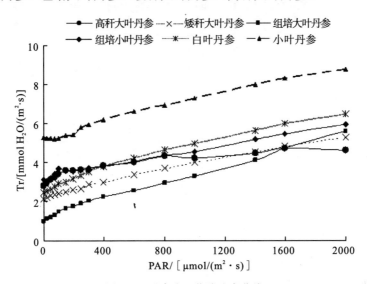

图 6-2　丹参光-蒸腾速率曲线

各丹参品系蒸腾速率与光合有效辐射线性回归方程分别为

$Y_{高秆大叶丹参} = 0.0009X + 3.2852$，$Y_{矮秆大叶丹参} = 0.0016X + 2.2924$，$Y_{组培大叶丹参} = 0.0022X + 1.2179$，$Y_{组培小叶丹参} = 0.0014X + 3.2673$，$Y_{白叶丹参} = 0.002X + 2.7405$，$Y_{小叶丹参} = 0.0019X + 5.2364$。

由回归方程可知，光照强度对组培大叶丹参品系的蒸腾速率影响最大，随着光照强度的增加，组培大叶丹参的蒸腾速率上升会最快。光照强度对高秆大叶丹参的影响较小，随着光照强度的增加，高秆大叶丹参的蒸腾速率上升幅度最小。

6.1.4.3　胞间 CO_2 浓度随光照强度变化

植物胞间 CO_2（Ci）是植物进行光合作用的基本原料，当植物光合作用较强时其胞间 CO_2 浓度往往较低，反之较高。不同丹参品系胞间 CO_2 浓度随光照强度的变化情况如图 6-3所示，当光照强度在 $0\sim400\ \mu mol/(m^2 \cdot s)$ 时，随着光照强度的增加各丹参光合速率迅速增加，其胞间 CO_2 浓度急剧降低，说明在此时外界光照强度是限制不同丹参品系光合速率高低的主要因素。当光照强度超过 $400\ \mu mol/(m^2 \cdot s)$ 后，随着光照强度的增加，不同品系丹参光合速率增加变缓，其胞间 CO_2 浓度的下降也趋于平缓，说明此时胞间 CO_2 浓度高低已成为限制丹参光合速率高低的重要因素。

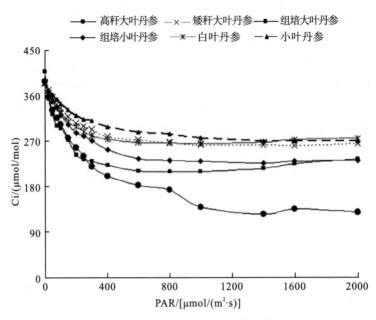

图 6-3　丹参光-胞间 CO_2 浓度的变化

6.1.4.4　气孔导度随光照强度变化

气孔导度(Gs)影响植物叶片光合作用过程中气体的交换作用,对植物的蒸腾作用、胞间 CO_2 浓度以及光合速率均有重大影响。随着光照强度的增加,不同丹参品系叶片的气孔导度也随之增加(图 6-4)。当光照强度在 $0\sim1200\,\mu mol/(m^2 \cdot s)$ 时,各丹参品系气孔导度相对大小为小叶丹参>白叶丹参>矮秆大叶丹参>组培小叶丹参>高秆大叶丹参>组培大叶丹参。当光照强度在 $1200\sim2000\,\mu mol/(m^2 \cdot s)$ 时,其相对大小为小叶丹参>白叶丹参>组培小叶丹参>矮秆大叶丹参>组培大叶丹参>高秆大叶丹参。

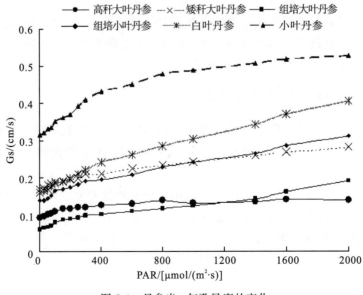

图 6-4　丹参光-气孔导度的变化

各丹参品系气孔导度与外界光照强度线性回归方程分别为

$Y_{高秆大叶丹参} = 0.000\ 02X + 0.1082$，$Y_{矮秆大叶丹参} = 0.000\ 05X + 0.182$，$Y_{组培大叶丹参} = 0.000\ 06X + 0.0711$，$Y_{组培小叶丹参} = 0.000\ 08X + 0.1523$，$Y_{白叶丹参} = 0.0001X + 0.1736$，$Y_{小叶丹参} = 0.0001X + 0.3498$。

6.1.4.5 叶绿素含量

不同丹参品系单位叶面积中，叶绿素 a、叶绿素 b、总叶绿素及类胡萝卜素的含量相对大小为组培小叶丹参＞矮秆大叶丹参＞高秆大叶丹参＞小叶丹参＞组培大叶丹参＞白叶丹参(图 6-5)。对丹参产量性状、光合特征参数及叶绿素含量进行相关性分析结果见表 6-5，丹参中叶绿素含量的高低对丹参的鲜重、最大光合速率、光补偿点及表观暗呼吸作用都有相关性，与丹参干重和表观量子利用率的相关性未达显著水平。丹参光饱和点的高低与丹参叶片中叶绿素 b 和类胡萝卜素的含量间存在显著正相关，而与叶绿素 a 和总叶绿素的正相关性未达显著水平。丹参叶绿素含量高的品系最大光合速率也高，单株鲜重也较重。因此，叶绿素含量的高低可作为产量高低的预测依据之一。

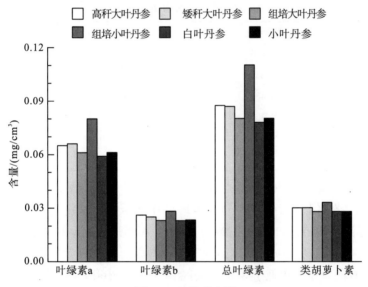

图 6-5 叶绿素含量

表 6-5 叶绿素含量与光合参数的相关性

因子	鲜重	干重	表观量子利用率	最大光合速率	光补偿点	光饱和点	表观暗呼吸
叶绿素 a	0.855**	0.605	0.262	0.815*	0.936**	0.770	−0.932**
叶绿素 b	0.815*	0.506	0.334	0.908*	0.994**	0.878*	−0.974**
总叶绿素	0.851*	0.584	0.281	0.843*	0.956**	0.801	−0.948**
类胡萝卜素	0.815*	0.575	0.239	0.847*	0.976**	0.830*	−0.945**

注：* 表示在 0.05 水平差异显著，** 表示在 0.01 水平差异显著

6.1.5　有效成分含量与生物产量

6.1.5.1　有效成分含量

对六个丹参品系的六个有效成分的测定结果见表 6-6，小叶丹参中隐丹参酮含量最高，达 0.440mg/g，组培大叶丹参隐丹参酮含量最低，仅为 0.140mg/g，其他品系中隐丹参酮含量在 0.202～0.317mg/g。小叶丹参中丹参酮Ⅰ含量在各品系中最高，达 1.096mg/g，白叶丹参中丹参酮Ⅰ含量在各品系中含量最低，仅为 0.308mg/g。丹参酮Ⅱ A 以矮秆大叶丹参中含量最高，达 3.24mg/g，在白叶丹参中含量最低，为 0.747mg/g。原儿茶醛在矮秆大叶丹参中最高，为 0.640mg/g，在高秆大叶丹参中最低为 0.485mg/g；丹酚酸 B 含量同样在矮秆大叶丹参中最高，为 63.4mg/g，组培小叶丹参最低，为 39.5mg/g。丹酚酸 A 含量以高秆大叶丹参中最高，达 7.29mg/g，组培小叶丹参最，低为 2.14mg/g。

表 6-6　有效成分含量(mg/g)

品系	隐丹参酮	丹参酮Ⅰ	丹参酮Ⅱ A	原儿茶醛	丹酚酸 B	丹酚酸 A
高秆大叶丹参	0.229	0.656	2.07	0.485	54.6	7.29
矮秆大叶丹参	0.269	0.854	3.24	0.640	63.4	6.85
组培大叶丹参	0.140	0.431	1.58	0.593	60.7	5.14
组培小叶丹参	0.202	0.359	1.07	0.502	39.5	2.14
白叶丹参	0.317	0.308	0.747	0.620	45.5	3.31
小叶丹参	0.440	1.096	2.38	0.579	62.6	3.84

丹酚酸 B、原儿茶醛、丹参酮Ⅱ A 在矮秆大叶丹参中含量最高，丹酚酸 A、丹参酮Ⅰ的含量也较高，在各品系中居第二位。组培小叶丹参中丹酚酸 A、丹酚酸 B 和隐丹参酮的含量在各品系中均最低，白叶丹参中丹参酮Ⅱ A 和丹参酮Ⅰ的含量在各品系中最低。根据《中华人民共和国药典》(2010 版)规定，丹参原药材中丹参酮Ⅱ A 的含量不得低于 0.2%，丹酚酸 B 的含量不得低于 3.0%。各品系丹参中小叶丹参、高秆大叶丹参和矮秆大叶丹参的丹参酮Ⅱ A 符合规定，各品系丹酚酸 B 的含量均达到药典要求。因此以有效成分含量为品质判断依据之一，矮秆大叶丹参是一份较好的品系，组培小叶丹参和白叶丹参的品质较差。

对六种有效成分在丹参中的含量进行线性相关性分析表明(表 6-7)，丹参中仅丹参酮Ⅱ A 与丹参酮Ⅰ及丹酚酸 B 含量的相关性达到显著水平，其余成分间相关性均不显著。

表 6-7　丹参中 6 种有效成分含量相关性

成分	隐丹参酮	丹参酮Ⅰ	丹参酮Ⅱ A	原儿茶醛	丹酚酸 B
丹参酮Ⅰ	0.659				
丹参酮Ⅱ A	0.243	0.834 *			
原儿茶醛	0.273	0.115	0.258		

续表

成分	隐丹参酮	丹参酮 I	丹参酮 II A	原儿茶醛	丹酚酸 B
丹酚酸 B	0.225	0.749	0.813*	0.445	
丹酚酸 A	−0.191	0.381	0.703	0.056	0.657

注：* 表示在 0.05 水平差异显著

6.1.5.2 有效成分的生物产量 II

各有效成分的生物产量中组培大叶丹参三个水溶性成分原儿茶醛、丹酚酸 B、丹酚酸 A 生物产量在各丹参品系中最高；矮秆大叶丹参的丹参酮 II A 和丹参酮 I 的含量较其他丹参品系产量高，而其隐丹参酮的产量则略低于小叶丹参和组培小叶丹参(表 6-8)。

表 6-8 有效成分生物产量(mg/株)

品系	隐丹参酮	丹参酮 I	丹参酮 II A	原儿茶醛	丹酚酸 B	丹酚酸 A
高秆大叶丹参	11.2	32.1	101.7	23.7	2676.6	357.4
矮秆大叶丹参	19.9	63.2	240.8	47.4	4693.6	507.0
组培大叶丹参	14.5	44.4	162.5	61.0	6247.6	529.4
组培小叶丹参	22.4	39.8	118.5	55.6	4381.4	237.1
白叶丹参	17.5	17.0	41.2	34.2	2507.0	182.2
小叶丹参	23.7	59.0	127.9	31.1	3368.9	206.6

6.1.6 丹参品质综合评价

6.1.6.1 评价模型的建立

根据丹参的外观性状、农艺性状和有效成分含量为评价指标建立丹参品质综合评价体系(图 6-6)。

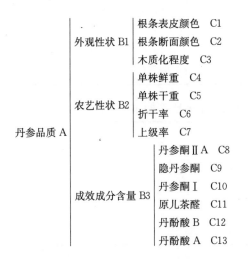

图 6-6 丹参品质综合评价体系

6.1.6.2   评价模型各指标相对权重的确定

判断矩阵的构造

设某层有 n 个因素，$X = \{x_1, x_2, \cdots, x_n\}$，要比较它们对上一层某一准则（或目标）的影响程度，确定在该层中相对于某一准则所占的比重（即把 n 个因素对上一层某一目标的影响程度排序）。上述比较是两两因素之间进行的比较。比较时取 1～9 层，见表 6-9，各体系判断矩阵见表 6-10 ～表 6-13。

表 6-9   Saaty 相对重要性等级表

相对重要程度	含义
1	前后两个项目相比，具有同样重要性
3	前比较项目比后比较项目稍微重要，反之记 1/3
5	前比较项目比后比较项目明显重要，反之记 1/5
7	前比较项目比后比较项目特别重要，反之记 1/7
9	前比较项目比后比较项目极端重要，反之记 1/9
2，4，6，8	上述两相邻判断的中间值需要折中时使用

表 6-10   丹参品质性状 A 支配下因素 B1～B3 判断矩阵

A	B1	B2	B3
B1	1	1/3	1/5
B2	3	1	1/2
B3	5	2	1

表 6-11   外观性状 B1 支配下因素 C1～C3 判断矩阵

B1	C1	C2	C3
C1	1	3	5
C2	1/3	1	3
C3	1/5	1/3	1

表 6-12   农艺性状 B2 支配下因素 C4～C7 判断矩阵

B2	C4	C5	C6	C7
C4	1	1/3	3	1
C5	3	1	3	1
C6	1/3	1/3	1	1/3
C7	1	1	3	1

表 6-13　有效成分含量 B3 支配下因素 C8~C13 判断矩阵

B3	C8	C9	C10	C11	C12	C13
C8	1	5	5	3	1/2	3
C9	1/5	1	1	1/2	1/9	1/2
C10	1/5	1	1	1/5	1/9	1/2
C11	1/3	2	2	1	1/5	1
C12	2	9	9	5	1	5
C13	1/5	2	2	1	5	1

判断矩阵一致性检验

计算判断矩阵的最大特征根 λ_{max} 及其对应的特征向量 ω，将特征向量归一化后得到各因子权重，并进行一致性检验。为进行判断矩阵的一致性检验，需计算一致性指标 $CI=\dfrac{\lambda_{max}-n}{n-1}$，平均随机一致性指标 RI（表 6-14）。随机一致性比率 $CR=\dfrac{CI}{RI}<0.10$ 时，认为层次分析排序的结果有满意的一致性，即权系数的分配是合理的；否则，要调整判断矩阵的元素取值，重新分配权系数的值。经检验，判断矩阵具有良好的一致性（表 6-15）。

表 6-14　随机一致性指标 RI 的值

n	1	2	3	4	5	6
RI	0	0	0.58	0.89	1.12	1.26

表 6-15　判断矩阵一致性检验

指标层	λ_{max}	CI	RI	CR
A	3.0649	0.032	0.58	0.0552
B1	3.0385	0.019	0.58	0.328
B2	4.1545	0.052	0.89	0.584
B3	6.0074	0.0015	1.26	0.0012

各因子权重见表 6-16。外观性状、农艺性状、有效成分含量在丹参综合品质评价中的权重分别为 0.1095、0.3090 和 0.5816，因此有效成分含量的高低对丹参品质的影响最高，其次是农艺性状，而外观性状对丹参品质的影响最小。在有效成分含量中，丹酚酸 B 和丹参酮ⅡA 含量的高低对丹参品质的影响最大，权重分别为 0.4622 和 0.2547；其余 4 种有效成分中，水溶性成分（原儿茶醛和丹酚酸 A）含量的高低大于脂溶性成分（隐丹参酮和丹参酮Ⅰ）含量的高低对丹参品质的影响。在农艺性状中，单株干重和上级率对农艺性状的影响最大，权重分别为 0.3943 和 0.2867，折干率对农艺性状的影响最小，权值仅为 0.0956。在外观形状中，根条表皮颜色所占权重最大，权重为 0.6370，木质化程度所占权重最小，为 0.1047。由表 6-16 可知，各个因子在丹参品质中的总权重不尽相同，丹酚酸 B 的含量在丹参品质中所占总权重为 0.2688，在所有因子中总权重最大；其次为丹参酮ⅡA 含量的高低，其总权重为 0.1481，因此这两个有效成分含量的高低，对丹参的品质影响最大。除以上两个有效成分含量外，其余因子对丹参综合品质的影响大小为：

单株干重>上级率>根条表皮颜色>单株鲜重>原儿茶醛和丹酚酸 A 含量>折干率>隐丹参酮和丹参酮 I 含量>根条断面颜色>木质化程度。

表 6-16　各指标权重

指标层		准则层			总排序权值	总排序
		B1	B2	B3		
		0.1095	0.3090	0.5816		
根条表皮颜色	C1	0.6370	—	—	0.0698	5
根条断面颜色	C2	0.2583	—	—	0.0283	10
木质化程度	C3	0.1047	—	—	0.0115	11
单株鲜重	C4	—	0.2234	—	0.0690	6
单株干重	C5	—	0.3943	—	0.1218	3
折干率	C6	—	0.0956	—	0.0295	8
上级率	C7	—	0.2867	—	0.0886	4
丹参酮 II A	C8	—	—	0.2547	0.1481	2
隐丹参酮	C9	—	—	0.0487	0.0283	9
丹参酮 I	C10	—	—	0.0487	0.0283	9
原儿茶醛	C11	—	—	0.0929	0.0540	7
丹酚酸 B	C12	—	—	0.4622	0.2688	1
丹酚酸 A	C13	—	—	0.0929	0.0540	7

6.1.6.3　评价指标赋值与品质得分

各评价指标赋值：

丹参根条以表皮鲜红色、断面紫色、无木心者为佳，为了在数据计算时显示出差异，将得分设计为 15、10、5 三个等级标准。表皮颜色鲜红色或砖红色赋值 15，暗红或棕红色赋值 10，其他颜色赋值 5；断面颜色以紫色或紫黑色赋值 15，灰白或黄白色赋值 10，其他颜色赋值 5；根条木质化程度以有无木心为衡量标准，无木心赋值 15，偶有木心赋值 10，木心明显赋值 5。鲜重、干重等数量指标以指标的实际测定值的无纲量数值进行赋值。赋值结果见表 6-17。

表 6-17　各指标赋值

品系	鲜重	干重	折干率	上级率	皮层颜色	断面颜色	木质化程度	隐丹参酮	丹参酮 I	丹参酮 II A	原儿茶醛	丹酚酸 B	丹酚酸 A
高秆大叶丹参	329.0	49.0	14.9	33	15	15	15	0.2288	0.6558	2.074	0.4846	54.62	7.294
矮秆大叶丹参	308.5	74.0	24.0	38	15	15	15	0.2692	0.8538	3.241	0.6401	63.43	6.851
组培大叶丹参	372.5	103.0	27.7	36	15	15	15	0.1402	0.4312	1.577	0.5925	60.66	5.140
组培小叶丹参	485.0	110.8	22.8	42	15	15	15	0.2023	0.3589	1.069	0.5020	39.54	2.140
白叶丹参	237.5	55.1	23.2	16	5	10	5	0.3171	0.3077	0.7469	0.6202	45.50	3.306
小叶丹参	311.5	53.8	17.3	40	15	15	5	0.4399	1.096	2.377	0.5785	62.62	3.841

品质评价计算模型和结果：

各评价层得分数学模型分别为：外观性状 $V_1 = \sum\limits_{i=1}^{3} \omega_i \dfrac{x_i}{\max_i}$ ；农艺性状 $V_2 = \sum\limits_{i=4}^{7} \omega_i$ $\dfrac{x_i}{\max_i}$ ；有效成分含量 $V_3 = \sum\limits_{i=8}^{13} \omega_i \dfrac{x_i}{\max_i}$ 。由于收购商更看重药材的外观性状和有效成分含量，因此我们将收购价值定义为：收购价值 $V_b = V_1 + V_3$ ；而丹参种植户则更关心丹参的外观和产量情况，因此我们将生产价值定义为：生产价值 $V_p = V_1 + V_2$ ；丹参品质 $V = V_1 + V_2 + V_3$ ；其中 ω_i 为指标体系的权重；x_i 为评价指标实际得分；$\max_i$ 为评价指标最高得分。

各丹参品系品质评价结果见表 6-18。外观性状方面由于小叶丹参木质化程度较高，而白叶丹参根条黄白色，因此这两个品系丹参的外观性状得分较其他品系低。农艺性状方面，组培小叶丹参的得分最高(0.3038)，农艺性状最佳；组培大叶丹参次之(0.2718)，矮秆大叶丹参位居第三(0.2310)；白叶丹参的农艺性状得分最低(0.1577)，其农艺性状最差。有效成分含量的综合得分以矮秆大叶丹参得分最高(0.5611)，其次为小叶丹参(0.5080)，而组培小叶丹参最差(0.2970)。收购价值得分中，矮秆大叶因外观品质和药用成分俱佳，得分最高(0.6706)，其次为小叶丹参(0.6117)，白叶丹参的收购价值最低(0.3869)。生产价值方面，组培小叶外观性状和农艺性状均较好，得分最高(0.4133)，组培大叶丹参次之(0.3813)，白叶丹参的生产价值得分最低(0.2124)。结合外观性状、农艺性状和有效成分含量对丹参进行综合评价，得出矮秆大叶丹参综合品质最佳(0.9017)；小叶丹参和组培大叶丹参品质相近，但其品质低于矮秆大叶丹参；组培小叶丹参和高秆大叶丹参品质也较为接近，但其品质又低于小叶丹参和组培大叶丹参；白叶丹参品质在各品系丹参中最低(0.5446)。

表 6-18　各丹参品系品质得分

品系	V_1	V_2	V_3	V_b	V_p	V
高秆大叶丹参	0.1095	0.1629	0.4529	0.5624	0.2723	0.7253
矮秆大叶丹参	0.1095	0.2310	0.5611	0.6706	0.3405	0.9017
组培大叶丹参	0.1095	0.2718	0.4546	0.5641	0.3813	0.8359
组培小叶丹参	0.1095	0.3038	0.2970	0.4065	0.4133	0.7103
白叶丹参	0.0548	0.1577	0.3322	0.3870	0.2125	0.5446
小叶丹参	0.1038	0.2063	0.5080	0.6118	0.3101	0.8181

6.2　川丹参新品种选育

6.2.1　多点试验

6.2.1.1　参试品系

参试品系为川丹参 1 号(CDS-1)、小叶型丹参(XY)和野生型丹参(YS)，对照为传统栽培丹参的混杂群体(CK)。

CDS-1：川丹参 1 号，即大叶型丹参，其叶片卵圆且大，叶和分支数较少。CDS-1 系课题组从四川省中江县传统栽培丹参种质资源混杂群体中，经多年筛选出的优良单株，并进一步分离、纯化而形成的性状稳定的优良品系，适宜区为四川盆地西北部龙泉山脉的丘陵地区(海拔在 400~1100m)(彩图 10)。

CK：丹参，为中江丹参主产区传统栽培丹参的混杂群体。

XY：小叶型丹参，其叶片盾圆且小，叶和分支数多，从中江丹参主产区传统栽培丹参的混杂群体中分离、纯化出的稳定品系。

YS：野生型丹参，从丘陵野生隐蔽生态环境移栽至田间向阳的生态环境，采自中江县丘陵生态区多年生野生丹参的植株，从野生群体中筛选并经纯化后的稳定品系。

6.2.1.2　试验设计

2007 年度和 2008 年度在中江县辑庆镇、合兴乡、石泉乡、兴隆镇和集凤镇等 5 个试验点同时展开试验。试验小区选择有代表性、肥力均匀、土地平整、前作一致且为不种丹参的地块作试验地。丹参品比试验设计 4×3，采用单因素随机区组排列(图 6-7)，参试品系 4 个(含对照组)，试验重复 3 次。试验小区规格设计为长方形，长：宽=2：1~3：1，小区面积 20m²，种植密度每亩为 4500 株。同时在试验四周设置宽 2m 的保护行，保护行不少于 2 行，种植对应小区品系。

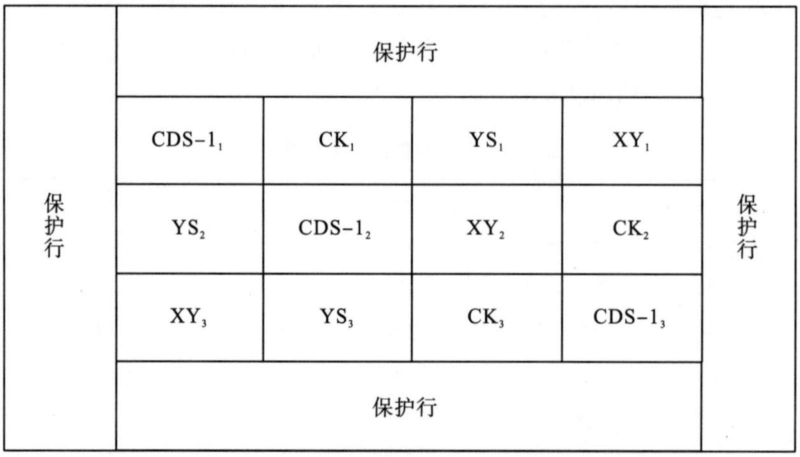

保护行			
CDS-1₁	CK₁	YS₁	XY₁
YS₂	CDS-1₂	XY₂	CK₂
XY₃	YS₃	CK₃	CDS-1₃
保护行			

图 6-7　多点试验田间布局示意图

6.2.1.3　试验结果

各丹参参试品系生育特性存在一定差异(表 6-19)。其中小叶型丹参 XY 出苗期最短，野生丹参型 YS 生育期和花果期最长。川丹参新品系 CDS-1 与对照品系 CK 相比，出苗期较短，提前 5 天左右，而生育期和花果期均长于对照品系 10 天左右。说明 CDS-1 品系具有发芽早、生育期较长等特点。2007 年度和 2008 年度，在中江县辑庆镇、合兴乡、石泉乡、兴隆镇和集凤镇多点比较试验观察显示，各试验点川丹参新品系 CDS-1 植株生育特性无显著变化。

表 6-19 丹参各品系植株生育特性调查表

参试品系	栽播到出苗/d	幼苗颜色	生育期/d	花果期/d
CK	70~95	绿色或深绿色	230~260	90~145
CDS—1	65~90	深绿色	240~270	100~145
XY	65~80	绿色	250~270	120~150
YS	70~85	绿色偶见紫色	260~280	120~150

于丹参盛花期(7~8 月),分别在各试验点随机采集 75 株具有该品系代表特征的植株,进行生物学形态特征的考察(表 6-20,表 6-21)。各丹参品系生物学性状存在一定差异。除顶生小叶形状、叶尖形状一致外,其他性状均不相同。其中 CDS—1 品系株高 60~75cm,冠幅 45~60cm,上唇盔状紫红色花冠,花药紫色或黄白色,叶色深绿色,复叶数 3 或 5(多 5),具有小叶柄,叶尖急尖,顶生小叶长 4.5~7.0cm,宽 3.3~6.0cm,叶轴长度 2.5~7.0cm。2007 年度和 2008 年度丹参品系多点比较试验对各品系生物学特性进行了调查,参试品系在 5 个试验点和 2 个试验年度的生物学性状是稳定的($P>0.05$),而参试丹参品系之间的差异是显著的($P<0.05$)。花冠颜色、花冠形状、花药颜色、小叶柄、复叶数、顶生小叶、叶轴长度等可作为丹参各品系分开鉴定的植株生物学形态特征指标。

表 6-20 丹参各品系植株形态特征调查表

参试品系	株高/cm	冠幅/cm	顶生小叶形状	花冠颜色	花冠形态	花药颜色
CK	50~70	40~55	卵圆形或椭圆状卵形	紫红或蓝紫色	上唇盔状或镰刀状	紫色或黄白色
CDS—1	60~75	45~60	卵圆形或椭圆状卵形	紫红色	上唇盔状	紫色或黄白色
XY	50~70	40~50	卵圆形或椭圆状卵形	紫色或蓝紫色	上唇镰刀状	紫色
YS	42~65	37~45	卵圆形或椭圆状卵形	紫色	上唇镰刀状	紫色

表 6-21 丹参各品系植株叶片性状调查表

参试品系	叶色	复叶数	小叶柄	叶尖	顶生小叶 长度/cm	顶生小叶 宽度/cm	顶生小叶 长宽比	叶轴长度/cm
CK	绿色或深绿色	3 或 5	有或无	急尖	4.0~7.0	3.0~5.5	1.0~1.6	2.5~6.0
CDS—1	深绿色	3 或 5(多 5)	有	急尖	4.5~7.0	3.3~6.0	1.1~1.6	2.5~7.0
XY	绿色	3 或 5(多 3)	无	急尖	4.0~6.0	2.9~4.7	1.2~1.6	3.0~5.0
YS	绿色	3 或 5	有	急尖	4.5~6.0	3.0~5.0	1.2~1.5	3.0~6.5

丹参各品系根条外观性状见表 6-22。丹参表皮颜色以砖红色或鲜红色为佳,断面颜色以紫黑色为宜。由表 6-22 中的结果可知,各品系表皮颜色和断面颜色差异较小。木质化程度则以野生型丹参 YS 和小叶型丹参 XY 最为严重,存在木心情况,外观品质较其他品系差。对照品系 CK 也偶见木心情况,木质化程度高于川丹参新品系 CDS—1。须根数量则以野生型丹参 YS 最多。其中川丹参 CDS—1 品系表皮颜色为暗红色或砖红色,断面颜色为黄白色或紫黑色,无木心情况,须根数量较少,说明其药材外观品质较好。

表 6-22　丹参各品系根条外观性状调查表

参试品系	表皮颜色	断面颜色	有无木心	须根数量
CK	暗红色或砖红色	黄白色或紫黑色	偶见	少量
CDS-1	暗红色或砖红色	黄白色或紫黑色	无	少量
XY	砖红色	黄白色或紫黑色	多见	少量
YS	砖红色	黄白色或紫黑色	多见	特多

对 2007 年度和 2008 年度丹参品系多点比较试验的测产统计结果、联合方差分析和多重比较(表 6-23~表 6-30)。不同试验年度和试验地点的单株测产及其折算丹参根亩产量的统计结果可知,各参试品系测产结果大小排列顺序为:①单株平均鲜重:CDS-1>XY>CK>YS;②单株平均干重:CDS-1>XY>CK>YS;③折干率:XY>YS>CDS-1>CK;④上级率:CDS-1>XY>CK>YS。其中川丹参新品系 CDS-1 单株平均鲜重、单株平均干重和上级率均最高,且都极显著高于对照品系 CK($P<0.01$)。在折干率方面,川丹参新品系 CDS-1 则要低于 XY 品系,但二者差异并不显著($P>0.05$)。川丹参新品系 CDS-1 各统计结果平均值分别为:单株平均鲜重 192.41g,单株平均干重 45.11g,折干率 23.44%,上级率为 40.91%。

从丹参品系的亩产测产结果比较,川丹参新品系 CDS-1 的根亩产量鲜产和干产是所有参试品系中最高的,其鲜品亩产量及干品亩产量分别达到 865.83kg/亩和 202.98kg/亩,比 CK 对照品系平均增产 23.61% 和 34.76%,极显著高于中江传统栽培丹参混杂群体 CK($P<0.01$)。丹参品系试验比较表明,川丹参新品系 CDS-1 是川丹参栽培种质资源中的产量和干物质含量较高、商品规格最好的新品系,具有很好的丰产性和区域适应性。

表 6-23　2007 年度丹参多点比较试验各点小区折合亩产量

地点	品种	鲜产量/(kg/亩)				比对照±/%	位次
		小区 1	小区 2	小区 3	平均		
辑庆	CK	682.18	668.55	709.03	686.59		3
	CDS-1	845.40	857.89	872.84	858.71	+25.07	1
	XY	724.30	733.01	754.38	737.23	+7.37	2
	YS	595.24	599.55	575.53	590.11	−14.05	4
合兴	CK	714.70	744.86	756.12	738.56		3
	CDS-1	918.39	890.38	882.56	897.11	+21.47	1
	XY	796.14	799.44	766.56	787.38	+6.61	2
	YS	657.51	676.65	648.27	660.81	−10.53	4
石泉	CK	722.99	737.04	702.63	720.89		3
	CDS-1	859.40	886.56	854.17	866.71	+20.23	1
	XY	807.82	779.07	782.24	789.71	+9.55	2
	YS	638.29	610.80	614.37	621.15	−13.84	4

地点	品种	鲜产量/(kg/亩)				比对照±/%	位次
		小区 1	小区 2	小区 3	平均		
兴隆	CK	632.99	643.83	668.42	648.41		3
	CDS−1	836.95	823.29	805.61	821.95	+26.76	1
	XY	712.55	739.51	728.74	726.93	+12.11	2
	YS	587.07	571.09	606.33	588.16	−9.29	4
集凤	CK	712.04	687.81	673.18	691.01		3
	CDS−1	840.11	868.29	862.96	857.12	+24.04	1
	XY	757.16	753.50	781.79	764.15	+10.59	2
	YS	585.35	625.56	598.45	603.12	−12.72	4

表 6-24　2008 年度丹参多点比较试验各点小区折合亩产量

地点	品种	鲜产量/(kg/亩)				比对照±/%	位次
		小区 1	小区 2	小区 3	平均		
辑庆	CK	671.74	681.78	733.98	695.83		3
	CDS−1	854.98	869.39	828.10	850.82	+22.27	1
	XY	766.19	722.31	744.00	744.17	+6.95	2
	YS	579.79	589.53	616.36	595.23	−14.46	4
合兴	CK	781.81	738.51	774.17	764.83		3
	CDS−1	925.90	870.09	899.34	898.44	+17.47	1
	XY	786.19	792.45	840.85	806.50	+5.45	2
	YS	677.44	618.00	653.28	649.58	−15.07	4
石泉	CK	682.56	679.16	726.67	696.13		3
	CDS−1	907.19	929.38	884.08	906.88	+30.27	1
	XY	786.85	818.48	798.22	801.18	+15.09	2
	YS	676.89	669.11	628.16	658.05	−5.47	4
兴隆	CK	685.57	687.09	651.36	674.67		3
	CDS−1	812.92	860.70	867.52	847.05	+25.55	1
	XY	719.41	733.57	777.49	743.49	+10.20	2
	YS	612.13	574.71	554.63	580.49	−13.96	4
集凤	CK	679.06	717.65	666.22	687.64		3
	CDS−1	821.23	850.50	888.77	853.50	+24.12	1
	XY	755.85	724.43	777.06	752.45	+9.42	2
	YS	656.88	609.29	601.65	622.61	−9.46	4

表 6-25　2007 年度丹参多点比较试验各品系根产量统计结果比较表

参试品系	试验点	单株平均鲜重/g	单株平均干重/g	根鲜产/(kg/亩)	根干产/(kg/亩)	折干率/%	上级率/%
CK	辑庆	152.58	31.64	686.59	142.40	20.74	36.31
	合兴	164.12	35.30	738.56	158.86	21.51	36.05
	石泉	160.20	33.96	720.89	152.83	21.20	36.24
	兴隆	144.09	29.99	648.41	134.93	20.81	35.89
	集凤	153.56	32.46	691.01	146.08	21.14	35.57
	均值±标准差	154.91±7.70	32.67±2.06	697.09±34.65	147.02±9.25	21.08±0.31	36.01±0.30
CDS-1	辑庆	190.82	43.22	858.71	194.50	22.65	39.87
	合兴	199.36	45.93	897.11	206.69	23.04	40.84
	石泉	192.60	46.03	866.71	207.14	23.90	40.63
	兴隆	182.66	41.54	821.95	186.91	22.74	41.72
	集凤	190.47	45.66	857.12	205.45	23.97	40.86
	均值±标准差	191.18±5.96	44.48±2.01	860.32±26.83	200.14±9.04	23.26±0.63	40.78±0.66
XY	辑庆	163.83	38.39	737.23	172.73	23.43	38.02
	合兴	174.97	41.61	787.38	187.24	23.78	36.43
	石泉	175.49	42.14	789.71	189.61	24.01	38.22
	兴隆	161.54	37.83	726.93	170.25	23.42	37.95
	集凤	169.81	40.52	764.15	182.33	23.86	36.48
	均值±标准差	169.13±6.34	40.10±1.92	761.08±28.53	180.43±8.62	23.70±0.26	37.42±0.89
YS	辑庆	131.14	30.12	590.11	135.55	22.97	16.45
	合兴	146.85	34.60	660.81	155.69	23.56	15.78
	石泉	138.03	33.03	621.15	148.64	23.93	15.23
	兴隆	130.70	29.92	588.16	134.63	22.89	16.99
	集凤	134.03	30.85	603.12	138.84	23.02	16.47
	均值±标准差	136.15±6.66	31.70±2.03	612.67±29.96	142.67±9.15	23.27±0.45	16.18±0.68

表 6-26　2008 年度丹参多点比较试验各品系根产量统计结果比较表

参试品系	试验点	单株平均鲜重/g	单株平均干重/g	根鲜产/(kg/亩)	根干产/(kg/亩)	折干率/%	上级率/%
CK	辑庆	154.63	33.55	695.83	151.00	21.70	36.01
	合兴	169.96	37.07	764.83	166.81	21.81	36.47
	石泉	154.70	35.43	696.13	159.41	22.90	36.34
	兴隆	149.93	32.04	674.67	144.18	21.37	35.82
	集凤	152.81	33.27	687.64	149.70	21.77	36.54
	均值±标准差	156.40±7.82	34.27±1.98	703.82±35.20	154.22±8.90	21.91±0.58	36.24±0.31

续表

参试品系	试验点	单株平均鲜重/g	单株平均干重/g	根鲜产/(kg/亩)	根干产/(kg/亩)	折干率/%	上级率/%
CDS-1	辑庆	189.07	43.58	850.82	196.11	23.05	41.28
	合兴	199.65	47.94	898.44	215.72	24.01	40.78
	石泉	201.53	47.70	906.88	214.66	23.67	40.92
	兴隆	188.23	44.84	847.05	201.77	23.82	41.34
	集凤	189.67	44.63	853.50	200.83	23.53	40.84
	均值±标准差	193.63±6.41	45.74±1.96	871.34±28.84	205.82±8.83	23.62±0.36	41.03±0.26
XY	辑庆	165.37	39.56	744.17	178.00	23.92	37.83
	合兴	179.22	43.96	806.50	197.83	24.53	37.79
	石泉	178.04	43.71	801.18	196.69	24.55	38.02
	兴隆	165.22	39.60	743.49	178.21	23.97	37.41
	集凤	167.21	40.25	752.45	181.11	24.07	37.33
	均值±标准差	171.01±7.01	41.42±2.23	769.56±31.55	186.37±10.03	24.21±0.31	37.68±0.29
YS	辑庆	132.27	30.81	595.23	138.63	23.29	16.11
	合兴	144.35	35.38	649.58	159.21	24.51	16.37
	石泉	146.23	36.28	658.05	163.26	24.81	17.19
	兴隆	129.00	30.60	580.49	137.69	23.72	17.03
	集凤	138.36	33.52	622.61	150.86	24.23	16.23
	均值±标准差	138.04±7.45	33.32±2.59	621.19±33.53	149.93±11.64	24.11±0.61	16.59±0.49

表 6-27　2007 年度丹参多点比较试验方差分析表

变异来源	DF	SS	MS	F
点内区组	2	133.00	66.50	0.22
品种	3	491 509.68	163 836.56	544.86**
地点	4	39 561.61	9 890.40	32.89
品种×地点	12	4 022.66	335.22	1.11
误差	38	11 426.35	300.69	
总变异	59	546 653.30	9 265.31	

表 6-28　2007 年度多点比较试验各品系丹参多重比较

品种	平均鲜产量/(kg/亩)	比 CK/%	5%显著水平	1%极显著水平
CK	697.09		c	C
CDS-1	860.32	+23.42	a	A
XY	761.08	+9.18	b	B
YS	612.67	-12.11	d	D

表 6-29 2008 年度丹参多点比较试验方差分析表

变异来源	DF	SS	MS	F
点内区组	2	781.61	390.80	0.54
品种	3	503 093.32	167 697.77	231.11**
地点	4	42 092.00	10 523.00	14.50*
品种×地点	12	8 195.31	682.94	0.94
误差	38	27 573.96	725.63	
总变异	59	581 736.20	9 859.94	

表 6-30 2008 年度多点比较试验各品系丹参多重比较

品种	平均鲜产量/(kg/亩)	比CK/%	5%显著水平	1%极显著水平
CK	703.82		c	C
CDS-1	871.34	+23.80	a	A
XY	769.56	+9.34	b	B
YS	621.19	-11.74	d	D

川丹参新品系 CDS-1 丹参酮ⅡA、丹参酮Ⅰ、隐丹参酮、丹酚酸 B、丹酚酸 A 和原儿茶醛的含量分别为 2.38mg/g、0.36mg/g、0.20mg/g、51.09mg/g、3.84mg/g 和 0.56mg/g(表 6-31)。其中丹参酮ⅡA 和丹酚酸 B 两种药用特征成分的含量均高于《中华人民共和国药典》(2010 年版)对丹参的品质要求。川丹参新品系 CDS-1 丹参酮ⅡA 和丹酚酸 B 的含量分别比对照 CK 品系高 9.68%、6.06%,均达到极显著差异水平($P <$ 0.01)。YS 品系丹参酮ⅡA 含量没有达到药典要求。丹参品系多点试验比较表明川丹参新品系 CDS-1 是川丹参栽培种质资源中品质较好的一种新品系类型。

表 6-31 丹参各品系品质检测结果比较表

参试品系	试验点	有效成分					
		丹参酮ⅡA /(mg/g)	丹参酮Ⅰ /(mg/g)	隐丹参酮 /(mg/g)	丹酚酸 B /(mg/g)	丹酚酸 A /(mg/g)	原儿茶醛 /(mg/g)
CK	辑庆	2.23	0.42	0.13	48.12	4.74	0.49
	合兴	2.13	0.43	0.13	47.99	4.87	0.57
	石泉	2.24	0.42	0.15	49.01	5.38	0.53
	兴隆	2.21	0.44	0.14	48.82	5.45	0.43
	集凤	2.04	0.42	0.13	46.93	5.26	0.48
	均值±标准差	2.17±0.08	0.43±0.01	0.14±0.01	48.17±0.82	5.14±0.32	0.50±0.05

续表

参试品系	试验点	有效成分					
		丹参酮ⅡA /(mg/g)	丹参酮Ⅰ /(mg/g)	隐丹参酮 /(mg/g)	丹酚酸B /(mg/g)	丹酚酸A /(mg/g)	原儿茶醛 /(mg/g)
CDS-1	辑庆	2.32	0.39	0.20	49.98	3.90	0.50
	合兴	2.40	0.37	0.21	50.25	3.78	0.52
	石泉	2.35	0.34	0.20	51.32	3.81	0.51
	兴隆	2.39	0.39	0.22	52.11	3.89	0.60
	集凤	2.44	0.31	0.19	51.77	3.82	0.67
	均值±标准差	2.38±0.05	0.36±0.03	0.20±0.01	51.09±0.93	3.84±0.05	0.56±0.07
XY	辑庆	2.60	0.77	0.28	59.45	7.08	0.64
	合兴	2.73	0.82	0.29	59.13	6.49	0.60
	石泉	2.61	0.70	0.23	58.73	6.77	0.69
	兴隆	2.68	0.71	0.26	60.69	7.02	0.64
	集凤	2.59	0.73	0.29	59.17	6.89	0.63
	均值±标准差	2.64±0.06	0.75±0.05	0.27±0.03	59.43±0.75	6.85±0.23	0.64±0.03
YS	辑庆	1.94	0.42	0.27	52.85	2.20	0.52
	合兴	1.95	0.37	0.36	52.67	2.21	0.47
	石泉	1.91	0.44	0.31	52.71	2.07	0.50
	兴隆	1.99	0.42	0.40	53.04	2.13	0.52
	集凤	1.81	0.40	0.28	51.73	2.09	0.44
	均值±标准差	1.92±0.07	0.41±0.03	0.32±0.06	52.60±0.51	2.14±0.06	0.49±0.03

6.2.2　川丹参新品系生产试验

6.2.2.1　参试品系

CK：丹参，为中江丹参主产区传统栽培丹参的混杂群体。

CDS-1：川丹参1号，即大叶型丹参，其叶片卵圆且大，叶和分支数较少，从中江丹参主产区传统栽培丹参的混杂群体中分离、纯化出的稳定品系。

6.2.2.2　试验设计

2009年度在中江县辑庆镇、合兴乡、石泉乡、兴隆镇和集凤镇等5个试验点开展试验。试验小区选择有代表性、肥力均匀、土地平整、前作一致且不种丹参的地块作试验地。丹参品比试验设计2×3，采用单因素随机区组排列(图6-8)，参试品系2个(含对照组)，试验重复3次。试验小区规格设计为长方形，长：宽=2：1~3：1，小区面积60m²，种植密度每亩为4500株。同时在试验四周设置宽2m的保护行，保护行不少于2

行，种植对应小区品系。

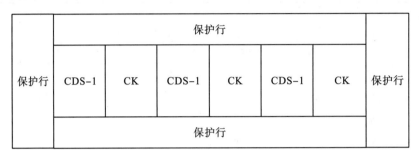

图 6-8　生产试验田间布局示意图

6.2.2.3　试验结果

川丹参新品系 CDS-1 与对照品系 CK 相比（表 6-32），出苗期较短，提前 5 天左右，而生育期和花果期均长于对照品系 10 天左右。说明 CDS-1 品系具有发芽早、生育期较长等特点。2009 年度，在中江县辑庆镇、合兴乡、石泉乡、兴隆镇和集凤镇多点生产试验观察显示，各试验点川丹参新品系 CDS-1 植株生育特性无显著变化，且与多点区域试验结果相一致。

表 6-32　各品系植株生育特性调查表

参试品系	栽播到出苗/d	幼苗颜色	生育期/d	花果期/d
CK	70~95	绿色或深绿色	230~260	90~145
CDS-1	65~90	深绿色	240~270	100~145

对 2009 年度丹参多点生产试验各参试品系的测产统计结果及分析见表 6-33～表 6-36。从丹参品系的亩产测产结果比较，川丹参新品系 CDS-1 的平均鲜产量达到 895.61kg/亩，比 CK 对照品系平均增产 24.83%，极显著高于中江传统栽培丹参混杂群体 CK($P<0.01$)。此外，CDS-1 各试验点的误差变异系数 CV(%)在 5% 正常变异范围之内，表明试验数据可靠，各区组产量较稳定。生产试验结果表明，川丹参新品系 CDS-1 具有很好的丰产性和区域适应性。

表 6-33　各点小区折合亩产量

地点	品种	鲜产量/(kg/亩)				比对照±/%	位次
		小区 1	小区 2	小区 3	平均		
辑庆	CK	667.00	704.80	703.23	691.67		2
	CDS-1	869.88	866.22	899.80	878.63	+27.03	1
合兴	CK	742.62	747.63	699.92	730.06		2
	CDS-1	931.77	898.50	923.77	918.01	+25.75	1
石泉	CK	757.67	761.81	796.90	772.13		2
	CDS-1	909.19	919.62	945.10	924.64	+19.75	1

续表

地点	品种	鲜产量/(kg/亩)				比对照±/%	位次
		小区 1	小区 2	小区 3	平均		
兴隆	CK	665.54	692.38	675.94	677.95		2
	CDS—1	842.38	884.17	854.83	860.46	+26.92	1
集凤	CK	704.89	701.48	740.26	715.54		2
	CDS—1	910.84	876.53	901.54	896.31	+25.26	1

表 6-34　各点产量汇总（单位：kg/亩）

品种	辑庆	合兴	石泉	兴隆	集凤	平均	比对照±/%	位次
CK	691.67	730.06	772.13	677.95	715.54	717.47		2
CDS—1	878.63	918.01	924.64	860.46	896.31	895.61	+24.83	1

表 6-35　2009 年度丹参多点生产试验方差分析表

变异来源	DF	SS	MS	F
点内区组	2	995.49	497.75	0.91
品种	1	238 003.72	2 380 003.72	803.11 **
地点	4	23 449.88	5 862.47	9.093
品种×地点	4	1 285.71	321.43	1.289
误差	18	7 026.52	390.36	
总变异	29	270 761.33	9 336.60	

表 6-36　2009 年度多点比较试验各品系丹参多重比较

品种	平均鲜产量(kg/亩)	比 CK±/%	5% 显著水平	1% 极显著水平
CK	717.47		b	B
CDS—1	895.61	+24.83	a	A

6.2.3　选育结果

根据多点试验和生产试验，CDS—1 品系具有群体性状稳定一致，长势健壮，具有发芽早、生育期长等特点，其区域适应性强、根条断面无木心、有效成分含量较高，尤其是在产量、上级率方面表现最为突出，具有优质高产的显著优势。该品系于 2011 年通过四川省农作物品种审定委员会相关专家审定，品种名称"川丹参 1 号"，审定编号：川审药 2011002。

第7章　川丹参植物生理生化研究

植物在生长发育过程中，经常会受到不良环境因子如水分、温度等的影响。其中干旱可以影响到植物的整个生长发育过程，短期干旱胁迫可能对植物的生长造成轻微影响，而长期的干旱胁迫则会导致植物枯萎甚至死亡。涝害是指地面积水淹没部分或全部作物，影响植物的生长发育而造成的危害。干旱、洪涝也是严重影响丹参生长的主要气候灾害，直接关系到丹参的产量和品质。油菜素内酯(BR)和茉莉酸甲酯(MJ)是近年来发现的新型植物激素，它们能够提高植物抗氧化酶活性和次生代谢产物的积累，增加植物的抗逆能力。

7.1　水分胁迫对川丹参苗期生理特性和内源激素的影响

7.1.1　干旱胁迫

7.1.1.1　模拟干旱胁迫的选择

材料为六个川丹参品系：组培小叶丹参、组培大叶丹参、四倍体小叶丹参、高秆大叶丹参、矮秆大叶丹参和中江野生丹参，挑选苗龄相同、长势一致的幼苗作为试验材料。

组培小叶丹参作为模拟干旱胁迫选择的供试材料，采用聚乙二醇(PEG)模拟干旱胁迫法，PEG浓度梯度为0[对照(CK)]、10%、15%、20%和25%，每天上午浇灌等量PEG溶液，胁迫第3、6、9和12天，取样测定叶片超氧化物歧化酶(SOD)、过氧化物酶(POD)、过氧化氢酶(CAT)的活性，游离脯氨酸(Pro)和丙二醛(MDA)含量。

不同程度干旱胁迫对组培小叶丹参幼苗SOD活性影响不一(图7-1)，除10%的PEG处理外其他处理下SOD活性均显著高于CK。PEG为10%处理时，第3~6天升高，6~9天下降，9天以后逐渐升高，第6天与第9天差异不显著；PEG为15%处理时，第3~9天逐渐升高，9天以后降低；PEG为20%处理时，第3~6天降低，6天以后逐渐升高，在不同天数之间SOD活性差异均显著；PEG为25%处理时，第3~6天降低，第6~9天升高，第9天以后降低。

不同小写字母表示不同时间相同浓度PEG处理在$P<0.05$水平差异显著，不同大写字母表示相同时间不同浓度PEG处理在$P<0.01$水平差异显著

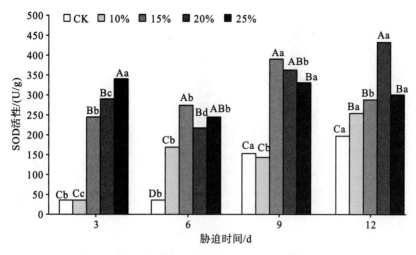

图 7-1　PEG 对组培小叶丹参叶片内 SOD 活性的影响

不同程度干旱胁迫对组培小叶丹参幼苗 POD 活性影响存在差异(图 7-2)，除 10%PEG 处理第 12 天外其他处理下 POD 活性均显著高于 CK。PEG 处理浓度相同时，POD 活性随着胁迫时间的延长先升高后降低，在第 6 天达到最大值之后逐渐降低。在相同的干旱胁迫强度下，各处理均在第 6 天与第 9 天之间，POD 活性差异显著。

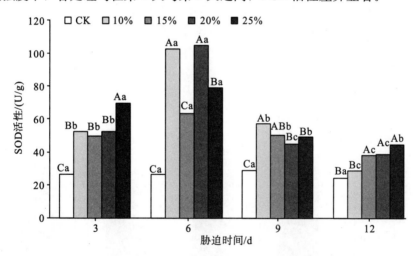

图 7-2　PEG 对组培小叶丹参叶片内 POD 活性的影响

不同小写字母表示不同时间相同浓度 PEG 处理在 $P<0.05$ 水平差异显著，不同大写字母表示相同时间不同浓度 PEG 处理在 $P<0.01$ 水平差异显著

不同程度干旱胁迫对组培小叶丹参幼苗 CAT 含量影响有差异(图 7-3)，PEG 处理下丹参叶片内 CAT 活性均高于 CK。20%PEG 处理的 CAT 活性始终与 CK 差异呈显著水平。在 PEG 处理浓度相同时，CAT 活性整体在第 3 天达到最高值后逐渐降低，且第 6 天和第 9 天之间 CAT 活性差异均显著。

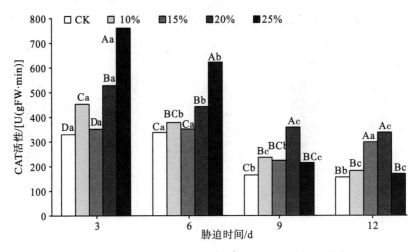

图 7-3　PEG 对组培小叶丹参叶片内 CAT 活性的影响

不同小写字母表示不同时间相同浓度 PEG 处理在 $P<0.05$ 水平差异显著，不同大写字母表示相同时间不同浓度 PEG 处理在 $P<0.01$ 水平差异显著

丙二醛(MDA)为膜脂质过氧化降解的产物，表示植物受氧化伤害程度的指标。不同程度干旱胁迫对组培小叶丹参幼苗 MDA 含量影响如图 7-4 所示，受到干旱胁迫后，各处理的 MDA 含量均高于 CK。除 PEG 为 25% 胁迫第 3 天时的 MDA 含量显著高于 CK 外，其他 PEG 处理的 MDA 含量均与 CK 差异不显著，随着时间的延长，MDA 含量变化规律不明显。

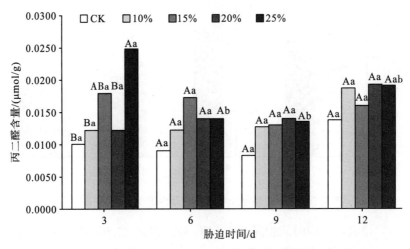

图 7-4　PEG 对组培小叶丹参叶片内 MDA 含量的影响

不同小写字母表示不同时间相同浓度 PEG 处理在 $P<0.05$ 水平差异显著，不同大写字母表示相同时间不同浓度 PEG 处理在 $P<0.01$ 水平差异显著

不同程度干旱胁迫对组培小叶丹参幼苗 Pro 的含量影响如图 7-5 所示，除 10% 的 PEG 处理第 3 天外，丹参叶片内 Pro 的含量均显著高于 CK。相同的干旱胁迫时间，Pro 含量均随 PEG 浓度增加而增大。PEG 浓度相同时，除 10% PEG 处理外，其他各处理 Pro 含量均随胁迫时间的延长而升高。PEG 为 10%、15% 和 25% 的处理，在第 3 天和第

6 天之间 Pro 含量差异不显著，PEG 为 20％的处理在胁迫第 3、6、9 和 12 天之间的 Pro 含量差异均显著。

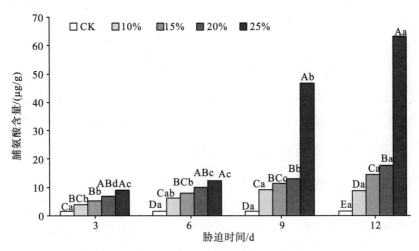

图 7-5　PEG 对组培小叶丹参叶片内 Pro 含量的影响

不同小写字母表示不同时间相同浓度 PEG 处理在 $P<0.05$ 水平差异显著，不同大写字母表示相同时间不同浓度 PEG 处理在 $P<0.01$ 水平差异显著

综上，20％ PEG 处理后，在第 3、6、9 和 12 天时 SOD 活性差异显著，Pro 含量差异显著，第 9 天 CAT 活性与 CK 差异达显著水平；各处理在第 6 天和第 9 天之间 POD 活性差异显著；在胁迫期间各处理的 MDA 含量与 CK 差异不显著。除 MDA 外，其他各所测生理指标均在 PEG 为 20％，胁迫处理 9 天时，与 CK 处理差异显著。故选择 20％的 PEG，胁迫 9 天作为模拟干旱胁迫对各品系川丹参生理生化指标影响的最佳条件。

7.1.1.2　干旱胁迫对生理生化特性的影响

川丹参各品系抗氧化酶活性、游离脯氨酸和丙二醛的含量见表 7-1。六个川丹参品系中，组培大叶丹参的 SOD 活性最高，除与组培小叶丹参差异不显著外，与其他各品系丹参差异均极显著。组培大叶丹参的 POD 活性极显著高于其他各品系，且各品系之间差异均极显著。组培小叶丹参和高秆大叶丹参的 CAT 活性极显著高于其他品系，但两品系之间 CAT 活性差异不显著；组培大叶丹参、矮秆大叶丹参和中江野生丹参之间 CAT 活性差异不显著。就 MDA 含量而言，除高秆大叶丹参极显著低于其他品系之外，其他品系之间含量差异不显著。而 Pro 含量，则以中江野生丹参最高，除与组培大叶丹参差异不显著之外，与其他四个品系的差异达极显著水平；组培小叶丹参、矮秆大叶丹参和四倍体小叶丹参之间 Pro 含量差异不显著，且显著低于其他品系。

表 7-1　PEG 胁迫对各品系丹参叶片内抗氧化酶活性和丙二醛以及游离脯氨酸含量的影响

材料	SOD/ [U/(gFW·h)]	POD/ (U/g)	CAT/ [U/(gFW·min)]	MDA/ (μmol/g)	Pro/ (μg/g)
组培小叶丹参	146ABa	117Bb	317Aa	0.02Aa	11Cc
组培大叶丹参	151Aa	141Aa	165Cc	0.02Aa	52Aa

材料	SOD/ [U/(gFW·h)]	POD/ (U/g)	CAT/ [U/(gFW·min)]	MDA/ (μmol/g)	Pro/ (μg/g)
四倍体小叶丹参	114BCb	93Cc	264Bb	0.02Aa	11Cc
高秆大叶丹参	73Dc	34Ff	304Aa	0.01Bb	29Bb
矮秆大叶丹参	126BCb	52Ee	202Cc	0.02Aa	16BCc
中江野生丹参	84Dc	74Dd	200Cc	0.02Aa	55Aa

注：同列数据后不同小写字母表示在 $P<0.05$ 水平差异显著，大写字母表示在 $P<0.01$ 水平差异显著

7.1.1.3　干旱胁迫对内源激素含量的影响

在不同程度[CK(0％的 PEG)，轻度(15％的 PEG)，中度(20％的 PEG)，重度(25％的 PEG)]干旱胁迫下川丹参各个品系叶片内 GA_3 含量变化如图 7-6 所示，其中除四倍体小叶丹参外其他参试品系丹参 GA_3 含量变化趋势一致，都随着干旱胁迫强度的增加而含量下降。其中，矮秆大叶丹参在轻度和中度干旱胁迫条件下 GA_3 含量下降幅度较小，与对照相比分别下降了 4.07％和 9.97％，重度胁迫下 GA_3 下降幅度变大，与对照相比下降了 16.69％。高秆大叶丹参在轻度干旱胁迫下的 GA_3 含量与对照相比上升了 18.66％。四倍体小叶丹参 GA_3 变化与其他品系不一致，随胁迫程度增加呈现出先升高后降低的趋势。

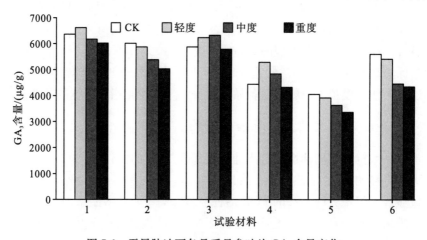

图 7-6　干旱胁迫下各品系丹参叶片 GA_3 含量变化

1. 组培小叶丹参；2. 组培大叶丹参；3. 四倍体小叶丹参；4. 高秆大叶丹参；5. 矮秆大叶丹参；6. 中江野生丹参

干旱胁迫下各品系川丹参内源吲哚乙酸(IAA)的变化如图 7-7 所示，组培小叶丹参、组培大叶丹参和四倍体小叶丹参叶片 IAA 含量均降低，而高秆大叶丹参、矮秆大叶丹参和中江野生丹参叶片 IAA 含量均增加。在各干旱胁迫强度下，四倍体小叶丹参叶片内源IAA 含量下降幅度最小，与对照相比分别下降了 3.85％、11.54 ％和 19.23％；组培大叶丹参叶片内源 IAA 含量下降幅度最大，与对照相比分别下降了 14.04％，28.07％和34.21％。高秆大叶丹参叶片内源 IAA 含量上升幅度最小，分别为对照的 1.05 倍、1.12倍和 1.28 倍，中江野生丹参叶片内源 IAA 含量上升幅度最大，分别是对照的 1.39 倍、

1.82 倍和 2.61 倍。

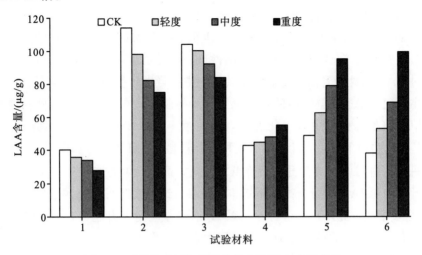

图 7-7　干旱胁迫下各品系丹参叶片 IAA 含量变化

　　1. 组培小叶丹参；2. 组培大叶丹参；3. 四倍体小叶丹参；4. 高秆大叶丹参；5. 矮秆大叶丹参；6. 中江野生丹参

　　干旱胁迫下各品系川丹参叶片内源脱落酸（ABA）含量均呈增加趋势（图 7-8），与对照相比上升幅度随品系不同而异。具体表现在，在轻度干旱胁迫下各品系 ABA 含量上升幅度依次为：四倍体小叶丹参＞组培大叶丹参＞高秆大叶丹参＞矮秆大叶丹参＞组培小叶丹参＞中江野生丹参。在中度干旱胁迫下各品系 ABA 含量上升幅度依次为：四倍体小叶丹参＞组培大叶丹参＞高秆大叶丹参＞中江野生丹参＞组培小叶丹参＞矮秆大叶丹参。在重度干旱胁迫下各品系 ABA 含量上升幅度依次为：组培大叶丹参＞组培小叶丹参＞四倍体小叶丹参＞高秆大叶丹参＞中江野生丹参＞矮秆大叶丹参。

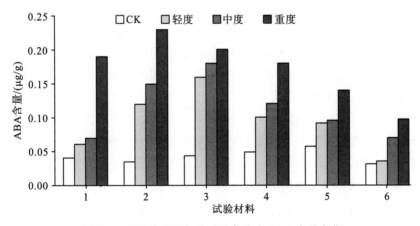

图 7-8　干旱胁迫下各品系丹参叶片 ABA 含量变化

　　1. 组培小叶丹参；2. 组培大叶丹参；3. 四倍体小叶丹参；4. 高秆大叶丹参；5. 矮秆大叶丹参；6. 中江野生丹参

7.1.1.4　小结

　　植物对干旱胁迫的应激反应与适应能力不仅与干旱的强度和时间有关，而且更受其自身基因的调控，因此不同植物或相同植物不同品系之间的抗旱能力也存在差异。川丹参六个品系由于遗传背景有差异，因此各品系丹参对干旱胁迫的反应也不同。在受到相同程度干旱胁迫时，组培大叶丹参的 SOD、POD 的活性最高，说明保护酶系统对干旱胁迫的反应最敏感；组培小叶丹参的 CAT 活性最高，说明在受到干旱胁迫时，组培小叶丹参主要通过 CAT 活性的升高来抵御干旱胁迫；中江野生丹参的 Pro 积累最多，说明中江野生丹参主要通过渗透调解物质的积累来抵御干旱胁迫。在干旱胁迫下植物内源激素会发生变化以调整植株体内生理生化变化，从而减小植株在胁迫下所受到的损伤。对于 GA_3 而言，干旱胁迫下组培大叶丹参、矮秆大叶丹参和中江野生丹参体内 GA_3 含量降低，其他品系丹参体内 GA_3 含量先升高后降低。同时，高秆大叶丹参、矮秆大叶丹参和中江野生丹参叶片内源 IAA 含量升高，组培小叶丹参、组培大叶丹参和四倍体小叶丹参叶片内源 IAA 含量下降。此外，六个丹参品系 ABA 含量均呈上升趋势，但上升幅度随品系不同而异。总之，植物的抗旱能力是由各种因素相互作用的结果，受多个基因控制，对于丹参在干旱胁迫下分子水平的变化还有待进一步研究。

7.1.2　涝胁迫

7.1.2.1　模拟涝胁迫条件的选择

材料为六个川丹参品系：组培小叶丹参、组培大叶丹参、四倍体小叶丹参、高秆大叶丹参、矮秆大叶丹参和中江野生丹参，挑选苗龄相同、长势一致的幼苗作为试验材料。

高秆大叶丹参作为模拟涝胁迫条件选择的供试材料。淹水处理，将营养钵置入大的塑料桶内，淹水过土面 $2\sim3cm$，定时补水以保证水位，水温为 $22\sim30℃$；对照（CK），正常水分管理。涝胁迫第 1、3、5、7 天，测定其叶片 SOD、POD 和 CAT 活性，Pro 及MDA 含量。

模拟涝胁迫对高秆大叶丹参幼苗生理指标的影响列于表 7-2。涝胁迫后，丹参叶片内SOD 和 POD 的活性均极显著高于对照。随着胁迫时间的延长，SOD 活性逐渐升高，在第 5 天达到最大值，之后降低，第 3、5、7 天之间 SOD 的活性差异极显著。而 POD 活性则在涝胁迫第 1 天达到最大值，第 3 天降低，第 5 天之后逐渐升高，第 3、5 天时差异不显著，第 5、7 天时差异极显著。涝胁迫初期（$1\sim3$ 天）丹参叶片内 CAT 活性极显著高于对照，第 5 天以后，极显著低于对照，第 1 天活性最高，之后逐渐降低，第 1、3 天差异不显著，第 5、7 天差异极显著。

表 7-2　涝胁迫对高秆大叶丹参叶片内抗氧化酶活性和游离脯氨酸及丙二醛含量的影响

处理时间/d	处理	SOD/(U/g)	POD/(U/g)	CAT/[U/(gFW·min)]	MDA/(μmol/g)	Pro/(μg/g)
1	淹水	$117_A{}^{Bc}$	$257_A{}^{Aa}$	$361_A{}^{Aa}$	$0.01_a{}^a$	$4_a{}^{Bc}$
	对照	86_B	117_B	231_B	0.01_a	2_b
3	淹水	$130_A{}^{Bb}$	$225_A{}^{Bb}$	$353_A{}^{Aa}$	$0.01_a{}^a$	$4_a{}^{Bc}$
	对照	93_B	121_B	247_B	0.01_a	2_b

续表

处理时间/d	处理	SOD/(U/g)	POD/(U/g)	CAT/$[U/(gFW \cdot min)]$	MDA/($\mu mol/g$)	Pro/($\mu g/g$)
5	淹水	$182_A{}^{Aa}$	$229_A{}^{Bb}$	$217_B{}^{Bb}$	$0.01_a{}^a$	$31_A{}^{Ab}$
	对照	115_B	112_B	226_A	0.01_a	3_B
7	淹水	$108_A{}^{Cd}$	$247_A{}^{Aa}$	$172_B{}^{Cc}$	$0.01_a{}^a$	$35_A{}^{Aa}$
	对照	90_B	108_B	246_A	0.01_a	3_B

注：同列数据后不同小写字母表示在 $P<0.05$ 水平差异显著，大写字母表示在 $P<0.01$ 水平差异显著；上标为不同天数比较，下标为淹水和对照比较

作为渗透调节物质，在受到涝胁迫后，Pro 含量均显著高于对照，随着涝胁迫时间的延长，Pro 含量逐渐升高。涝胁迫第 1 天和第 3 天时含量无差异，第 3 天和第 5 天时差异极显著，第 5 天和第 7 天时差异显著。MDA 是植物膜脂质过氧化降解的产物，是植物受氧化伤害程度的指标。涝胁迫下，MDA 含量与对照无差异，随着涝胁迫时间的延长，MDA 含量无变化。

综上，涝胁迫处理 5 天时，除 MDA 外，各指标均在第 5 天与对照差异极显著，第 5 天和第 7 天差异极显著或显著。故综合考虑选择胁迫 5 天作为研究丹参苗期的抗涝性的最佳模拟条件。

7.1.2.2　涝胁迫对生理生化特性的影响

各品系川丹参对涝胁迫的生理生化响应也不相同（表 7-3）。在受到涝胁迫时，组培大叶丹参的 SOD 活性和 CAT 活性都极显著高于其他品系，组培小叶丹参的 SOD 和 CAT 活性最低，但与高秆大叶丹参的 SOD 活性差异不显著，与中江野生丹参的 CAT 活性差异不显著。矮秆大叶丹参的 POD 活性极显著高于其他品系，组培小叶丹参的 POD 活性极显著低于其他品系，中江野生丹参与高秆大叶丹参、四倍体小叶丹参的 POD 活性差异不显著，其余各品系之间 POD 活性差异极显著。就 Pro 和 MDA 的含量而言，四倍体小叶丹参极显著高于其他品系，组培大叶丹参与高秆大叶丹参、矮秆大叶丹参的 MDA 含量无差异，且都极显著低于其他品系；中江野生丹参的 Pro 含量极显著低于其他品系，组培大叶丹参和高秆大叶丹参的 Pro 含量差异不显著。

表 7-3　涝胁迫对各品系丹参叶片内抗氧化酶活性和丙二醛及游离脯氨酸含量的影响

材料	SOD/$[U/(gFW \cdot h)]$	POD/(U/g)	CAT/$[U/(gFW \cdot min)]$	MDA/($\mu mol/g$)	Pro/($\mu g/g$)
组培小叶丹参	238De	160De	142De	0.03Bb	48Cc
组培大叶丹参	333Aa	223Cd	276Aa	0.02Cc	43Dd
四倍体小叶丹参	290Cc	266Bc	182Cd	0.06Aa	118Aa
高秆大叶丹参	247De	278Bb	232Bb	0.02Cc	40Dd
矮秆大叶丹参	312Bb	295Aa	220Bc	0.02Cc	81Bb′
中江野生丹参	279Cd	254Bbc	160De	0.03Bb	22Ee

注：同列数据后不同小写字母表示在 $P<0.05$ 水平差异显著，大写字母表示在 $P<0.01$ 水平差异显著

7.1.2.3　涝胁迫对内源激素含量的影响

　　随着涝胁迫时间的延长，六个品系丹参叶片内源 GA₃ 含量均随着涝胁迫时间的延长而呈下降趋势(图 7-9)。组培小叶丹参、组培大叶丹参、四倍体小叶丹参、高秆大叶丹参、矮秆大叶丹参和中江野生丹参在胁迫第 7 天后 GA₃ 含量与未受胁迫时相比分别下降48.97%、45.32%、44.71%、42.96%、44.49% 和 48.22%。方差分析表明，各品系之间差异极显著。

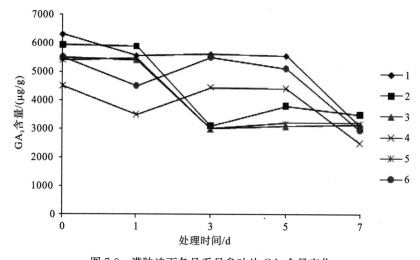

图 7-9　涝胁迫下各品系丹参叶片 GA₃ 含量变化

　　1. 组培小叶丹参；2. 组培大叶丹参；3. 四倍体小叶丹参；4. 高秆大叶丹参；5. 矮秆大叶丹参；6. 中江野生丹参

　　川丹参各品系在连续 7 天的涝胁迫下，其叶片内源 IAA 变化规律如图 7-10 所示。在涝胁迫处理第 1 天，组培大叶丹参、四倍体小叶丹参和矮秆大叶丹参叶片内源 IAA 含量

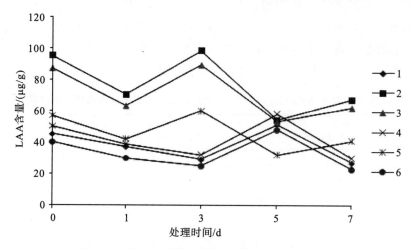

图 7-10　涝胁迫下各品系丹参叶片 IAA 含量变化

　　1. 组培小叶丹参；2. 组培大叶丹参；3. 四倍体小叶丹参；4. 高秆大叶丹参；5. 矮秆大叶丹参；6. 中江野生丹参

下降较大，分别较未胁迫时下降27.08％、26.44％％和25.0％，而组培小叶丹参、高秆大叶丹参和中江野生丹参三个品系变化较小。随着涝胁迫时间的延长，六个品系丹参叶片内源 IAA 含量又有所上升，组培大叶丹参、四倍体小叶丹参和矮秆大叶丹参叶片内源 IAA 含量在处理第 3 天达到各自峰值，此后又降低，在第 7 天三个品系叶片内源 IAA 又有所升高。组培小叶丹参、高秆大叶丹参和中江野生丹参在涝胁迫第 5 天达到各自峰值，叶片内源 IAA 含量分别较未胁迫时上升 13.64％、16.67％和 17.50％，第 5 天之后降低至低于未受胁迫时的含量。方差分析表明，各品系丹参在涝胁迫下叶片内源 IAA 含量变化均差异极显著。

在涝胁迫处理后第 1 天，各品系丹参叶片内源 ABA 含量均有所提高，其中组培大叶丹参、四倍体小叶丹参和矮秆大叶丹参三个品系变化较缓慢，涝胁迫 3 天叶片内源 ABA 含量达到各自峰值，比未受涝胁迫时提高了 46.51％、50.02％和 25％。而组培小叶丹参、高秆大叶丹参和中江野生丹参变化较快，在涝胁迫 1 天后叶片内源 ABA 含量就达到各自峰值，分别较未涝胁迫时提高了 57.14％、44.02％和 44.44％。涝胁迫 7 天各品系丹参的 ABA 含量都较未胁迫时有不同程度的提高。方差分析表明，在涝胁迫下各品系丹参叶片内源 ABA 含量变化均存在极显著差异(图 7-11)。

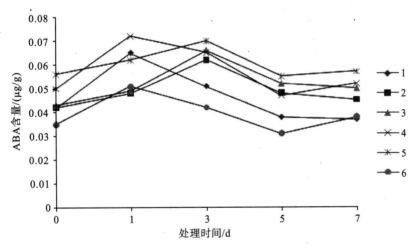

图 7-11　涝胁迫下各品系丹参叶片 ABA 含量变化

1. 组培小叶丹参；2. 组培大叶丹参；3. 四倍体小叶丹参；4. 高秆大叶丹参；5. 矮秆大叶丹参；6. 中江野生丹参

7.1.2.4　小结

川丹参六个品系在涝胁迫处理下，SOD、POD 和 CAT 活性，Pro 和 MDA 的含量，以及内源激素 GA$_3$、IAA 和 ABA 的水平都发生变化。其中组培大叶丹参的 SOD 和 CAT 活性最高，矮秆大叶丹参的 POD 活性最高，而组培小叶丹参三者的活性都最低；四倍体小叶丹参的 Pro 和 MDA 含量最高，中江野生丹参的 Pro 含量最低，组培大叶丹参、高秆大叶丹参和矮秆大叶丹参的 MDA 含量相同，且低于其他三个品系。在涝胁迫下六个川丹参品系在激素含量变化上，显示出不同的应激反应程度和时间。GA$_3$ 含量在各品系丹参体内随着涝胁迫时间的延长而下降。对于 IAA 而言，矮秆大叶丹参、组培大叶丹参和四倍体小叶丹参叶片内源 IAA 含量下降−升高−下降−升高的趋势,其他品系呈下降−升高−下降的趋势。各品系丹参叶片内源 ABA 含量在涝胁迫时呈现先升高后降低再升高的总体趋势。

研究丹参在涝胁迫条件下的生理生化变化,有助于了解涝胁迫对丹参伤害的机制,同时也能为今后丹参抗涝品种的选育和制订抗涝栽培技术提供理论依据。川丹参受到涝胁迫后所表现出的生理生化应激反应,与干旱胁迫类似,仍然受多基因的共同调控,而对于丹参在涝胁迫下分子水平的变化还有待进一步研究。

7.1.3　BR 对水分胁迫下川丹参生理特性的影响

7.1.3.1　BR 对干旱胁迫下川丹参生理特性的影响

对高秆大叶丹参分别喷施不同浓度 BR,处理浓度为 0(B0,喷清水)、0.1mg/L(B1)、0.2 mg/L(B2)、0.4 mg/L(B3);正常生长的植株作为对照(CK)。喷施后 48h,采用 20％的 PEG−6000 浇灌处理,胁迫第 9 天,测定叶片 SOD、POD、CAT 酶活性,以及 Pro、MDA 含量。

不同浓度 BR 对干旱胁迫下高秆大叶丹参幼苗生理指标的影响见表 7-4。干旱胁迫后,未喷 BR(B0)处理的材料中 SOD、POD、CAT 的活性极显著高于没有干旱胁迫的对照组(CK),表明在受到干旱胁迫后植株体内的抗氧化酶活性增强。对丹参叶面喷施 BR,除 B2 与 CK 的 SOD 活性差异不显著外,其他 BR 浓度处理的 SOD 活性均极显著的高于 CK,其中以 B1 处理的 SOD 活性最高。B3 处理下的 POD 活性极显著的高于其他处理和 CK,B1 和 B2 之间的差异不显著,且极显著低于 B0 和 CK 的 POD 活性。B1 处理的 CAT 活性极显著的高于其他浓度,低浓度的 BR 处理能够显著提高植物体内过氧化氢酶的活性。

表 7-4　BR 对干旱胁迫下高秆大叶丹参幼苗叶片生理特性的影响

处理	SOD/ [U/(gFW · h)]	POD/ (U/g)	CAT/ [U/(gFW · min)]	MDA/ (μmol/g)	Pro/ (μg/g)
B0	172C	115B	159C	0.04A	10C
B1	319A	54D	626A	0.02C	186A
B2	125D	55D	115D	0.03B	181A
B3	271B	265A	260B	0.02C	139B
CK	134D	87C	51E	0.01D	15C

注:同列数据后不同大写字母表示在 $P < 0.01$ 水平差异显著

就 MDA 和 Pro 而言,受到干旱胁迫的丹参叶片内 MDA 含量极显著的高于 CK。喷施 BR 后均极显著低于未喷施的 B0 处理。处理中以 B1、B3 处理下植株 MDA 含量最低。根据 Pro 含量变化情况,B1 与 B2 处理下 Pro 含量差异不显著,但两个处理 Pro 含量均极显著的高于 B3、B0 和 CK 处理。

综上所述，在植株喷施 0.1mg/L 的 BR 后，在 SOD、CAT 酶活性和 Pro 含量均高于其他处理，MDA 含量低于或等于其他处理，表明叶面喷施 BR 能够提高保护酶活性和增加渗透势调节剂 Pro 的含量，从而减少干旱胁迫给植株带来的损伤，这点也表现在MDA 的含量降低上，所以采用 0.1 mg/L 的 BR 作为丹参幼苗为最佳喷施浓度，该处理能显著提高丹参苗期的抗旱性。

7.1.3.2　BR 对涝胁迫下川丹参生理特性的影响

对高秆大叶丹参分别喷施不同浓度 BR，处理浓度为 0（B0，喷清水）、0.05mg/L（B1）、0.1mg/L（B2）、0.2mg/L（B3）；正常生长的植株作为对照（CK）。喷施后 48～120h 进行涝胁迫，胁迫后排除水分恢复生长 72h。分别于涝害处理前（涝前）24h、涝害处理（涝害）24h 和 72h、恢复生长 72h 取样测定其叶片内 SOD、POD、CAT 酶活性以及Pro、MDA 含量。

结果表明（图 7-12），CK 叶片内 SOD 活性无明显变化。不同浓度 BR 处理下植株SOD 活性表现出随着涝胁迫时间的延长表现为先降低后升高的趋势；解除涝胁迫后，叶片内 SOD 活性继续上升。在相同涝胁迫条件下，喷施 BR 的处理 SOD 活性明显提高，整体高于 B0 处理。在不同浓度相同时间的 BR 处理下，B1、B2、B3 处理后的 SOD 活性均高于 B0，其中在涝前 24h 和涝害 24h 中 B1、B2 处理下的 SOD 活性高于其他两个处理，涝害 72h 时 B2、B3 处理下的 SOD 活性高于 B0、B1，恢复 72h 时 B1、B3 处理下的 SOD活性高于其他两个处理。

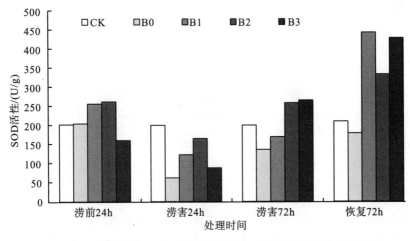

图 7-12　BR 对涝害胁迫下高秆大叶丹参叶片内 SOD 活性的影响

在涝胁迫下，高秆大叶丹参叶片内 CAT 活性的变化趋势和 SOD 不同（图 7-13），涝害 24h 叶片内 CAT 活性高于涝前 24h，而在涝害 72h 酶活又有所降低。在恢复处理 72h后 CAT 活性高于涝害 72h。在相同涝胁迫程度下 BR 处理下的 CAT 活性整体高于 CK。在不同浓度 BR 处理下相同时间内，B1、B2 处理下的 CAT 活性整体高于其他两个处理。

如图 7-14 所示，涝胁迫条件下，同为保护酶的 POD 活性和 SOD 活性变化趋势相同，涝害 24h 与涝前 24h 相比 POD 活性整体呈下降趋势，而后随着涝胁迫时间的增加而呈上升趋势，在恢复期 B0、B1、B2 处理下植株 POD 活性高于涝害 72h。相同涝胁迫程度下经过 BR 处理的 POD 活性得到明显的提高且均高于 B0。通过对高秆大叶丹参叶面喷施 BR，在 POD 活性上升阶段促进其增加，而在 POD 活性下降阶段又抑制其下降，涝胁迫停止后，叶面喷施 BR 的植株其 POD 活性比对照高。在不同浓度 BR 处理下相同时间内 POD 活性也表现出 B1、B2 处理下的 POD 活性整体高于其他两个处理。

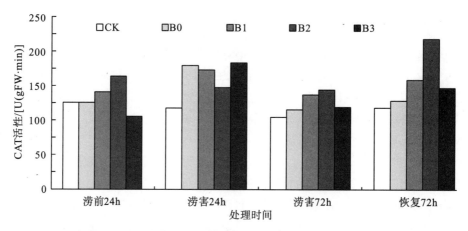

图 7-13　BR 对涝害胁迫下高秆大叶丹参叶片内 CAT 活性的影响

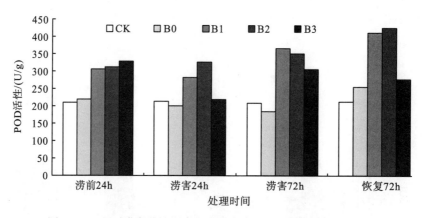

图 7-14　BR 对涝害胁迫下高秆大叶丹参叶片内 POD 活性的影响

如图 7-15 所示，随着涝胁迫时间的延长，高秆大叶丹参叶片内的 MDA 含量也随之升高；通过叶面喷施 BR，则降低了 MDA 含量。受到涝胁迫后，涝胁迫导致 MDA 含量增加，且随着涝胁迫时间延长（涝害 24～72h）MDA 含量也随之增加。然而叶面喷施 BR 起到了抑制 MDA 含量增加的作用。在 MDA 含量上，0.1mg/L（B2）的 BR 处理在涝害 24h 至恢复 72h 期间 MDA 含量均为最低。

由图 7-16 可知，正常生长条件下的高秆大叶丹参叶片内 Pro 含量几乎没有变化，喷施 BR 后涝害 24h 高秆大叶丹参叶片内 Pro 含量略有提高，而在受到涝胁迫 72h 后喷施 BR 的植株 Pro 含量明显提高，说明 BR 对逆境条件提高 Pro 含量的作用更为明显。总的看来，涝胁迫促进了丹参叶片 Pro 的积累，使丹参叶片中 Pro 的含量随涝害胁迫时间的延长呈增加趋势。叶面喷施 BR 在涝胁迫条件下起到了促进 Pro 积累的作用，停止涝胁迫后，在一定程度上又起到了抑制 Pro 含量下降的作用，且各浓度处理间效果显著。

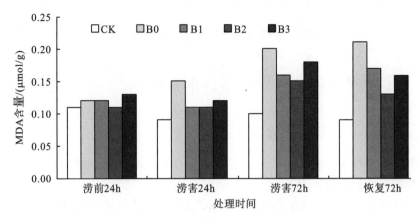

图 7-15　BR 对涝害胁迫下高秆大叶丹参叶片 MDA 量的影响

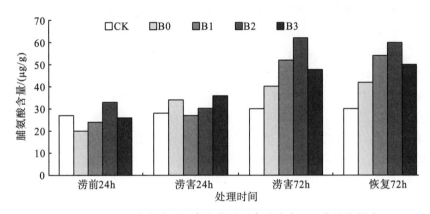

图 7-16　BR 对涝害胁迫下高秆大叶丹参叶片内 Pro 含量的影响

　　涝害胁迫下，植物体内产生大量的活性氧自由基，促使细胞膜脂质过氧化，进而破坏细胞膜。SOD、POD 和 CAT 作为植物内活性氧清除剂，在清除活性氧自由基的过程中发挥着十分重要的作用，MDA 含量是评价细胞受损程度的重要指标，与上述三种酶活性密切相关。Pro 是植物体内重要的渗透调节物质，在调节植物对环境胁迫的适应性，提高植物对各种胁迫因子抗性等方面起着十分重要的作用。通过对丹参幼苗喷施不同浓度 BR 后进行涝胁迫，发现 BR 处理下植株 SOD、POD 和 CAT 酶活性和 Pro 含量均不同程度高于对照，而 MDA 含量则低于对照，表明 BR 处理能不同程度地提高丹参幼苗在涝胁迫下的保护酶等相关酶活，减轻涝胁迫给植株带来的损伤。其中以 0.1mg/L 的 BR 喷施处理后植株 SOD、POD 和 CAT 酶活性性，以及 Pro 含量整体高于其他处理，而 MDA 含量整体低于其他处理，说明该浓度处理对提高丹参幼苗抗涝作用最佳。

7.2 茉莉酸甲酯(MJ)对川丹参酶活、酚酸类含量和抗氧化活性的影响

7.2.1 MJ 对川丹参抗氧化酶活性的影响

7.2.1.1 模拟 MJ 处理条件的选择

选择组培小叶丹参、组培大叶丹参、小叶丹参和大叶丹参,挑选其苗龄相同、长势一致的幼苗作为试验材料。

组培小叶丹参作为模拟 MJ 处理条件选择的供试材料。MJ 处理分别为 CK(对照组)、0.01mmol/L(MJ1)、0.1mmol/L(MJ2)、0.5mmol/L(MJ3)、1mmol/L(MJ4)、3mmol/L(MJ5)。每天向盆中浇灌 MJ 溶液 1000mL,对照组加等量蒸馏水,于处理后第 0 天、第 1 天、第 3 天、第 5 天、第 7 天、第 9 天、第 12 天和第 15 天收集叶片,测定 SOD、POD、CAT、苯丙氨酸解氨酶(PAL)和酪氨酸氨基转移酶(TAT)的活性。

不同浓度 MJ 处理对组培小叶丹参 SOD 活性具有不同程度的影响(图 7-17)。其中 CK 在处理期间 SOD 活性变化较小。MJ1、MJ2 与 MJ3 处理下 SOD 活性在第 3 天、第 9 天出现两个峰值,其活性第 3 天高于第 9 天。MJ4 处理下 SOD 活性亦有两个峰值,分别在第 1 天和第 9 天,且第 1 天高于第 9 天。MJ5 诱导 SOD 活性只有一个高峰,出现在第 1 天,此后 SOD 活性下降,至第 9 天降到最低,之后开始缓慢升高。

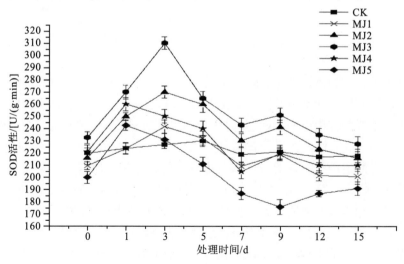

图 7-17 MJ 对组培小叶丹参叶片内 SOD 活性的影响

MJ 对组培小叶丹参叶片处理后发现(图 7-18),CK 处理下植株 POD 活性变化较小,不同浓度 MJ 处理下植株 POD 活性整体高于对照。MJ1~MJ4 处理下 POD 活性变化趋势相似,都随着时间延长 POD 活性先后出现两次先增加后下降的变化趋势且在第 3 天和第 9 天出现峰值,且 POD 活性在第 3 天时高于第 9 天。MJ5 处理下植株 POD 活性表现为

先升高后下降的趋势，峰值出现在第 1 天。

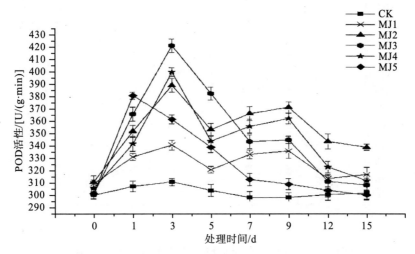

图 7-18 MJ 对组培小叶丹参叶片内 POD 活性的影响

MJ 对组培小叶丹参 CAT 活性的影响见图 7-19，组培小叶丹参 CK 的 CAT 活性变化较小，而不同浓度 MJ 处理下 CAT 活性均高于 CK。MJ1 与 MJ2 处理下 CAT 活性变化相似，峰值都出现在第 1 天，之后逐渐下降。MJ3 与 MJ4 处理下 CAT 活性变化也相似，在处理第 3 天出现峰值，之后逐渐下降。MJ5 处理下 CAT 活性变化呈先升高后下降的趋势，峰值出现在第 5 天。

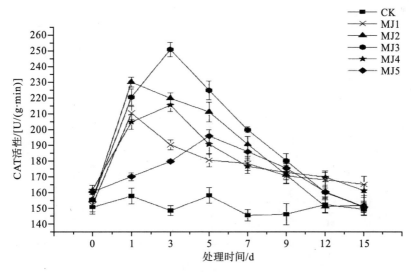

图 7-19 MJ 对组培小叶丹参叶片内 CAT 活性的影响

不同浓度的 MJ 对组培小叶丹参 PAL 活性的影响存在差异，其中 CK 的 PAL 活性仍然变化较小，其他处理下 PAL 活性整体高于 CK（图 7-20）。诱导 3 天时，除 MJ5 处理外其他处理下组培小叶丹参 PAL 活性均达到峰值，其中 MJ3 处理下 PAL 活性最高。MJ1 处理下 PAL 活性在第 3 天时有一个峰值，此后逐渐下降；7~9 天又出现一个短暂升高，之后逐渐降低。MJ5 处理下 PAL 活性在第 5 天时出现峰值，此后逐渐下降至第 15 天时最低。

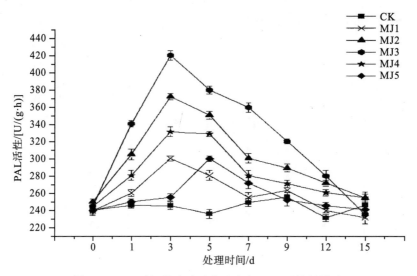

图 7-20　MJ 对组培小叶丹参叶片内 PAL 活性的影响

　　组培小叶丹参体内 TAT 活性受不同浓度的 MJ 的影响(图 7-21)，CK 处理下组培小叶丹参 TAT 活性变化较小，且不同浓度 MJ 处理下 TAT 活性均高于 CK。MJ1~MJ4 对组培小叶丹参处理后植株内 TAT 活性变化呈现出相似的趋势，具体表现为先升高后下降再升高再下降的趋势，其中处理后第 3 天出现第一个峰值且 MJ3 处理下的最高，处理第 9 天后出现第二个峰值。MJ5 处理不同于其他处理，该处理只有一个峰值且出现在第 3天，之后逐渐下降。

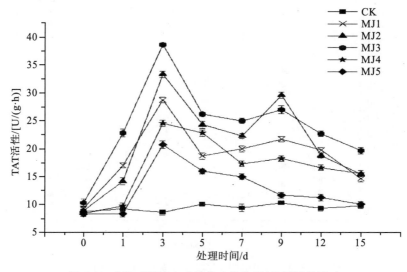

图 7-21　MJ 对组培小叶丹参叶片内 TAT 活性的影响

　　综上，经 MJ3 处理后，抗氧化酶系的 SOD、POD 和 CAT，以及酚酸合成途径中的关键酶 PAL 和 TAT 均在 3 天时活性最高。故选择浓度为 0.5mol/L 的 MJ 处理 3 天，作为对川丹参生理生化指标影响的最佳条件。

7.2.1.2　MJ 对各品系川丹参 SOD、POD、CAT、PAL 和 TAT 活性的影响

组培小叶丹参、组培大叶丹参、小叶丹参、大叶丹参在 0.5mol/L 的 MJ 处理 3 天后体内的抗氧化酶活性、PAL 与 TAT 活性结果见表 7-5。其中，组培小叶丹参 SOD 的活性最高，且极显著高于组培大叶丹参和大叶丹参，大叶丹参 SOD 活性最低。POD 活性仍然是组培小叶丹参具有最高值，且极显著高于其他品系，大叶丹参 POD 活性最低。CAT 活性是组培大叶丹参酶活性极显著高于其他品系，而小叶丹参极显著低于其他品系。在两种酚酸合成途径中的关键酶，小叶丹参 PAL 含量最高，其次为组培小叶丹参、大叶丹参、组培大叶丹参，各个品系间差异极显著；TAT 最高活性为组培小叶丹参，TAT 活性依次减小顺序为小叶丹参、大叶丹参、组培大叶丹参，各品系间差异极显著。因此，MJ 处理对川丹参不同品系的 SOD、POD、CAT、PAL、TAT 酶活性整体具有促进作用，从而可增强其抗性。

表 7-5　MJ 处理对各品系丹参叶片内抗氧化酶活性、PAL 和 TAT 活性的影响

供试植物	SOD/ [U/(gFW·h)]	POD/ (U/g)	CAT/ [U/(gFW·min)]	PAL/ [U/(g·h)]	TAT/ [U/(g·h)]
组培小叶丹参	326Aa	471Aa	258Bb	446Aa	41.7Aa
组培大叶丹参	270Bb	415Bb	308Aa	343Dd	26.8Dd
小叶丹参	320Aa	353Cc	232Cd	485Bb	33.5Bb
大叶丹参	266Bb	316Cd	264Bc	367Cc	28.7Cc

注：同列数据后不同小写字母表示在 $P<0.05$ 水平差异显著，大写字母表示在 $P<0.01$ 水平差异显著

7.2.2　MJ 对川丹参酚酸化合物含量的影响

7.2.2.1　组培小叶丹参总酚酸含量的变化

用不同浓度 MJ 对组培小叶丹参进行处理（图 7-22）。CK 处理下总酚酸含量随时间延长而逐渐增加。MJ1、MJ2 和 MJ3 处理下总酚酸含量呈现升高－降低－升高－降低的总体趋势，且在处理期间始终高于 CK，MJ3 在处理后第 3 天总酚酸含量最高。MJ4 和 MJ5 处理下总酚酸含量呈现先升高后降低的趋势，且在第 3 天达到峰值，此后逐渐降低至低于 CK。

7.2.2.2　组培大叶丹参总酚酸含量的变化

组培大叶丹参经过不同浓度 MJ 处理，总酚酸含量随时间呈现不同的动态变化（图 7-23）。CK 处理下总酚酸含量随时间延长而逐渐增加。MJ1、MJ3、MJ4 和 MJ5 处理下总酚酸含量呈现出先升高后降低的动态趋势，其中 MJ1 的峰值出现在第 12 天，MJ3、MJ4 和 MJ5 的峰值出现在第 3 天，且 MJ3 处理下总酚酸含量达到最高。MJ2 处理下植株总酚酸含量随时间呈现出升高—降低—升高—降低的趋势，分别在处理后第 3 天和第 9 天出现两个峰值。

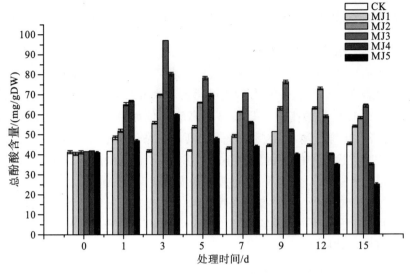

图 7-22　MJ 对组培小叶丹参总酚酸含量的影响

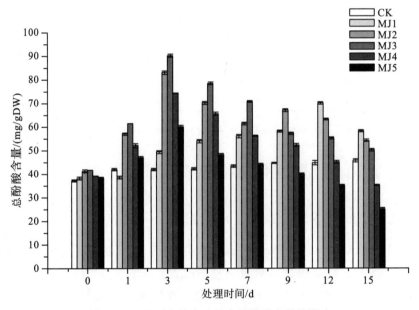

图 7-23　MJ 对组培大叶丹参总酚酸含量的影响

7.2.2.3　小叶丹参总酚酸含量的变化

通过不同浓度 MJ 对小叶丹参处理发现，CK 处理下总酚酸含量随时间延长而逐渐增加，但变化幅度较小(图 7-24)。MJ1、MJ2 和 MJ3 处理下总酚酸含量在处理期间始终高于 CK，其中 MJ1 处理下总酚酸含量呈现先升高后降低再升高的趋势，且在处理第 7 天达到峰值；MJ2 处理下总酚酸含量呈现先升高后降低的趋势，且在处理第 7 天达到峰值；MJ3 处理下总酚酸含量呈现升高—降低—升高—降低的趋势，且在处理第 3 天含量最高。MJ4 和 MJ5 处理下总酚酸含量呈现先升高后降低的总体趋势，且在处理第 3 天达到峰值。

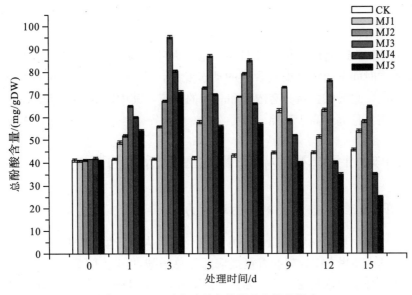

图 7-24　MJ 对小叶丹参总酚酸含量的影响

7.2.2.4　大叶丹参总酚酸含量的变化

不同浓度 MJ 对大叶丹参总酚酸含量的影响不尽相同(图 7-25),CK 处理下总酚酸含量仍然随时间延长而逐渐增加。MJ1、MJ2、MJ4 和 MJ5 处理下总酚酸含量呈现出先升高后降低的动态变化趋势,其中 MJ1 的峰值出现在第 9 天,MJ2 的峰值出现在第 7 天,MJ4 和 MJ5 的峰值出现在第 3 天。MJ1、MJ2 和 MJ3 处理下植株内总酚酸含量始终高于CK。MJ3 处理下总酚酸含量呈现出升高—降低—升高—降低的趋势,在处理第 3 天达到最高值。

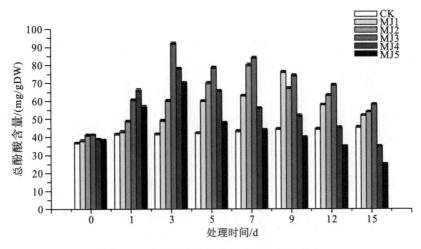

图 7-25　MJ 对大叶丹参总酚酸含量的影响

7.2.2.5　小结

利用不同浓度 MJ 处理组培小叶丹参、组培大叶丹参、小叶丹参、大叶丹参，根据处理后测定不同时间下植株总酚酸含量的动态变化，表明 MJ 处理对川丹参各品系均有不同程度的影响，总酚酸含量具有浓度和时间的效应，其中以 MJ3 处理第 3 天各品系的总酚酸含量最高，且远远高于对照。

7.2.3　MJ 对川丹参酚酸化合物抗氧化活性的影响

7.2.3.1　DPPH 自由基清除率和总还原力

选取苗龄一致、长势一致的组培小叶丹参、组培大叶丹参、小叶丹参、大叶丹参作为参试品系。其中不做 MJ 处理的直接提取叶片总酚酸，作为 DPPH 自由基清除率和总还原力的对照，分别表示为 ZX-1、ZD-1、XD-1 和 DD-1；经 0.5mmol/L 的 MJ 处理 3 天后提取总酚酸，作为测定其 DPPH 自由基清除率和总还原力的样品，分别表示为 ZX-2、ZD-2、XD-2 和 DD-2。抗坏血酸(VC)作为试验参照。

MJ 处理下四品系 DPPH 自由基清除率明显高于各自对照(图 7-26)，且 ZX-2 清除率高于 VC，四个品系处理后 DPPH 自由基清除率由高到低为 ZX-2、XD-2、DD-2 和 ZD-2，分别为各自对照的 1.36 倍、1.38 倍、1.37 倍和 1.41 倍。在总还原力测定中(图 7-27)，MJ 处理下丹参四个品系的还原力明显高于 VC 和各自对照，还原力由高到低为 ZX-2、XD-2、DD-2 和 ZD-2，分别为各自对照的 1.46 倍、1.47 倍、1.64 倍和 1.64 倍。

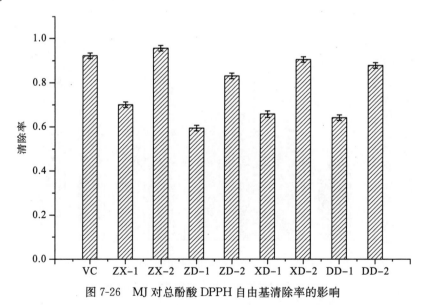

图 7-26　MJ 对总酚酸 DPPH 自由基清除率的影响

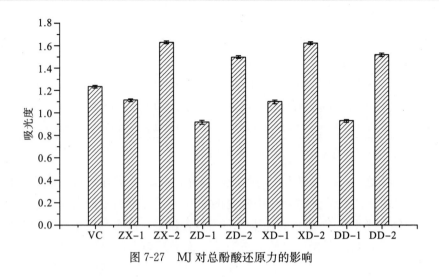

图 7-27　MJ 对总酚酸还原力的影响

7.2.3.2　总酚酸含量与样品抗氧化活性的相关性

对总酚酸含量、DPPH 清除率和还原力进行两两相关分析（表 7-6），表明总酚酸含量与 DPPH 清除率能力和还原力均显著正相关，说明酚酸化合物含量越高，DPPH 的清除率和还原力也越高。大量的研究表明植物酚酸类物质具有良好的抗氧化能力，通过前面的研究我们知道 MJ 处理能提高川丹参体内总酚酸含量，因此在 MJ 处理下川丹参四品系的总酚酸提取物，对 DPPH 自由基清除率和总还原力，要高于对应的未作 MJ 处理的川丹参四品系总酚酸提取物。

表 7-6　总酚酸含量与样品抗氧化活性的相关性

	总酚酸含量	DPPH 清除率能力	还原力
总酚酸含量	1		
DPPH 清除率能力	0.966*	1	
还原力	0.979*	0.394	1

注：* 表示在 $P < 0.05$ 水平差异显著

7.3　大叶丹参、宝兴鼠尾草和短唇鼠尾草光合特性

7.3.1　叶绿素含量

大叶丹参、宝兴鼠尾草和短唇鼠尾草叶片叶绿素及类胡萝卜素含量结果见表 7-7。大叶丹参叶绿素 a、叶绿素 b、总叶绿素含量均低于其他两种植物。宝兴鼠尾草叶绿素含量居中，但叶绿素 a/叶绿素 b 最高。短唇鼠尾草叶绿素 a、叶绿素 b、总叶绿素含量均最高，但叶绿素 a/b 最低。类胡萝卜素含量短唇鼠尾草最高，大叶丹参其次，宝兴鼠尾草最低。

表 7-7   叶片中叶绿素含量($x \pm SD$)

材料	叶绿素 a /(mg/g)	叶绿素 b /(mg/g)	叶绿素 a+叶绿素 b /(mg/g)	叶绿素 a /叶绿素 b	类胡萝卜素 /(mg/g)
大叶丹参	1.332±0.033 c	0.410±0.014 b	1.742±0.038 c	3.247±0.125 a	0.073±0.006 b
宝兴鼠尾草	1.458±0.035 b	0.423±0.021 b	1.881±0.041 b	3.450±0.185 a	0.056±0.002 c
短唇鼠尾草	1.726±0.084 a	0.547±0.010 a	2.272±0.082 a	3.155±0.176 a	0.100±0.007 a

注：同列数据后不同小写字母表示在 $P < 0.05$ 水平差异显著

作为天线色素之一，叶绿素 b 能有效吸收弱光，叶绿素 a/叶绿素 b 成为评价植物耐荫能力的重要指标。单位质量的叶片中较高的总叶绿素含量和较低的叶绿素 a/叶绿素 b 表明样品叶绿体中光系统 II 捕光复合体（LHCII）含量多，这有利于植株吸收其生长环境中的有限光能，是植物对弱光环境的生态适应。而类胡萝卜素可以耗散叶绿素吸收的过多光能，使叶绿素不致光氧化而遭破坏，同时还可以吸收紫外线辐射，减少紫外线辐射对植物的伤害。大叶丹参、宝兴鼠尾草和短唇鼠尾草的总叶绿素及类胡萝卜素含量均达到差异显著，其中短唇鼠尾草总叶绿素含量最高，而叶绿素 a/叶绿素 b 最低，说明其对于弱光有较强的利用能力，耐荫性比其他两种植物强。

7.3.2   光响应曲线的拟合

7.3.2.1   三种拟合模型的比较

采用直角双曲线模型、非直角双曲线模型和 C_3 植物光响应新模型对大叶丹参和近缘种光响应数据进行拟合（表 7-8）。3 种光响应模型拟合采集的光响应数据效果均较好，决定系数（R^2）均大于 0.99，说明几种模型都能从整体上达到较好的拟合效果。由于模型的参数都具有生理学意义，并且拟合的最终目的是要准确反映植物实际的生理情况，所以还将各模型拟合的参数值与实测值进行了比较。

表 7-8   不同光响应模型分别拟合 3 种植物光响应数据所得结果与实测值的比较

植物种类	模型	初始量子效率 α	光补偿点 LCP/[μmol/ (m²·s)]	光饱和点 LSP/[μmol/ (m²·s)]	暗呼吸速率 Rd/[μmol/ (m²·s)]	最大净光合速率 Pn_{max}/ [(μmol/ m²·s)]	决定系数 R^2
大叶丹参	直角双曲线模型	0.083	24.50	470.92	−1.82	17.16	0.998
	非直角双曲线模型	0.064	24.89	438.56	−1.51	16.17	0.999
	C_3 植物光响应模型	0.074	24.37	1964.45	−1.64	13.32	0.999
	实测值	#	≈23	≈2000	−1.5	≈13.4	#
宝兴鼠尾草	直角双曲线模型	0.077	40.42	828.05	−2.89	39.51	0.998
	非直角双曲线模型	0.059	39.25	707.48	−2.25	33.97	0.999
	C_3 植物光响应模型	0.066	39.42	1970.30	−2.48	27.15	0.999
	实测值	#	≈40	≈2000	−2.5	≈27.1	#

续表

植物种类	模型	初始量子效率 α	光补偿点 LCP/[μmol/(m²·s)]	光饱和点 LSP/[μmol/(m²·s)]	暗呼吸速率 Rd/[μmol/(m²·s)]	最大净光合速率 Pn_{max}/[(μmol/m²·s)]	决定系数 R^2
短唇鼠尾草	直角双曲线模型	0.081	28.88	740.04	−2.19	34.74	0.996
	非直角双曲线模型	0.057	26.10	606.09	−1.47	28.78	0.999
	C_3植物光响应模型	0.069	27.43	1651.03	−1.80	24.35	0.998
	实测值	#	≈25	≈1600	−1.7	≈24.6	#

　　由直角双曲线模型拟合各个植物的实测数据所得到的初始量子效率（α）、光补偿点（LCP）、光饱和点（LSP）、暗呼吸速率（Rd）和最大净光合速率（Pn_{max}）拟合值见表 7-8。由直角双曲线模型拟合大叶丹参、宝兴鼠尾草和短唇鼠尾草的 Pn_{max} 分别为 17.16 μmol/(m²·s)、39.51 μmol/(m²·s)、34.74 μmol/(m²·s)，大于各自的实测值。由非直角双曲线模型拟合三种植物所得的 Pn_{max} 虽然比直角双曲线模型拟合值小，但同样大于各植物实测值。由直角双曲线模型拟合各个植物的 Rd 数值的绝对值大于各自实测值的绝对值，而由非直角双曲线模型拟合所得的 Rd 数值绝对值除大叶丹参外，均小于各自实测值的绝对值。此外，用拟合弱光强条件下[≤200 μmol/(m²·s)]的光响应数据结合直角双曲线模型、非直角双曲线模型，得到的各植物 LSP 数值均远小于实测值。由 C_3 植物光响应新模型得到大叶丹参、宝兴鼠尾草和短唇鼠尾草的 Pn_{max} 分别为 13.32 μmol/(m²·s)、27.15 μmol/(m²·s)、24.35 μmol/(m²·s)，与实测数据接近。该模型直接计算出的植物 LSP 数值、拟合所得的 Rd 和 LCP 数值也都与实测值接近（表 7-8）。由此可见，对于大叶丹参、宝兴鼠尾草和短唇鼠尾草而言，其光响应数据的拟合应采用 C_3 植物光响应新模型，该模型拟合的结果更加符合这三种植物的实际情况。

7.3.2.2　不同植物光响应特征参数的比较

　　采用 C_3 植物光响应新模型对大叶丹参、宝兴鼠尾草和短唇鼠尾草的光响应曲线进行拟合，计算各植物生理参数表 7-8。同时拟合弱光强条件下[≤200 μmol/(m²·s)]的光响应数据得到表观量子效率 AQY（图 7-28）。大叶丹参表观量子效率 AQY 最低，为 0.0403，对弱光利用能力较弱；宝兴鼠尾草 AQY 最高（0.0512）；短唇鼠尾草居中。大叶丹参最大净光合速率 Pn_{max} 最低，为 13.32 μmol/(m²·s)，宝兴鼠尾草最高 [27.15 μmol/(m²·s)]，短唇鼠尾草居中 [24.35 μmol/(m²·s)]。宝兴鼠尾草 LCP 要高于大叶丹参和短唇鼠尾草。大叶丹参和宝兴鼠尾草具有较高的光饱和点 LSP，约为 2000 μmol/(m²·s)，短唇鼠尾草光饱和点（LSP）最低。

　　光补偿点较低、光饱和点较高的植物对光环境的适应性较强，而光补偿点较高、光饱和点较低的植物对光照的适应性较弱，最大净光合速率是衡量叶片光合能力的重要指标。根据表 7-8 的各生理参数，大叶丹参对环境的适用性要强于短唇鼠尾草和宝兴鼠尾草；但大叶丹参最大净光合速率要远低于宝兴鼠尾草和短唇鼠尾草，表明其光合能力较低，推测这可能与长期人工选择下具有良好的水肥条件有关，也可能与植物本身营养状况及由温度决定的酶的活性有关。此外，根据光响应数据同样表明（与叶绿素含量测定结果相似）短唇鼠尾草对弱光有较强的利用能力、耐荫性比大叶丹参和宝兴鼠尾草强。

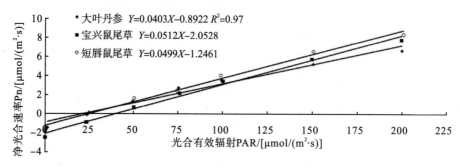

图 7-28　弱光强[PAR≤200 μmol/(m² · s)]下大叶丹参、

宝兴鼠尾草和短唇鼠尾草表观量子效率(AQY)

7.3.3　各生理参数随光合有效辐射的变化

从光合-光响应曲线可知（图 7-29），大叶丹参、宝兴鼠尾草和短唇鼠尾草的 Pn 起初随着有效辐射强度（PAR）的增强逐渐增大，且幅度较大而后逐渐变缓，达到光饱和点后 Pn 不再随着 PAR 的增强而增大。大叶丹参和宝兴鼠尾草没有出现光抑制现象，短唇鼠尾草 Pn 则在 PAR 达到 1600 μmol/(m² · s)后呈下降趋势，表现出光抑制现象。PAR 越强大叶丹参的 Pn 与宝兴鼠尾草、短唇鼠尾草差值越大，表现出较低的光合能力，表明其光能利用率低。此外，由 C_3 植物光响应新模型拟合 3 种植物所得到的拟合值与光合-光响应曲线符合得很好，说明该模型能够很好地描述光合速率在光照强度作用下的响应特征。

随着 PAR 的增大，大叶丹参、宝兴鼠尾草和短唇鼠尾草的气孔导度（Gs）总体上逐渐增大（图 7-29）。宝兴鼠尾草的 Gs 明显高于大叶丹参和短唇鼠尾草，其变化幅度也较大。大叶丹参和短唇鼠尾草的 Gs 增幅较小。气孔是叶片获取 CO_2 的通道，PAR 增强导致 Pn 增大，消耗 CO_2 增多，叶片为弥补 CO_2 的消耗，会通过调节气孔增加 CO_2 向叶细胞内扩散，因此 Gs 随 PAR 的增强而增大。

大叶丹参、宝兴鼠尾草和短唇鼠尾草的胞间 CO_2 浓度（Ci）的变化趋势较为一致，均随 PAR 增强而逐渐减小（图 7-29）。PAR 从 0 增至 400 μmol/(m² · s)过程中 Ci 急速下降，当 PAR 超过 1400 μmol/(m² · s)之后 Ci 维持恒定。PAR 增大的初始阶段是叶片光合作用急速增加阶段，消耗 CO_2 量较大，导致 Ci 的急速下降，PAR 超过一定强度之后光合作用增幅变缓，光合消耗 CO_2 与外界扩散达到平衡，Ci 趋于稳定。

大叶丹参、宝兴鼠尾草和短唇鼠尾草的蒸腾速率（Tr）随 PAR 的增强而增大，呈上升趋势，增幅较快（图 7-29）。PAR 增强 Pn 增大植物叶片对 CO_2 需求增加，Gs 增大单位面积叶片蒸腾失水增多。Tr 的强弱是植物水分代谢的一个重要生理指标，一般，Pn 越高 Tr 也越高，因为光合作用的生成需要水分，以及通过水分运载的矿质营养成分的不断供应。

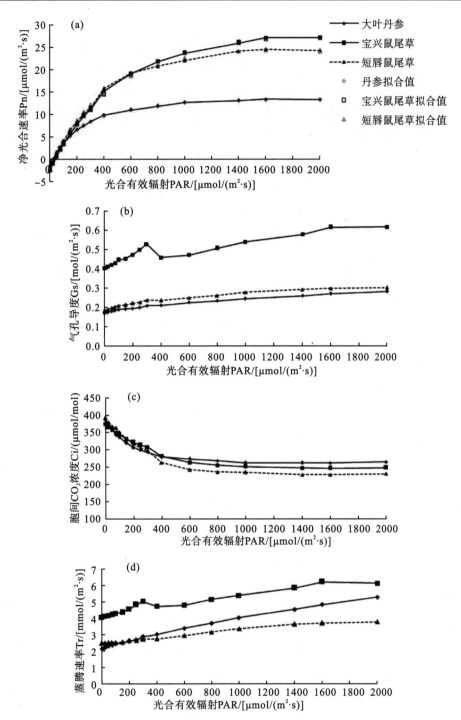

图 7-29　大叶丹参、宝兴鼠尾草和短唇鼠尾草光合生理参数对不同光合有效辐射的响应

　　随着光照强度 PAR 的增加，大叶丹参、宝兴鼠尾草和短唇鼠尾草叶片的净光合速率、气孔导度和蒸腾速率明显增加，而胞间 CO_2 浓度降低。净光合速率的增加有利于 CO_2 同化，产生更多的干物质。大叶丹参、宝兴鼠尾草和短唇鼠尾草各光合生理参数对不同光合有效辐射 PAR 的响应存在一定程度的差异。在不同的光照强度下，大叶丹参的

净光合速率、气孔导度均最低，而胞间 CO_2 浓度最高，其蒸腾速率上升速率最快，表明随着光照强度的增大，大叶丹参的光合能力主要受到非气孔因素的制约。这或许是由于强辐射使叶片蒸腾失水剧烈，造成气孔开度较小，避免了过量失水，同时使胞间 CO_2 浓度偏高，净光合速率也就较低。因此，在炎热的夏季，为缓和大叶丹参因高温、高光强而引起的蒸腾作用剧烈，可以考虑采取与玉米等适当的高秆作物间作或套作，这是提高丹参净光合速率的有效措施。

第8章 川丹参饮片炮制的初步研究

中药炮制直接影响中药饮片的质量，而中药饮片的质量又直接影响着临床用药的安全性和有效性。以川丹参为原料药，规范饮片的炮制工艺、量化炮制工艺参数，对完善丹参饮片炮制工艺具有实际价值。中药指纹图谱能较为全面地反映药材中有效成分组成和相对含量，进而对药品质量进行整体描述和评价。建立川丹参不同炮制品指纹图谱，对保证川丹参药材饮片质量的稳定、有效、安全具有重要的意义，也对于提高中药质量促进中药现代化具有重要意义。

8.1 川丹参饮片炮制工艺的优选

8.1.1 样品来源和综合评价方法

川丹参样品为净制丹参饮片，采购自四川天然生中药饮片有限公司。

以丹参六种重要的有效成分作为评价指标，包括原儿茶醛、丹酚酸 B、丹酚酸 A、隐丹参酮、丹参酮 I 和丹参酮 II A。根据各有效成分在药材中含量比例、炮制工艺影响程度和相关专家咨询结果，给予不同的加权系数，求出综合评价值(Y)，评价公式如下：

$$Y = \frac{W_{原儿茶醛}}{W_{\max 原儿茶醛}} \times 0.1 + \frac{W_{丹酚酸B}}{W_{\max 丹酚酸B}} \times 0.3 + \frac{W_{丹酚酸A}}{W_{\max 丹酚酸A}} \times 0.1 + \frac{W_{隐丹参酮}}{W_{\max 隐丹参酮}} \times 0.1$$
$$+ \frac{W_{丹参酮I}}{W_{\max 丹参酮I}} \times 0.1 + \frac{W_{丹参酮IIA}}{W_{\max 丹参酮IIA}} \times 0.3$$

8.1.2 炒丹参

以炒制温度和炒制时间为考察因素，综合评价值为指标进行正交试验（表 8-1，表 8-2）。方差分析表明炒制温度与炒制时间对综合评价值影响极显著，且炒制温度对综合评价值的影响大于炒制时间。根据直观分析，确定最佳炮制工艺为，70~80℃炒制 5min。按最佳工艺制备炒丹参 3 份，每份 50g，测定结果表明六种有效成分含量的RSD≤3.0%，表明该工艺重复性好，可以进行中试生产。

表 8-1 炒丹参正交实验设计及结果

实验号	因素		综合评价	
	温度/℃	时间/min	试验 1	试验 2
1	70~80	5	0.848	0.906
2	70~80	15	0.741	0.814
3	70~80	25	0.671	0.641
4	100~120	5	0.765	0.783
5	100—120	15	0.419	0.582
6	100—120	25	0.397	0.441
7	140~150	5	0.518	0.599
8	140~150	15	0.245	0.401
9	140~150	25	0.216	0.350
K1	0.770	0.736		
K2	0.564	0.534		
K3	0.388	0.453		
R	0.382	0.283		

表 8-2 方差分析表

变异来源	平方和	自由度	均方	F 值	P 值
温度	0.439	2	0.219	45.2**	0.0001
时间	0.256	2	0.128	26.4**	0.0001
误差	0.0194	4	0.0049	0.999	0.545

注：** 表示在 $P<0.01$ 水平差异显著

根据炒丹参正交试验结果，确定中试生产工艺技术参数为：炒药机设定 80℃ 恒温，投入净制川丹参饮片 5kg，炒制 5min。然后进行了十批次川丹参的炒制，分别计算每批次得率(表 8-3)。

表 8-3 炒丹参中试试验

批号	cz—1	cz—2	cz—3	cz—4	cz—5	cz—6	cz—7	cz—8	cz—9	cz—10
投料量/kg	5.00	5.00	5.00	5.00	5.00	5.00	5.00	5.00	5.00	5.00
成品量/kg	4.58	4.51	4.57	4.73	4.63	4.49	4.52	4.63	4.91	4.88
得率/%	91.60	90.20	91.40	94.60	92.60	89.80	90.40	92.65	98.20	97.60

8.1.3 酒丹参

以酒用量(10 度黄酒，mL/100g 净制丹参饮片，下同)、闷润时间、炒制温度和炒制时间为考察因素，综合评价值为指标进行正交试验(表 8-4，表 8-5)。方差分析表明闷润时间、炒制温度和炒制时间对综合评价值影响极显著，酒用量不显著。根据直观分析，确定最佳工艺为酒用量 10mL/100g 丹参净制饮片，闷润 30min，100～110℃炒制 5min。按最佳工艺制备酒丹参 3 份，每份 50 g，测定结果表明六种有效成分含量的 RSD≤2.8%，表明该工艺重复性好可以进行中试生产。

表 8-4　酒丹参正交实验设计及结果

试验号	因素				综合评价值 Y	
	酒用量/(mL/100g)	闷润时间/min	炒制温度/℃	炒制时间/min	试验 1	试验 2
1	10	30	40～50	5	0.844	0.864
2	10	60	70～80	10	0.838	0.836
3	10	90	100～110	20	0.681	0.757
4	20	30	70～80	20	0.822	0.779
5	20	60	100～110	5	0.931	0.936
6	20	90	40～50	10	0.689	0.596
7	40	30	100～110	10	0.817	0.812
8	40	60	40～50	20	0.683	0.599
9	40	90	70～80	5	0.819	0.813
K1	0.803	0.823	0.712	0.868		
K2	0.792	0.809	0.818	0.765		
K3	0.757	0.726	0.822	0.720		
R	0.0426	0.0974	0.110	0.148		

表 8-5　方差分析表

变异来源	离均差平方和	自由度	均方	F 值	P 值
酒用量	0.007	2	0.0035	2.62	0.127
闷润时间	0.0319	2	0.0159	11.9**	0.0029
炒制温度	0.0466	2	0.0233	17.5**	0.0008
炒制时间	0.0689	2	0.0345	25.9**	0.0002
误差	0.0120	9	0.0013		

注：** 表示在 P<0.01 水平差异显著

根据酒丹参的正交试验结果，确定中试生产工艺技术参数为：取 5kg 净丹参饮片，加入 500mL 黄酒，搅拌均匀，装入塑料桶中加盖闷润 30min，投入已预热至 110℃的炒药机内，快速炒制 5min。根据中试参数进行了十批次川丹参的酒制，分别计算每批次得率（表 8-6）。

表 8-6　酒丹参中试试验

批号	jz-1	jz-2	jz-3	jz-4	jz-5	jz-6	jz-7	jz-8	jz-9	jz-10
投料量/kg	5.00	5.00	5.00	5.00	5.00	5.00	5.00	5.00	5.00	5.00
成品量/kg	4.55	4.69	4.78	4.73	4.67	4.50	4.53	4.63	4.78	4.74
得率/%	91.00	93.00	95.60	94.60	93.40	90.00	90.60	92.60	95.60	94.80

8.1.4　醋丹参

以醋用量(4.5度米醋，mL/100g 净制丹参饮片，下同)、闷润时间、炒制温度和炒制时间为考察因素，综合评价值为指标进行正交实验(表 8-7，8-8)。方差分析表明醋用量、闷润时间和炒制温度综合评价值影响极显著，炒制时间对综合评价值影响不显著。结合直观分析，确定最佳工艺为醋用量 20mL/100g 丹参净制饮片，浸润 60min，70～80℃炒制 20min。按最佳工艺制备醋丹参 3 份，每份 50g，测定结果表明六种有效成分含量的 RSD≤2.3%，表明该工艺重复性好，可以进行中试生产。

表 8-7　醋丹参正交实验设计及结果

试验号	因素				综合评价值 Y	
	醋用量/(mL/100g)	闷润时间/min	炒制温度/℃	炒制时间/min	试验 1	试验 2
1	10	30	40～50	5	0.693	0.631
2	10	60	70～80	10	0.775	0.751
3	10	90	100～110	20	0.455	0.382
4	20	30	70～80	20	1.200	0.966
5	20	60	100～110	5	0.891	0.871
6	20	90	40～50	10	0.862	0.792
7	40	30	100～110	10	0.668	0.645
8	40	60	40～50	20	0.782	0.778
9	40	90	70～80	5	0.725	0.706
K1	0.615	0.801	0.757	0.753		
K2	0.930	0.810	0.854	0.749		
K3	0.717	0.654	0.652	0.761		
R	0.316	0.154	0.202	0.0115		

表 8-8　方差分析表

变异来源	离均差平方和	自由度	均方	F 值	P 值
醋用量	0.311	2	0.156	39.6**	0.0001
闷润时间	0.0909	2	0.0454	11.6**	0.0033
炒制温度	0.122	2	0.0612	15.6**	0.0012
炒制时间	0.0004	2	0.0002	0.0525	0.949
误差	0.0354	9	0.0039		

注：* 表示在 $P<0.05$ 水平差异显著，** 表示在 $P<0.01$ 水平差异显著

确定中试生产工艺技术参数为：取 5kg 净丹参饮片，加入 1000mL 米醋，搅拌均匀，装入塑料桶中加盖闷润 60min，投入已预热至 80℃的炒药机内，快速炒制 20min。根据中试参数进行了十批次川丹参的醋制，分别计算每批次的得率(表 8-9)。

表 8-9　醋丹参中试试验

批号	cu-1	cu-2	cz-3	cu-4	cu-5	cu-6	cu-7	cu-8	cu-9	cu-10
投料量/kg	5.00	5.00	5.00	5.00	5.00	5.00	5.00	5.00	5.00	5.00
成品量/kg	4.57	4.48	4.71	4.68	4.61	4.52	4.48	4.52	4.72	4.80
得率/%	91.40	89.60	94.20	93.60	92.20	90.40	89.60	90.40	94.40	96.00

8.2　丹参不同炮制品指纹图谱

8.2.1　指纹图谱的建立

8.2.1.1　供试液制备和色谱条件

取炮制品粉末 0.5g，精密称定，于索氏提取器中纯水提取 4h，留取提取液；药渣置于 50mL 具塞锥形瓶中，精密加入 25mL 80% 乙醇，密塞，称定重量，超声处理 30min，冷却，80% 乙醇补重，合并两次提取液，浓缩定容至 50.00mL，滤过，取续滤液，即得。

色谱柱：AgiLentXDB-C18(250mm×4.60mm i.d.，5 μm)；流动相：A(0.1% 磷酸水)-B(乙腈)。洗脱程序为：0~15min，2%~17%B；15~65min，17%~35%B；65~75min，35%~68%B；75~90min，68%~2%B；90~95min，2%B；流速：0.8mL/min；20℃柱温；280nm 检测波长；进样量 10 μL。

8.2.1.2　参照峰的确立

在上述色谱条件下，发现丹参各炮制品中丹酚酸 B 的分离度较好，且该峰面积百分比达到 35%，故选择该峰作为参照峰。

8.2.1.3　方法学考察

精密度：取同一供试液，连续进样 6 次，各色谱峰相对保留时间和相对峰面积的 RSD<2.5%，表明仪器精密度良好，符合指纹图谱检测要求。

重复性：取同一样品粉末按照 8.3.1.1 方法，平行制备 6 次，得到 6 份供试液，进样测定，各色谱峰相对保留时间和峰面积 RSD<2%，重复性良好，符合指纹图谱检测要求。

稳定性：取同一供试液，于 0h、2h、4h、6h、8h、12h 和 24h 分别进样，各色谱峰的相对保留时间和相对峰面积的 RSD<2%，表明在 24h 内供试液的成分稳定，符合指纹图谱检测要求。

8.2.2　不同炮制品指纹图谱

选择十批酒丹参、醋丹参、炒丹参饮片，按上述色谱条件进样测定，应用《中药指纹图谱相似度评价系统 2004A》软件根据十批饮片的 HPLC 图谱，分别以各炮制品第一批样品色谱图作为参照谱进行指纹匹配，以丹酚酸 B 为参照峰(S)计算其余各峰的相对保留时间、相对峰面积及 RSD 值(表 8-10～12)。炒丹参、酒丹参、醋丹参各色谱峰的相对峰面积的 RSD<3％，相对保留时间的 RSD<1％，说明所建立的方法符合指纹图谱测定要求，可用于丹参炮制品的质量评价。确认炒丹参有 28 个共有峰，酒丹参 33 个共有峰，醋丹参 34 个共有峰(图 8-1～图 8-3)。共有峰数量和峰面积不同表明经不同方法炮制后丹参饮片化学成分组成和含量均发生改变，所选择的共有峰能反映不同丹参炮制品的化学成分的信息。

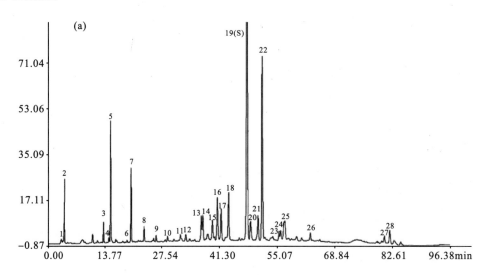

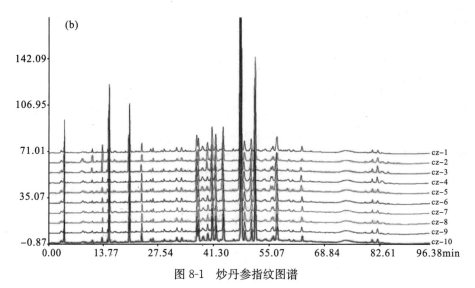

图 8-1　炒丹参指纹图谱

(a)指纹图谱；(b)十批炒丹参色谱图(cz1～10 为十批炒丹参样品编号)

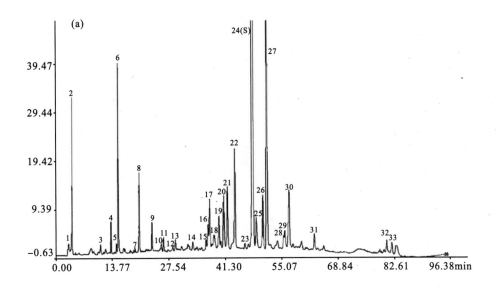

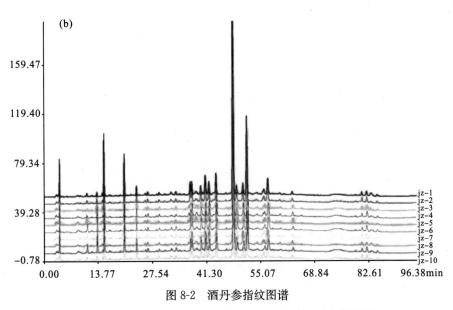

图 8-2　酒丹参指纹图谱

（a)指纹图谱；（b)十批酒丹参色谱图(jz1～10 为十批酒丹参样品编号）

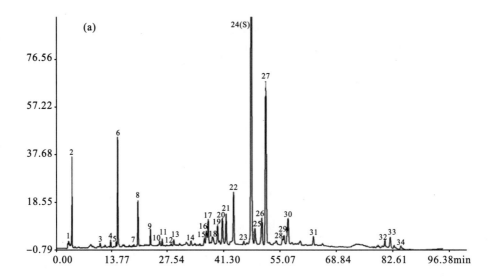

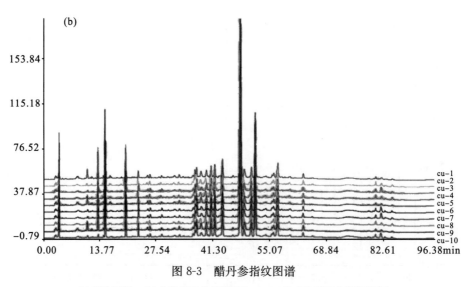

图 8-3　醋丹参指纹图谱

(a)指纹图谱；(b)十批醋丹参色谱图(cu1~10 为十批醋丹参样品编号)

表 8-10　炒丹参相对保留时间、相对峰面积

峰号		1	2	3	4	5	6	7	8	9	10	11	12	13	14
相对峰面积	均值	0.0053	0.0386	0.0135	0.0088	0.171	0.0025	0.128	0.0236	0.0112	0.0088	0.0156	0.0168	0.0636	0.0514
	RSD	1.9	0.92	1.6	2.2	0.50	2.4	0.74	1.5	0.99	1.5	0.83	0.86	0.76	0.69
相对保留时间	均值	0.0658	0.0826	0.282	0.3101	0.318	0.404	0.425	0.489	0.548	0.607	0.672	0.697	0.773	0.782
	RSD	0.24	0.12	0.30	0.38	0.39	0.31	0.34	0.22	0.13	0.13	0.10	0.07	0.03	0.07

峰号		15	16	17	18	19	20	21	22	23	24	25	26	27	28
相对峰面积	均值	0.0262	0.1172	0.0772	0.0930	1.00	0.0534	0.0568	0.2535	0.0106	0.0216	0.1001	0.0221	0.0071	0.0187
	RSD	1.9	0.57	1.6	0.63	0.00	1.5	1.5	0.61	2.1	1.2	0.49	2.0	2.2	1.9
相对保留时间	均值	0.829	0.853	0.872	0.910	1.00	1.02	1.05	1.07	1.16	1.17	1.19	1.32	1.68	1.71
	RSD	0.01	0.01	0.01	0.01	0.00	0.02	0.02	0.02	0.07	0.06	0.06	0.11	0.17	0.20

表 8-11　酒丹参相对保留时间、相对峰面积

峰号		1	2	3	4	5	6	7	8	9	10	11	12	13	14	15	16	17
相对峰面积	均值	0.0055	0.0097	0.0038	0.0689	0.0216	0.1633	0.0027	0.0231	0.0102	0.0033	0.0094	0.0147	0.0370	0.0456	0.0207	0.0370	0.0811
	RSD	1.6	0.64	0.74	1.4	0.35	1.6	2.3	0.78	1.8	2.9	2.7	0.68	0.65	1.6	1.7	2.2	0.55
相对保留时间	均值	0.0639	0.0659	0.0738	0.0828	0.229	0.319	0.405	0.489	0.549	0.594	0.608	0.692	0.773	0.782	0.804	0.829	0.843
	RSD	0.18	0.13	0.64	0.17	0.33	0.13	0.13	0.14	0.13	0.12	0.11	1.2	0.04	0.04	0.12	0.04	0.87

峰号		18	19	20	21	22	23	24	25	26	27	28	29	30	31	32	33
相对峰面积	均值	0.0625	0.101	0.0089	0.0024	0.0064	0.0400	1.00	0.0510	0.313	0.0094	0.0228	0.0756	0.0161	0.0111	0.0239	0.0099
	RSD	0.96	0.61	2.3	2.4	1.9	1.1	0.00	1.0	0.43	2.7	1.9	0.74	1.2	2.1	1.1	0.54
相对保留时间	均值	0.868	0.910	0.962	0.0640	0.0661	1.02	1.00	1.05	1.07	1.16	1.17	1.19	1.32	1.68	1.71	1.76
	RSD	1.1	0.01	0.00	0.19	0.20	0.01	0.00	0.02	0.01	0.05	0.04	0.04	0.07	0.17	0.16	0.15

表 8-12　醋丹参相对保留时间、相对峰面积

峰号		1	2	3	4	5	6	7	8	9
相对峰面积	均值	0.0064	0.0784	0.0073	0.0040	0.0210	0.0066	0.145	0.0725	0.0192
	RSD	1.9	0.90	1.3	2.2	1.8	1.4	0.60	1.3	1.0
相对保留时间	均值	0.0740	0.0827	0.227	0.250	0.281	0.309	0.318	0.424	0.488
	RSD	0.80	0.05	0.70	2.4	0.68	0.69	0.64	0.44	0.27
峰号		10	11	12	13	14	15	16	17	18
相对峰面积	均值	0.0066	0.0115	0.0024	0.0102	0.0113	0.0142	0.0305	0.0486	0.0262
	RSD	2.0	0.94	2.4	1.1	1.9	0.59	0.97	0.72	1.1
相对保留时间	均值	0.535	0.548	0.594	0.606	0.696	0.763	0.773	0.781	0.803
	RSD	0.24	0.21	0.18	0.25	0.18	0.15	0.12	0.18	0.17
峰号		19	20	21	22	23	24	25	26	27
相对峰面积	均值	0.0370	0.0614	0.0668	0.0910	0.0071	1.00	0.0439	0.0613	0.312
	RSD	2.0	0.70	1.9	1.1	2.3	0.00	3.3	2.3	0.76
相对保留时间	均值	0.829	0.846	0.872	0.910	0.963	1.00	1.01	1.05	1.07
	RSD	0.071	0.90	0.07	0.062	0.044	0.00	0.016	0.15	0.15
峰号		28	29	30	31	32	33	34		
相对峰面积	均值	0.0106	0.0226	0.0806	0.0215	0.0104	0.0227	0.0074		
	RSD	2.1	1.9	0.60	1.35	2.1	1.8	2.0		
相对保留时间	均值	1.16	1.17	1.19	1.32	1.68	1.71	1.76		
	RSD	0.17	0.23	0.27	0.26	0.25	0.27	0.26		

　　相似度结果分析表明（表 8-13～表 8-15），十批炒丹参、酒丹参、醋丹参样品色谱图与指纹图谱之间的相似度＞95％，相似度较高，表明建立的指纹图谱具有很好的代表性，可以作为丹参不同炮制品的指纹图谱。

表 8-13　炒丹参指纹图谱相似度计算结果

	cz-1	cz-2	cz-3	cz-4	cz-5	cz-6	cz-7	cz-8	cz-9	cz-10	指纹图谱
cz-1	1.00	0.999	0.994	0.999	0.996	0.996	0.989	0.977	0.989	0.977	0.998
指纹图谱	0.998	0.998	0.996	0.999	0.997	0.997	0.991	0.977	0.988	0.975	1.000

表 8-14　酒丹参指纹图谱相似度计算结果

	jz-1	jz-2	jz-3	jz-4	jz-5	jz-6	jz-7	jz-8	jz-9	jz-10	指纹图谱
jz-1	1.000	0.992	0.986	0.992	0.992	0.991	0.991	0.991	0.986	0.998	0.997
指纹图谱	0.997	0.994	0.992	0.993	0.994	0.994	0.996	0.996	0.994	0.999	1.00

表 8-15　醋丹参指纹图谱相似度计算结果

	cu-1	cu-2	cz-3	cu-4	cu-5	cu-6	cu-7	cu-8	cu-9	cu-10	指纹图谱
cu-1	1.00	0.990	0.997	0.997	0.978	0.990	0.989	0.998	0.991	0.989	0.993
指纹图谱	0.993	0.993	0.998	0.998	0.990	0.997	0.998	0.996	0.996	0.998	1.00

第9章 甘西鼠尾草的研究

甘西鼠尾草味微苦，性微寒，具有调经、活血、散瘀、镇静止痛的功效，主要产自我国四川、青海、甘肃、云南及西藏等地，药用历史远久，药材品质优良资源丰富，且民间应用十分广泛。甘西鼠尾草因其具有与丹参类似的有效成分，使其在我国部分地区以"甘肃丹参"、"高原丹参"在药材市场上流通，此外甘西鼠尾草还是提取丹参酮ⅡA的重要原材料。随着甘西鼠尾草药材市场需求量的逐年增大，甘西鼠尾草的来源也更加复杂多样，甚至有其他鼠尾草属植物等伪品的出现。因此对甘西鼠尾草进行资源收集、质量评价和生理生化研究对该植物进一步开发利用具有重要价值。

9.1 甘西鼠尾草的资源收集

采集四川、西藏、云南、甘肃和青海五省的甘西鼠尾草种质资源(表9-1，彩图11)。鲜活植株种植于四川省阿坝藏族羌族自治州茂县松坪沟甘西鼠尾草种质资源圃，种子置−20℃保存于四川农业大学理学院。

表 9-1 甘西鼠尾草种质资源

居群	备注	海拔/m
云南德钦县	野生	3625
云南香格里拉县	野生	3443
西藏芒康县	野生	3895
四川理塘县	野生	3989
四川雅江县	野生	3500
四川康定县	野生	3000
四川马尔康县	野生	2600
青海同仁县	栽培	2323
甘肃首阳县	栽培	1800
四川炉霍县	野生	3250
四川松潘县	野生	3300
甘肃陇西县	饮片	1800
四川茂县	野生	2634
青海浪加县	野生	2323

9.2　甘西鼠尾草叶片精油化学成分及其抗氧化活性

9.2.1　精油化学成分

精油的提取：取新鲜的甘西鼠尾草叶片洗净、沥干、切碎，准确称取 200g，置于精油提取器中提取 120min，收集精油，加入适量 Na_2SO_4 过夜干燥，称重后于 4℃ 避光条件下保存待测，重复 6 次。甘西鼠尾草叶片精油提取率（％）＝精油产量（g）/甘西鼠尾草叶片质量（g）×100％。

气相色谱条件：HP−5 MS(30m×0.25mm，0.25μm)色谱柱，载气为高纯氦气，分流比为 20∶1，分流流量 20mL/min，流速 1mL/min。升温程序：50℃开始，保持 1min，以 5℃/min 升至 250℃，保持 4min，进样量 1μL。

质谱条件：电子轰击离子源，离子源温度 230℃，四级杆温度 150℃，电子能量 70eV，溶剂延时 5min。扫描范围：40～550amu。精油成分通过计算机谱库检索（Wiley 和 NIST 库）结合相对保留时间、查阅相关文献进行定性，采用峰面积归一化法相对定量。

甘西鼠尾草叶片精油提取率为 0.37％±0.041％(n＝6)。对甘西鼠尾草新鲜叶片进行 GC-MS 分析（表 9-2），共检出 35 种成分，其中 28 种可以被鉴定，占精油总量的 97.09％。由表 9-2 可知，甘西鼠尾草叶片精油成分主要由单萜类(9.62％)、倍半萜类(67.73％)和氧化萜类(19.46％)等组成，其中 β−石竹烯(20.73％)、甘香烯(9.24％)、大根香叶烯(8.85％)、β−松油烯(7.57％)和 α−杜松醇(6.45％)的相对含量较高。

表 9-2　甘西鼠尾草叶片精油化学成分分析

保留时间/min	成分		分子式	相对含量/%
6.233	左旋−α−蒎烯	(1S)−(−)−α−Pinene	$C_{10}H_{16}$	0.45
7.326	β−蒎烯	β−Pinene	$C_{10}H_{16}$	0.94
8.212	右旋−α−蒎烯	(1R)−(+)−α−pinene	$C_{10}H_{16}$	0.22
8.619	1，3，8−对−薄荷三烯	1，3，8−p-Menthatriene	$C_{10}H_{14}$	0.19
8.745	β−松油烯	β−Terpinene	$C_{10}H_{16}$	7.57
10.730	芳樟醇	Linalool	$C_{10}H_{18}O$	0.71
13.202	隐品酮	Cryptone	$C_9H_{14}O$	0.28
13.334	α−松油醇	α−Terpineol	$C_{10}H_{18}O$	0.21
17.362	α−松油烯	α−Terpinene	$C_{10}H_{16}$	0.25
18.398	α−荜澄茄油烯	α−Cubebene	$C_{15}H_{24}$	0.35
18.644	α−波旁烯	α−Bourbonene	$C_{15}H_{24}$	1.17
18.832	β−榄香烯	β−Elemene	$C_{15}H_{24}$	5.60

续表

保留时间/min	成分		分子式	相对含量/%
19.222	β—石竹烯	β—Caryophyllene	$C_{15}H_{24}$	20.73
19.885	γ—榄香烯	γ—Elemene	$C_{15}H_{24}$	5.85
20.429	α—石竹烯	α—Caryophyllene	$C_{15}H_{24}$	1.69
20.658	(+)—双环倍半水芹烯	(+)—Epi-bicyclosesquiphellandrene	$C_{15}H_{24}$	0.34
21.144	大根香叶烯	Germacrene D	$C_{15}H_{24}$	8.85
21.774	α—法尼烯	α—Farnesene	$C_{15}H_{24}$	1.72
21.962	(−)—δ—杜松烯	(−)—δ—Cadinene	$C_{15}H_{24}$	2.69
22.191	δ—杜松烯	δ—Cadinene	$C_{15}H_{24}$	5.61
22.540	(−)—a—杜松烯	(−)—a-Cadinene	$C_{15}H_{24}$	1.42
23.044	甘香烯	Elixene	$C_{15}H_{24}$	9.24
23.696	氧化石竹烯	Caryophyllene oxide	$C_{15}H_{24}O$	6.28
24.532	γ—芹子烯	γ—Selinene	$C_{15}H_{24}$	0.55
25.224	τ—杜松醇	τ—Cadinol	$C_{15}H_{26}O$	5.81
25.607	α—杜松醇	α—Cadinol	$C_{15}H_{26}O$	6.45
26.322	(+)—α—长叶蒎烯	(+)—α—Longipinene	$C_{15}H_{24}$	1.41
26.780	巴伦西亚橘烯	Valencene	$C_{15}H_{24}$	0.51
			单萜	9.62
			倍半萜	67.73
			氧化萜	19.46
			其他	0.28
			合计	97.09

9.2.2 抗氧化活性研究

9.2.2.1 对超氧阴离子自由基的清除能力

以抗坏血酸为对照，甘西鼠尾草叶片精油对超氧阴离子自由基具有较好的清除作用（图 9-1a），清除率随浓度的增高而增大，但精油清除超氧阴离子自由基的能力弱于抗坏血酸。当甘西鼠尾草精油浓度小于 90 μg/mL 时，精油对超氧阴离子的清除能力在不同的浓度下差异均为极显著，当浓度为 90 μg/mL 和 100 μg/mL 时清除率差异不显著，最大清除率为 90.85±1.49%。当抗坏血酸浓度小于 70 μg/mL 时，抗坏血酸对超氧阴离子的清除能力在不同的浓度下均表现为极显著，当浓度大于 70 μg/mL 时，清除率也趋于稳定，差异不显著。

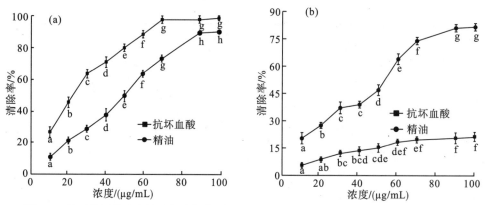

图 9-1 甘西鼠尾草叶片精油的抗氧化活性；小写字母代表在 $P<0.01$ 水平差异极显著
(a)对超氧阴离子清除能力；(b)对羟自由基清除能力

9.2.2.2 对羟自由基的清除能力

根据图 9-1b 可知，甘西鼠尾草叶片精油对羟自由基的清除能力强于抗坏血酸的清除能力，且随浓度增高而增大。当浓度为 30 μg/mL 和 40 μg/mL，90 μg/mL 和 100 μg/mL 时精油对羟自由基的清除能力差异不显著，其他浓度下精油对羟自由基的清除能力相互之间表现为极显著，当浓度为 100 μg/mL 时有最大清除率为 80.89％±2.06％。抗坏血酸对羟自由基的清除能力较精油小，且清除能力随浓度变化较小，当浓度为 10~60 μg/mL 时清除能力逐渐增大，此后清除能力变化不显著，当浓度为 100 μg/mL 时有最大清除率，为 20.78％±2.47％。

9.3 甘西鼠尾草种子特性

9.3.1 种子形态和物理特性

甘西鼠尾草种子为棕色，表面光滑无毛，种子表面纹饰为网状纹饰，网孔间为疣状填充，在高倍下观察纹饰间隙之间有毛状物存在(图 9-2)。甘西鼠尾草种子长为(3.31±0.28)mm，宽为(2.29±0.19)mm，厚度为(1.38±0.11)mm。通过频率分布研究，甘西鼠尾草种子长、宽、厚度的分布特征符合正态分布规律，其中 76％的种子长度在 2.89~3.60mm，80％的种子宽度在 2.01~2.49mm，78％的种子厚度在 1.09~1.43mm(图 9-3)。

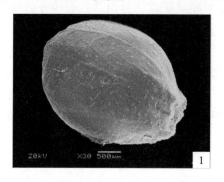
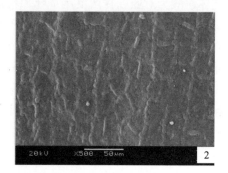

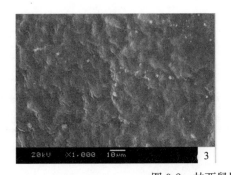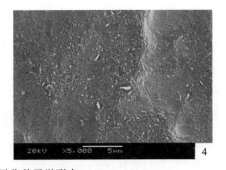

图 9-2　甘西鼠尾草种子微形态

1. 放大 30 倍；2. 放大 500 倍；3. 放大 1000 倍；4. 放大 5000 倍

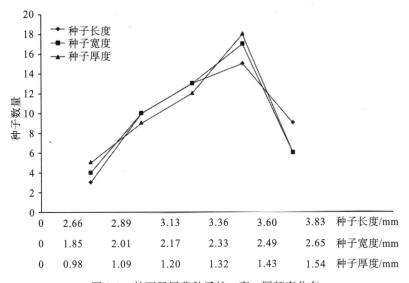

图 9-3　甘西鼠尾草种子长、宽、厚频率分布

种子容积密度、真实密度和多孔性等物理特征对于设计制作种子干燥、通风和储存系统具有十分重要的意义。甘西鼠尾草种子容积密度为 $0.52g/cm^3$，真实密度为 $1.10g/cm^3$，多孔性为 52.67%。种子体积为 $3.92mm^3$，当量直径为 $1.96mm$，几何平均直径为 $2.19mm$。甘西鼠尾草种子为椭球形，种子圆球度为 59.15%，横纵比为 69.41%，种子表面积为 $15.06mm^2$。甘西鼠尾草种子千粒重为 $4.014g$。甘西鼠尾草种子休止角度为 $24.82°\sim27.70°$，种子在胶合板和软钢板上的静摩擦系数分别为 0.62 和 0.47。

9.3.2　种子化学成分

甘西鼠尾草种子含油量为 28.38%，种子灰分为 4.42%，粗蛋白含量为 29.44%，钾含量为 $915.7mg/100g$，钙含量为 $565.6mg/100g$，铁含量为 $18.26mg/100g$，此外还含有其他微量元素（表 9-3）。

表 9-3 甘西鼠尾草种子化学成分

成分	含量/%	成分	含量/(mg/100g)	成分	含量/(mg/100g)	成分	含量/(mg/100g)
种子油含量	28.38	钾（K）	915.7	锌（Zn）	7.95	锰（Mn）	1.78
种子灰分	4.42	钠（Na）	21.17	铁（Fe）	18.26	镁（Mg）	68.60
粗蛋白含量	29.44	钙（Ca）	565.6	铜（Cu）	6.83	磷（P）	40.68

9.3.3 种子油理化特性

甘西鼠尾草种子油在室温下为黄绿色透明液体。种子油的紫外/可见光谱图可以发现该油对紫外光区有强烈的吸收（图9-4），在 630~730nm 的吸收峰显示出油中含有叶绿素。种子油的荧光光谱发现三个主要的峰（图9-5），分别在 524nm、545nm 和 680nm 处，其中 680nm 处的吸收峰也显示出种子油含有叶绿素成分。

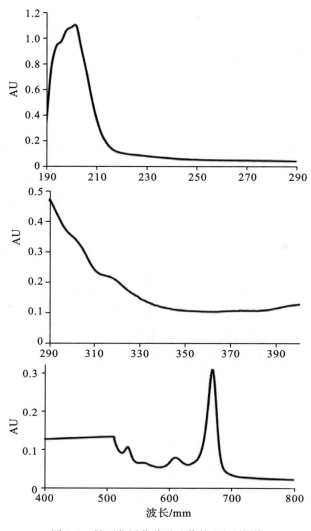

图 9-4 甘西鼠尾草种子油紫外/可见光谱

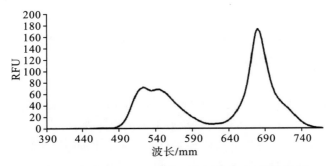

图 9-5　激发波长 365nm 下甘西鼠尾草种子油荧光光谱

甘西鼠尾草种子油灰分含量为 0.14％，酸值为 2.45mgKOH/g，碘值较高，为 199.3g/100g，皂化值为 219.1mgKOH/g，过氧化值为 22.59meq/kg，不皂化物含量为 3.56％（表 9-4）。甘西鼠尾草种子油主要含 α-亚麻酸、亚油酸和油酸等，其中饱和脂肪酸、单不饱和脂肪酸和多不饱和脂肪酸含量分别为 12.61％、18.44％和 68.95％（表 9-5）。高含量的不饱和脂肪酸表明甘西鼠尾草种子油具有很好的保健功效，具有开发潜力。

表 9-4　甘西鼠尾草种子油化学成分

成分	平均含量	成分	平均含量
灰分含量/%	0.14	过氧化值/(meq/kg)	22.59
酸值/(mgKOH/g)	2.45	不皂化物含量/%	3.56
碘值/(g/100 g)	199.3	叶绿素含量/(mg/kg)	15.15
皂化值/(mgKOH/g)	219.1	β-胡萝卜素/(mg/kg)	0.29

表 9-5　甘西鼠尾草种子油脂肪酸组分

脂肪酸	含量/%	脂肪酸	含量/%
癸酸	0.06	α-亚麻酸	40.30
肉豆蔻酸	0.13	饱和脂肪酸	12.61
棕榈酸	9.10	单不饱和脂肪酸	18.44
硬脂酸	3.32	多不饱和脂肪酸	68.95
油酸	18.44	不饱和脂肪酸∶饱和脂肪酸	6.93∶1
亚油酸	28.65	饱和脂肪酸∶单不饱和脂肪酸∶多不饱和脂肪酸	1∶1.46∶5.47

9.3.4　种子黏液的提取及性质

9.3.4.1　单因素试验

提取方法：

精确称取 50g 干燥种子，根据不同的液料比加入相应体积的去离子水，恒温水浴、机械搅拌助提，5000r/min 离心 5min 后取上清液减压浓缩，并加入 4 倍体积无水乙醇静置过夜，离心收集絮状沉淀，烘干即得种子黏液。甘西鼠尾草种子黏液提取率(％)＝种子黏液质量÷种子质量×100％。

提取时间：

65℃恒温水浴、液料比[去离子水(mL)：甘西鼠尾草(g)]为 60：1 的条件下，分别收集机械搅拌 1h、2h、3h、4h、5h 时的离心上清液提取种子黏液。甘西鼠尾草种子黏液的提取率随提取时间的延长呈先升后降趋势(图 9-6a)，说明提取时间对黏液提取率有明显影响，若提取时间过短黏液溶解不充分，时间过长则容易引起黏液多糖的分解而使其提取率降低。由图 9-6a 可见，3h 时种子黏液的提取率最高且显著高于其他提取时间处理，因此甘西鼠尾草种子黏液的提取时间以 3h 左右为宜。

液料比：

65℃恒温水浴、机械搅拌 3h 的条件下，分别收集液料比为 20：1、40：1、60：1、80：1、100：1 时的离心上清液提取种子黏液。甘西鼠尾草种子黏液的提取率随液料比的增加呈先升后降的趋势(图 9-6b)，表明增加液料比延长了提取液高温浓缩的时间，并使黏液损失量相对增加。因较高的液料比将使水分浓缩分离增加成本，故在保证提取率的前提下，应尽量减少提取液的用量和降低分离成本，甘西鼠尾草种子黏液提取的液料比以 60：1 左右为宜。

提取温度：

液料比为 60：1、机械搅拌 3h 的条件下，分别收集 5℃、25℃、45℃、65℃、85℃恒温水浴时的离心上清液提取种子黏液。甘西鼠尾草种子黏液的提取率随水浴温度的升高呈先上升后下降的趋势(图 9-6c)，且在 65℃时达到最大值。同时还发现，随着提取温度的升高提取液及提取的黏液颜色逐渐变深，这可能是由于高温使黏液多糖水解并导致其提取率下降、提取物颜色加深，故甘西鼠尾草种子黏液的提取应避免高温，以 65℃左右为其最适提取温度。

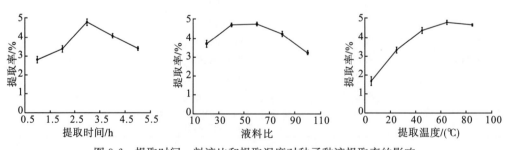

图 9-6　提取时间、料液比和提取温度对种子黏液提取率的影响

9.3.4.2　响应面法优化提取工艺

在单因素试验的基础上，利用 Design-ExpertV8.0.6.1 软件根据 Box-Behnken 设计原则，以提取时间(X_1)、液料比(X_2)和提取温度(X_3)为考察因素(表 9-6)，提取率为指标，设计响应面法优化甘西鼠尾草种子黏液的提取工艺。

表 9-6　响应面法设计因素和水平

因素	水平		
	−1	0	1
提取时间/h	2	3	4
液料比/(mL：g)	40：1	60：1	80：1
提取温度/℃	45	65	85

拟合回归模型的显著性检验：

　　根据响应面法试验设计，通过不同提取工艺参数组合得出不同甘西鼠尾草种子黏液提取率(表 9-7)，将结果拟合回归方程为：$Y = -18.72 + 9.13X_1 + 0.14X_2 + 0.16X_3 - 0.0095X_1X_2 - 0.011X_1X_3 + 0.00021X_2X_3 - 1.24X_1^2 - 0.0011X_2^2 - 0.0010X_3^2$。

表 9-7　甘西鼠尾草种子黏液的提取率

试验编号	X_1 提取时间/h	X_2 液料比/(mL：g)	X_3 温度/℃	提取率/%
1	2	80：1	65	2.77
2	4	80：1	65	3.01
3	3	40：1	45	4.09
4	3	60：1	65	4.91
5	3	60：1	65	4.95
6	3	60：1	65	4.77
7	3	40：1	85	4.38
8	3	80：1	85	4.07
9	4	40：1	65	3.94
10	3	80：1	45	3.45
11	2	40：1	65	2.94
12	4	60：1	45	3.78
13	2	60：1	85	3.07
14	4	60：1	85	3.55
15	2	60：1	45	2.42
16	3	60：1	65	4.88
17	3	60：1	65	4.79

　　对拟合回归方程模型进行显著性检验，从表 9-8 可知，整体模型相关系数 $R^2 = 0.9908(P < 0.0001)$ 达极显著水平，表明该拟合回归方程模型高度显著；调整相关系数 $R_{Adj}^2 = 0.9791$，表明提取率变化的 97.91% 来自于自变量；失拟项 $P = 0.0956 > 0.05$，说明数据中无异常结果；X_1、X_2、X_3、X_1^2、X_2^2、X_3^2 影响极显著，交互项 X_1X_2 影响显著，交互项 X_1X_3 影响极显著，交互项 X_2X_3 影响不显著，说明各因素对黏液提取率的影响不是简单的线性关系，因此响应面法能够较好地描述它们之间的关系，并可优化种子黏液的提取工艺。此外，各因素对甘西鼠尾草种子黏液提取率影响的大小顺序为：提取

时间>液料比>提取温度。

表 9-8 拟合回归方程系数显著性检验和方差分析

方差来源	平方和	自由度	均方	F 值	P 值	显著性
模型	11.02	9	1.22	84.17	<0.0001	**
X_1	1.19	1	1.19	81.52	<0.0001	**
X_2	0.53	1	0.53	36.11	0.0005	**
X_3	0.22	1	0.22	15.2	0.0059	**
X_1X_2	0.14	1	0.14	9.93	0.0161	*
X_1X_3	0.19	1	0.19	13.31	0.0082	**
X_2X_3	0.027	1	0.027	1.87	0.2136	
X_1^2	6.51	1	6.51	447.76	<0.0001	**
X_2^2	0.86	1	0.86	58.94	0.0001	**
X_3^2	0.71	1	0.71	48.95	0.0002	**
残差	0.1	7	0.015			
失拟误差	0.078	3	0.026	4.32	0.0956	
纯误差	0.024	4	0.006			
总和	11.12	16				
相关系数 R^2	0.9908					
调整相关系数 R_{Adj}^2	0.9791					

注：* 表示在 $P<0.05$ 水平差异显著，** 表示在 $P<0.01$ 水平差异显著

响应面分析：

根据二次回归方程建立响应面，各因素对甘西鼠尾草种子黏液提取率的影响及各因素之间两两交互作用见彩图 12，等高线图若为椭圆形说明这两个因素的交互作用明显，若为圆形则说明交互作用不明显。由彩图 12 可知，提取时间和液料比、提取时间和提取温度的等高线图为椭圆形并且曲面弧度较陡，结合显著性检验分析说明提取时间和液料比对提取率影响显著，提取时间和提取温度对提取率影响极显著；液料比和提取温度的等高线图近似圆形且曲面弧度平缓，表明这两个因素的交互作用对提取率影响不显著。

最佳提取工艺的确定和模型验证：

通过响应面优化出甘西鼠尾草种子黏液理论最优提取工艺条件为：提取时间 3.17h，液料比 53.86：1，提取温度 67.51℃，此时提取率为 4.94%。为验证该模型的可靠性，根据实际的可操作性，将提取工艺参数修正为：提取时间 3.2h，液料比 54：1，提取温度 68℃。依据此参数设置，三次测定甘西鼠尾草种子黏液提取率的平均值为 4.93%，与预测值的相对误差为 0.2%，结果证明优化得到的工艺参数是可靠的。

9.3.4.3 种子黏液的红外光谱分析

根据筛选出的最优提取工艺参数（提取时间 3.2h，液料比 54：1，提取温度 68℃），

提取甘西鼠尾草种子的黏液，并对其进行红外光谱分析，显示出甘西鼠尾草种子黏液具有多糖类物质的特征吸收(图 9-7)。在 3452cm^{-1} 处出现一宽峰，是羟自由基 O—H 的伸缩振动；2922cm^{-1} 和 2855cm^{-1} 处的吸收峰是分子内 C—H(CH、CH$_2$、CH$_3$)伸缩振动引起的；l629cm^{-1} 处的吸收峰是羰基的伸缩振动峰，表明该多糖存在糖醛酸；1439cm^{-1} 处是羧基 C—O 伸缩振动引起的吸收峰；l318cm^{-1} 处的吸收峰是 C—H 的变角运动引起的；1249cm^{-1} 处的弱吸收峰是 O=S=O 的伸缩振动引起的，表明有少量硫酸基存在；1166cm^{-1} 处是环上 C—O 的吸收峰；1035cm^{-1} 处的吸收峰是 O—H 的变角振动和 C—O—C 的伸缩振动引起的；895cm^{-1} 处是 β−D−甘露吡喃糖环 β 端基差向异构的 C—H 变角振动的特征吸收峰，说明该多糖为 β−糖苷键连接；1000~1250cm^{-1} 和 895cm^{-1} 处存在吸收峰表明该多糖为 β−吡喃糖。

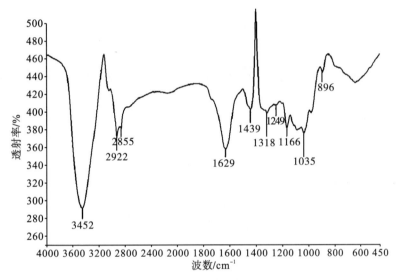

图 9-7 甘西鼠尾草种子黏液的红外吸收图谱

9.3.4.4 种子和黏液的吸水、脱水动态

甘西鼠尾草黏液种子、无黏液种子及黏液的质量在吸水前期随时间延长而增加，后期吸水至饱和时质量不再增长(图 9-8)。黏液种子及黏液在 90min 时吸水达到饱和；无黏液种子在 15min 内迅速吸水，30min 时达到饱和，其质量不再增加。无黏液种子、黏液种子及黏液的脱水动态则与吸水情况相反，且脱水时间远长于吸水时间。黏液种子及黏液在 6h 内快速脱水，6~16h 期间缓慢脱水至干燥；无黏液种子脱水迅速，4h 时达到干燥。

由此表明，甘西鼠尾草种子具有能在短时间内快速而大量吸水及缓慢脱水的特性，主要是由于其表面黏液物质的存在，这种胶状黏液层具有保持水分的优良特性，对于抵抗干旱等不良环境十分有利。

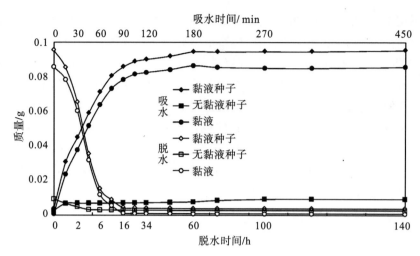

图 9-8   甘西鼠尾草种子及黏液的吸水、脱水动态曲线

9.4   不同处理对甘西鼠尾草初级和次级产物的影响

9.4.1   光质的影响

9.4.1.1   处理方法

分别选取长势一致、一年生的甘西鼠尾草种子直播幼苗，各自随机分为 5 组，除对照外每组 15 盆，光质处理采用的光源为冷白色荧光灯补充单色光源，单色光源由彩色发光二极管（LED）提供。红、黄、绿、蓝四种光源分别由 40W 的白色荧光灯管补加 18W 的 LED 管提供，对照用白光处理。不同光质的波长范围为红光 660～670nm，黄光 585～595nm，绿光 515～530nm，蓝光 450～460nm，光通量为 $40\mu mol/(m^2 \cdot s)$，光周期设为 16h 光照 8h 黑暗，室温 20～25℃，定期喷水保持生长基质疏松湿润。处理后于 0 天、3 天、6 天、9 天、12 天采集新鲜叶片进行可溶性糖、可溶性蛋白及三种合成酶［苯丙氨酸裂解酶（PAL）、多酚氧化酶（PPO）和酪氨酸氨基转移酶（TAT）］活力的测定，第 27 天收获材料，进行酚酸类和丹参酮类化合物的测定。

9.4.1.2   光质对可溶性糖含量的影响

不同光质处理甘西鼠尾草幼苗后，植株体内的可溶性糖含量均发生变化（图 9-9）。其中红光处理的可溶性糖含量高于对照，其他光质处理下可溶性糖含量均低于对照。红光处理的可溶性糖含量在第 12 天达到最高。黄光和蓝光处理下可溶性糖含量表现为先下降后升高，在第 6 天可溶性糖出现最高值后又降低。绿光处理表现为先下降后升高最后趋近平稳，其中在处理第 3 天可溶性糖含量最低。因此，红光有利于甘西鼠尾草可溶性糖的积累，而其他颜色的光处理不利于可溶性糖的积累。

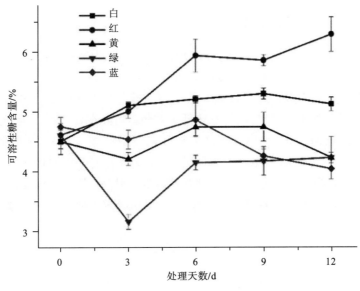

图 9-9　光质对可溶性糖含量的影响

9.4.1.3　光质对可溶性蛋白含量的影响

不同光质对甘西鼠尾草幼苗可溶性糖含量具有不同影响（图 9-10）。对照中甘西鼠尾草随测定时间的增加体内可溶性蛋白含量逐渐增高，四种不同光质处理均促进了甘西鼠尾草体内可溶性蛋白的积累，其中红光和蓝光处理下可溶性蛋白含量呈先升高后降低的趋势，在处理第 6 天出现峰值；黄光和绿光处理下可溶性蛋白含量呈先升高后降低再升高的变化趋势，分别在第 3 天和第 6 天可溶性蛋白含量最高。由此说明，不同光质对甘西鼠尾草可溶性蛋白的积累均有促进作用。

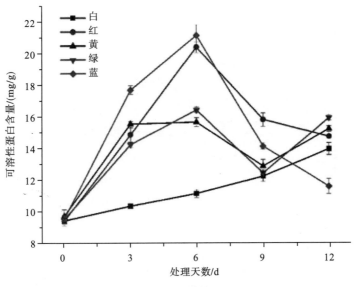

图 9-10　光质对可溶性蛋白含量的影响

9.4.1.4　光质对三种酶活性的影响

光质对甘西鼠尾草幼苗体内 PAL、PPO 和 TAT 的活力均有不同影响。

在处理期间，红光和蓝光处理下甘西鼠尾草体内 PAL 活性均高于对照，并且都呈现出先升高再降低的变化趋势，红光在第 9 天出现峰值，蓝光在第 6 天出现峰值。黄光和绿光处理下甘西鼠尾草体内 PAL 活性总体低于对照，黄光在处理第 3 天降到最低值，绿光在第 6 天降到最低值，此后 PAL 活力几乎不发生变化（图 9-11）。甘西鼠尾草 PPO 酶活在处理期内对照呈现波动变化，而光质处理 PPO 活力都低于对照，其中红光处理下PPO 活力持续下降，绿光、黄光和蓝光呈现出"降低—升高—降低"的变化趋势（图 9-12）。四个单色光处理组对甘西鼠尾草 TAT 酶活的作用明显（图 9-13），其中红光、蓝光和黄光

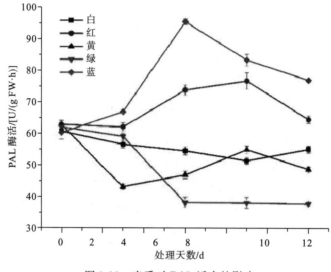

图 9-11　光质对 PAL 活力的影响

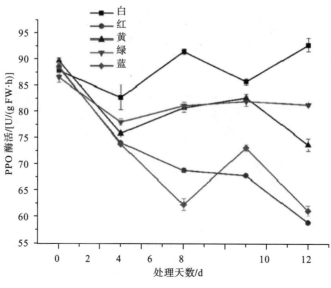

图 9-12　光质对 PPO 活力的影响

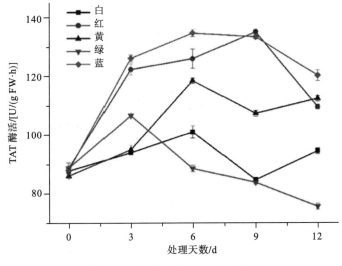

图 9-13　光质对 TAT 活力的影响

处理下 TAT 酶活均高于对照；红光和蓝光处理下 TAT 酶活呈现先升高后降低的趋势，红光处理在第 9 天出现峰值，蓝光处理在第 6 天出现峰值；黄光呈现出先升高后下降再升高的趋势，最大值出现在第 6 天。绿光处理下 TAT 酶活呈先升高后下降的趋势，在第 3 天出现峰值，第 6 天后 PAL 活性低于对照。

　　光质对甘西鼠尾草三种酶的活性影响是：红光和蓝光处理促进 PAL 活力的增加，红光、黄光、绿光和蓝光处理都降低了 PPO 的活力，红光、黄光和蓝光处理均能促进 TAT 活力的增加。

9.4.1.5　光质对酚酸类和丹参酮类化合物的影响

　　甘西鼠尾草酚酸类和丹参酮类化合物在不同的光质处理下积累的情况见表 9-9。在红光、黄光和蓝光处理下，甘西鼠尾草四种酚酸类化合物和除丹参酮 I 外的三种丹参酮类化合物的含量均高于对照，而绿光处理下甘西鼠尾草中这两类物质的含量均低于对照。对于丹参酮 I，四种光质处理下的含量均低于对照，其中绿光处理下含量最低。由此表明红光、黄光和蓝光对丹参酚酸类物质和二氢丹参酮、隐丹参酮、丹参酮 II A 的合成与积累有促进作用，而绿光作用则相反。而四种光质均不利于甘西鼠尾草丹参酮 I 的积累。

表 9-9　光质诱导对酚酸类和丹参酮类化合物积累的影响($n=3$，$x\pm SD$)

光质	酚酸类化合物/(mg/g)			
	原儿茶醛	迷迭香酸	丹酚酸 B	丹酚酸 A
白	0.16±0.002c	1.41±0.001d	4.76±0.002d	3.69±0.001d
红	0.27±0.001a	3.40±0.001a	9.70±0.002b	5.50±0.001b
黄	0.19±0.002b	2.16±0.002c	7.75±0.002c	4.54±0.002c
绿	0.07±0.001e	1.07±0.001e	2.97±0.003e	0.29±0.001e
蓝	0.17±0.002d	2.45±0.001b	12.61±0.002a	15.02±0.001a

光质	丹参酮类化合物/(mg/g)			
	二氢丹参酮	丹参酮Ⅰ	隐丹参酮	丹参酮ⅡA
白	0.12±0.001d	0.28±0.001a	0.61±0.001c	0.38±0.001b
红	0.23±0.001b	0.22±0.003c	0.71±0.002b	0.50±0.001a
黄	0.21±0.001c	0.15±0.003d	0.62±0.001d	0.39±0.002c
绿	0.10±0.002e	0.14±0.002e	0.59±0.001c	0.34±0.001d
蓝	0.30±0.001a	0.25±0.001b	0.98±0.001a	0.50±0.001a

注：小写字母代表同一列数据在 $P<0.05$ 水平差异显著

9.4.2　Ag^+ 的影响

9.4.2.1　处理方法

分别选取长势一致、一年生的甘西鼠尾草种子直播幼苗，各自随机分为 5 组，除对照外每组 15 盆，进行 $AgNO_3$ 溶液的喷施处理，Ag^+ 浓度梯度分别为 0mmol/L、0.1mmol/L、0.5mmol/L、1.0mmol/L 和 2.0mmol/L，每盆喷施 20mL，对照用等量的蒸馏水替代。处理后于第 0 天、3 天、6 天、9 天、12 天采集新鲜叶片进行可溶性糖、可溶性蛋白及三种合成酶(PAL、PPO、TAT)活力的测定，第 27 天收获材料，进行酚酸类和丹参酮类化合物的测定。

9.4.2.2　Ag^+ 对可溶性糖含量的影响

不同浓度 Ag^+ 对甘西鼠尾草可溶性糖含量有明显的影响(图 9-14)。从图 9-14 可知，对照的可溶性糖含量在处理期间变化较小。0.1mmol/L、0.5mmol/L、1.0mmol/L 的 Ag^+

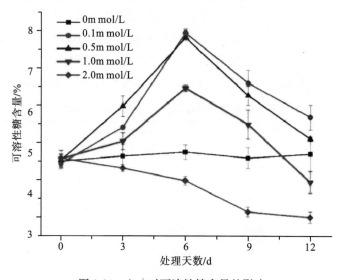

图 9-14　Ag^+ 对可溶性糖含量的影响

处理下可溶性糖含量总体高于对照，其变化趋势是先升高后降低，在处理第 6 天含量达到峰值。2.0mmol/L 的 Ag$^+$ 处理抑制了可溶性糖的积累，可溶性糖含量一直低于对照并呈持续下降趋势。因此，0.1mmol/L、0.5mmol/L、1.0mmol/L 的 Ag$^+$ 处理对可溶性糖含量具有促进作用，2.0 mmol/L 的 Ag$^+$ 处理不利于可溶性糖的积累。

9.4.2.3　Ag$^+$ 对可溶性蛋白含量的影响

甘西鼠尾草在不同 Ag$^+$ 处理下可溶性蛋白含量是不同的（图 9-15），对照的可溶性蛋白含量在处理期间变化较小。0.1mmol/L、0.5mmol/L、1.0mmol/L 的 Ag$^+$ 处理下甘西鼠尾草可溶性蛋白含量总体高于对照，且这三个浓度处理都呈现出先升高后降低的趋势，其中 0.1mmol/L、0.5mmol/L 的 Ag$^+$ 处理第 6 天可溶性蛋白含量最高，1.0mmol/L 的 Ag$^+$ 处理在第 3 天可溶性蛋白含量最高。2.0mmol/L 的 Ag$^+$ 处理可溶性蛋白含量始终低于对照，并呈持续下降的趋势。因此，0.1mmol/L 和 0.5mmol/L 的 Ag$^+$ 处理对甘西鼠尾草可溶性蛋白积累具有促进作用。

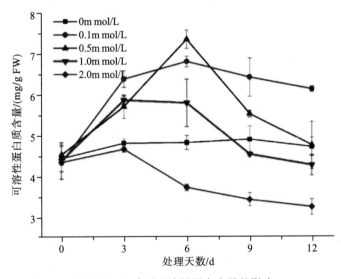

图 9-15　Ag$^+$ 对可溶性蛋白含量的影响

9.4.2.4　Ag$^+$ 对三种酶活性的影响

甘西鼠尾草幼苗体内 PAL、PPO 和 TAT 的活力在不同浓度 Ag$^+$ 处理下表现不一致。不同浓度 Ag$^+$ 处理对于甘西鼠尾草 PAL 酶活的影响都呈现出先升高后下降的趋势（图 9-16），其中 0.1mmol/L 和 0.5mmol/L 的 Ag$^+$ 处理下 PAL 酶活性始终高于对照，0.1mmol/L 的 Ag$^+$ 处理第 3 天甘西鼠尾草的 PAL 酶活最高，0.5mmol/L 的 Ag$^+$ 处理第 6 天甘西鼠尾草的 PAL 酶活最高，至第 12 天趋近对照。1.0mmol/L 和 2.0mmol/L 的 Ag$^+$ 处理 3 天后 PAL 酶活开始呈下降趋势直至低于对照处理。不同浓度的 Ag$^+$ 处理下甘西鼠尾草体内 PPO 酶活在处理期间整体高于对照（图 9-17），其中 0.1mmol/L、0.5mmol/L 和 1.0mmol/L 的 Ag$^+$ 处理呈现出先升高后下降的趋势，且在第 6 天达到峰值。2.0mmol/L 的 Ag$^+$ 处理下 PPO 酶活呈现双峰变化趋势，在处理第 3 天酶活最高，

6～9 天出现短暂升高，此后又下降至低于对照。对于 TAT 来讲，对照在处理期间变化较小（图 9-18）。0.1mmol/L、0.5mmol/L 和 1.0mmol/L Ag$^+$ 处理在前 3 天诱导 TAT 酶活力高于对照，此后 TAT 酶活开始下降，直到低于对照。2.0mmol/L Ag$^+$ 处理下甘西鼠尾草的 TAT 酶活一直低于对照。

Ag$^+$ 处理对甘西鼠尾草三种酶活性的影响是：0.1mmol/L 和 0.5mmol/L 的 Ag$^+$ 处理能增加 PAL 酶活，四种浓度 Ag$^+$ 处理总体上可增加 PPO 的酶活，0.1mmol/L、0.5mmol/L 和 1.0mmol/L Ag$^+$ 处理在前 3 天对 TAT 酶活具有促进作用。

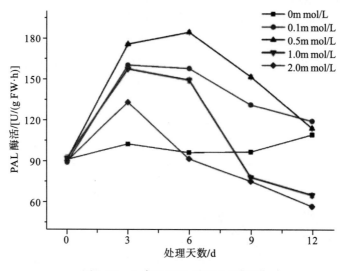

图 9-16　Ag$^+$ 对 PAL 酶活力的影响

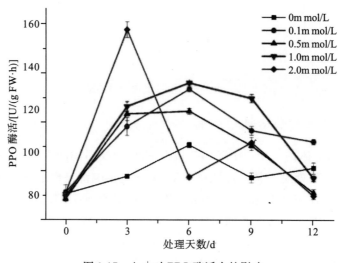

图 9-17　Ag$^+$ 对 PPO 酶活力的影响

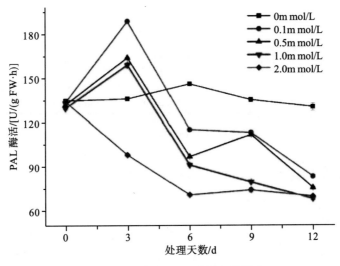

图 9-18 Ag⁺ 对 TAT 酶活力的影响

9.4.2.5 Ag⁺ 对酚酸类和丹参酮类化合物的影响

Ag⁺ 对甘西鼠尾草酚酸类和丹参酮类成分的积累有一定影响(表 9-10)。在四种酚酸类化合物中,0.1mmol/L 和 0.5mmol/L 的 Ag⁺ 处理均高于对照,而 1.0mmol/L 和 2.0mmol/L 的 Ag⁺ 处理低于或等于对照,且 2.0mmol/L 的 Ag⁺ 处理下四种酚酸类物质含量均为最低。在四种丹参酮类化合物中,不同浓度的 Ag⁺ 处理下二氢丹参酮含量均高于对照,0.1mmol/L 和 0.5mmol/L 的 Ag⁺ 处理下丹参酮Ⅰ、隐丹参酮和丹参酮ⅡA 含量均高于或等于对照,而 1.0mmol/L 和 2.0mmol/L 的 Ag⁺ 处理低于对照。其中二氢丹参酮、丹参酮Ⅰ和丹参酮ⅡA 的含量以 0.5mmol/L 的 Ag⁺ 处理含量最高,隐丹参酮以 0.1mmol/L 的 Ag⁺ 处理含量最高。因此,0.1mmol/L 和 0.5mmol/L 的 Ag⁺ 处理能提高甘西鼠尾草丹酚酸类和丹参酮类化合物的含量。

表 9-10 Ag⁺ 诱导对酚酸类和丹参酮类化合物积累的影响($n=3$, $x\pm SD$)

Ag⁺ 浓度/(mmol/L)	酚酸类化合物/(mg/g)			
	原儿茶醛	迷迭香酸	丹酚酸 B	丹酚酸 A
CK	0.20±0.001c	10.37±0.002c	8.95±0.002d	6.72±0.001c
0.1	0.26±0.002a	11.43±0.002b	10.22±0.002b	6.77±0.001b
0.5	0.24±0.001b	17.95±0.001a	16.73±0.001a	13.44±0.003a
1.0	0.20±0.001c	9.76±0.001d	8.12±0.002c	6.06±0.001d
2.0	0.17±0.003d	9.76±0.001d	7.79±0.002e	5.71±0.002e

Ag⁺ 浓度(mmol/L)	丹参酮类化合物/(mg/g)			
	二氢丹参酮	丹参酮Ⅰ	隐丹参酮	丹参酮ⅡA
CK	0.15±0.002d	0.22±0.001c	0.80±0.001b	0.46±0.002c
0.1	0.31±0.000b	0.23±0.001b	0.83±0.001a	0.47±0.002b
0.5	0.33±0.001a	0.25±0.002a	0.80±0.001b	0.48±0.001a

续表

Ag⁺浓度/(mmol/L)	酚酸类化合物/(mg/g)			
	原儿茶醛	迷迭香酸	丹酚酸 B	丹酚酸 A
1.0	0.31±0.001b	0.21±0.003e	0.71±0.001d	0.45± 0.001d
2.0	0.25±0.002c	0.20±0.001d	0.79±0.001c	0.44±0.002e

注：同列数据后不同字母表示在 $P<0.05$ 水平差异显著

9.4.3　水杨酸的影响

9.4.3.1　处理方法

分别选取长势一致、一年生的甘西鼠尾草种子直播幼苗，各自随机分为 5 组，除对照外每组 15 盆，进行水杨酸溶液的喷施处理，水杨酸浓度梯度分别为 0.5mmol/L、1.0mmol/L、3.0mmol/L 和 5.0mmol/L，每盆喷施 20mL，对照用等量的蒸馏水替代。处理后于第 0 天、第 3 天、第 6 天、第 9 天、第 12 天采集新鲜叶片进行可溶性糖、可溶性蛋白及三种合成酶(PAL、PPO、TAT)活力的测定，第 27 天收获材料，进行丹酚酸类和丹参酮类化合物的测定。

9.4.3.2　水杨酸对可溶性糖含量的影响

不同浓度的水杨酸喷施处理甘西鼠尾草幼苗对其可溶性糖含量具有不同影响(图 9-19)，对照的可溶性糖含量在处理期间变化较小。0.5mmol/L、1.0mmol/L 和 3.0mmol/L 水杨酸处理下甘西鼠尾草的可溶性糖含量呈先升高后下降趋势，且在第 6 天后整体高于对照，其中 0.5mmol/L、1.0mmol/L 水杨酸处理在第 9 天出现峰值，3.0mmol/L 水杨酸处理在第 6 天出现峰值。5.0mmol/L 的水杨酸处理在整个处理期间都低于对照，并

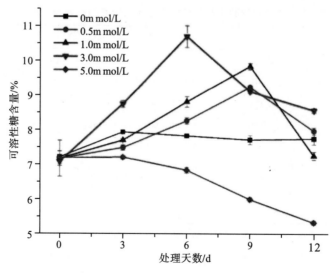

图 9-19　水杨酸对可溶性糖含量的影响

呈持续下降趋势。总之，3.0mmol/L 水杨酸处理其可溶性糖含量整个处理期间均高于对照，即该浓度处理对甘西鼠尾草可溶性糖积累具有促进作用。

9.4.3.3　水杨酸对可溶性蛋白含量的影响

根据图 9-20 可知，对照的可溶性蛋白含量在处理期间变化较小，不同浓度的水杨酸处理甘西鼠尾草后可溶性蛋白的含量都高于对照。0.5mmol/L、3.0mmol/L 和 5.0mmol/L 的水杨酸处理呈现"双峰"的变化趋势，其峰值分别在第 3 天和第 9 天，其中 0.5mmol/L 的水杨酸处理下在第 3 天可溶性蛋白含量最高。1.0mmol/L 水杨酸处理下甘西鼠尾草的可溶性蛋白呈先升高后下降的趋势，其可溶性蛋白含量在处理后第 9 天最高。总之，四种不同浓度水杨酸处理均能不同程度地增加甘西鼠尾草的可溶性蛋白含量。

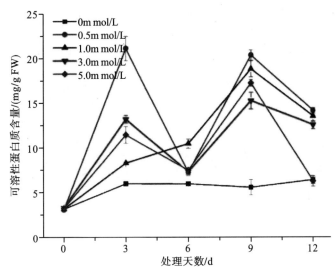

图 9-20　水杨酸对可溶性蛋白含量的影响

9.4.3.4　水杨酸对三种酶活性的影响

水杨酸处理对甘西鼠尾草幼苗体内 PAL、PPO 和 TAT 的活力均有不同影响。不同浓度水杨酸处理下甘西鼠尾草 PAL 酶活性均高于对照（图 9-21）。0.5mmol/L、3.0mmol/L 和 5.0mmol/L 水杨酸处理下 PAL 酶活性的变化趋势为先升高后下降，其中 0.5mmol/L 和 3.0mmol/L 水杨酸处理第 9 天 PAL 酶活性最高，5.0mmol/L 水杨酸处理在第 6 天酶活性最高。1.0mmol/L 水杨酸处理下 PAL 酶活性呈现出双峰趋势，峰值分别在处理后第 3 天和第 9 天。不同浓度水杨酸处理下甘西鼠尾草的 PPO 酶活性随时间变化也呈现出双峰的变化趋势（图 9-22），分别在处理后第 3 天和第 9 天出现峰值。在前 9 天所有处理组甘西鼠尾草 PPO 酶活性均高于对照，处理第 12 天时，0.5mmol/L 水杨酸处理下 PPO 酶活性仍高于对照，但 1.0mmol/L、3.0mmol/L 和 5.0mmol/L 水杨酸处理下 PPO 酶活性低于对照。从图 9-23 可知，不同浓度水杨酸处理下甘西鼠尾草的 TAT 酶活性总体高于对照，且呈现出先升高后下降的趋势。0.5mmol/L、1.0mmol/L 和 3.0mmol/L

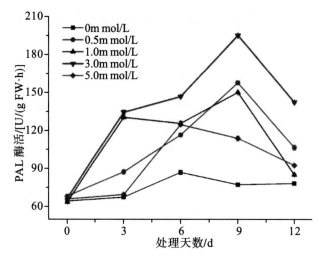

图 9-21　水杨酸对 PAL 酶活力的影响

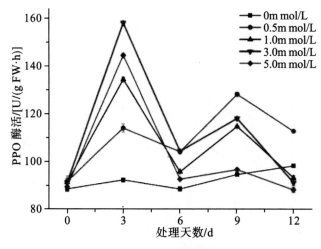

图 9-22　水杨酸对 PPO 酶活力的影响

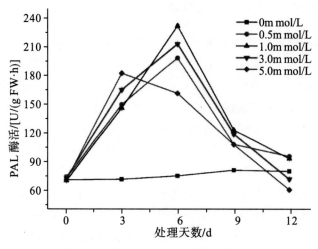

图 9-23　水杨酸对 TAT 酶活力的影响

水杨酸处理下 TAT 酶活性在第 6 天最高，5.0mmol/L 水杨酸处理下 TAT 酶活性在第 3
天最高。在处理第 12 天时，0.5mmol/L 和 1.0mmol/L 水杨酸处理下 TAT 酶活性高于
对照，其余两组处理 TAT 酶活性低于对照。

　　总之，四种浓度水杨酸处理总体上可增加甘西鼠尾草 PAL、PPO 和 TAT 的酶活。

9.4.3.5　水杨酸对酚酸类和丹参酮类化合物的影响

　　不同浓度的水杨酸对甘西鼠尾草酚酸类和丹参酮类物质的积累影响不同（表 9-11）。
在酚酸类化合物中，0.5mmol/L 和 5.0mmol/L 的水杨酸处理低于对照，且 5.0mmol/L
水杨酸处理下甘西鼠尾草中四种酚酸类化合物含量均最低，其他两个浓度处理高于对照。
3.0mmol/L 水杨酸处理下甘西鼠尾草中原儿茶醛、迷迭香酸和丹酚酸 B 含量最高，
1.0mmol/L 水杨酸处理下甘西鼠尾草中丹酚酸 A 含量最高。在丹参酮类化合物中除
5mmol/L 的水杨酸处理低于对照外，其余三个浓度均高于或等于对照，3.0mmol/L 的水
杨酸处理下甘西鼠尾草中二氢丹参酮含量最高，1.0mmol/L 的水杨酸处理下甘西鼠尾草
中丹参酮Ⅰ、隐丹参酮和丹参酮ⅡA 含量最高。因此，1.0mmol/L 和 3.0mmol/L 的水
杨酸处理能同时促进甘西鼠尾草中酚酸类和丹参酮类化合物的积累。

表 9-11　水杨酸诱导对酚酸类和丹参酮类化合物积累的影响（$n=3$，$x\pm SD$）

浓度/(mmol/L)	酚酸类化合物/(mg/g)			
	原儿茶醛	迷迭香酸	丹酚酸 B	丹酚酸 A
CK	0.14±0.001c	1.79±0.002d	4.76±0.002c	3.06±0.004c
0.5	0.12±0.003d	1.64±0.002c	4.01±0.002d	2.98±0.002d
1.0	0.15±0.003b	2.50±0.001b	6.33±0.001b	5.12±0.001a
3.0	0.16±0.002a	2.60±0.001a	6.38±0.004a	3.99±0.003b
5.0	0.10±0.002e	1.53±0.002e	2.71±0.003e	2.23±0.002e
浓度/(mmol/L)	丹参酮类化合物(mg/g)			
	二氢丹参酮	丹参酮Ⅰ	隐丹参酮	丹参酮ⅡA
CK	0.25±0.001d	0.30±0.001d	0.79±0.002c	0.39±0.003d
0.5	0.28±0.001c	0.41±0.001b	0.81±0.002b	0.46±0.001b
1.0	0.29±0.002b	0.43±0.002a	0.85±0.001a	0.52±0.002a
3.0	0.32±0.003a	0.37±0.003c	0.79±0.004c	0.41±0.002c
5.0	0.21±0.001e	0.29±0.002d	0.78±0.001d	0.36±0.001e

注：同列数据后不同字母表示在 $P<0.05$ 水平差异显著

9.4.4　小结

　　在不同光质处理下甘西鼠尾草体内初生代谢产物和次生代谢产物以及相关酶活性受
到不同程度的影响，主要表现为红光有利于甘西鼠尾草可溶性糖的积累，而其他颜色的
光处理不利于可溶性糖的积累。红光、黄光、蓝光和绿光对甘西鼠尾草可溶性蛋白的积

累均有促进作用。红光和蓝光处理促进 PAL 酶活力的增加，红光、黄光、绿光和蓝光处理都降低了 PPO 酶活力，红光、黄光和蓝光处理均能促进 TAT 酶活力的增加。红光、黄光和蓝光对丹参酮类物质的合成与积累有促进作用，而绿光作用则相反。

Ag^+ 处理影响甘西鼠尾草幼苗的初生和次生代谢产物及相关酶活性。0.1mmol/L、0.5mmol/L 和 1.0mmol/L 的 Ag^+ 处理对可溶性糖含量具有促进作用，2.0mmol/L 的 Ag^+ 处理不利于可溶性糖的积累。0.1mmol/L 和 0.5mmol/L 的 Ag^+ 处理对甘西鼠尾草可溶性蛋白积累具有促进作用。0.1mmol/L 和 0.5mmol/L 的 Ag^+ 处理能增加 PAL 酶活力，0.1mmol/L、0.5mmol/L、1.0mmol/L 和 2.0mmol/L 的 Ag^+ 处理总体上可增加 PPO 的酶活力，0.1mmol/L、0.5mmol/L 和 1.0mmol/L Ag^+ 处理在前 3 天对 TAT 酶活性具有促进作用。0.1mmol/L 和 0.5mmol/L 的 Ag^+ 处理能提高甘西鼠尾草酚酸类和丹参酮类化合物的含量。

甘西鼠尾草初生代谢产物和次生代谢产物以及相关酶活在不同浓度水杨酸处理下随着处理时间的变化也受到了不同程度的影响。3.0mmol/L 水杨酸在处理其可溶性糖含量整个处理期间均高于对照，该浓度处理对甘西鼠尾草可溶性糖积累具有促进作用。0.5mmol/L、1.0mmol/L、3.0mmol/L 和 5.0mmol/L 的水杨酸处理均能不同程度地增加甘西鼠尾草可溶性蛋白含量，并能增加甘西鼠尾草 PAL、PPO 和 TAT 的酶活力。1.0mmol/L 和 3.0mmol/L 的水杨酸处理能同时促进甘西鼠尾草酚酸类和丹参酮类化合物的积累。

总之，三种不同的非生物因子对甘西鼠尾草的幼苗处理后发现，甘西鼠尾草初生代谢产物和次生代谢产物及相关酶活性都有不同程度的影响。而对于初生代谢产物和次生代谢产物之间的相互转化关系，以及 PAL、PPO 和 TAT 这三种合成酶与次生代谢积累的关系等仍需进一步研究。

第 10 章　鼠尾草属资源植物的应用展望

我国多样的自然环境条件造就了丰富的植物资源，这其中许多植物资源还未被开发利用。鼠尾草属药用植物资源十分丰富且应用历史悠久，通过对川丹参及其近缘种资源植物的研究发现鼠尾草属植物主要具有药用、观赏和芳香三方面利用潜力，对这三方面具有开发潜力的物种进行资源评价与开发应用研究对加强我国资源植物的保护、研究、开发，促进我国医药等产业的发展具有重要的现实和历史意义。

10.1　鼠尾草属资源植物的应用前景

10.1.1　具有开发潜力的种类

鼠尾草属植物按照潜在用途可分为药用资源植物、观赏资源植物和芳香资源植物。
药用资源植物：
根据有效成分检测发现本类鼠尾草属植物体内含有含量可观的丹酚酸类成分或丹参酮类成分，具有成为药用或有效成分提取原料潜力的物种，其中主要包括三叶鼠尾草、甘西鼠尾草、栗色鼠尾草、黄花鼠尾草和云南鼠尾草等。
观赏资源植物：
本类鼠尾草属植物具有花色艳丽、花朵大、开花时间长、株型紧凑、生长海拔低和结实量大等特点，具有成为观赏用途潜力的物种，主要包括栗色鼠尾草、犬形鼠尾草、雪山鼠尾草、毛地黄鼠尾草、黄花鼠尾草、甘西鼠尾草、橙色鼠尾草和云南鼠尾草等。
芳香资源植物：
富含精油是唇形科植物的一大特点，鼠尾草属植物很多种类的精油具有令人愉快的香味，且通过抗氧化研究亦发现该属植物精油具有较好的体外抗氧化活性，所以该属的一些种类有望作为芳香资源植物加以开发，一些生长迅速分布较广的物种极具开发潜力，如甘西鼠尾草、粘毛鼠尾草、黄鼠狼花和橙香鼠尾草等。

10.1.2　开发利用的方法

广泛调查：
明确植物资源是植物开发利用的基础。首先应进行广泛的调查，其次综合分析及评价确定重点开发利用对象，遵循因地制宜的原则，最后制定合理开发利用规划。
生物学特性研究与资源评价：

在其原产地定点观察和研究，为其引种及驯化提供理论依据，也可迁地引种逐步驯化，建立引种和驯化基地，使气候及土壤差异较大的物种通过人工培育，达到增强抗性、逐步扩大适生区域的目的。尽可能多地收集野生种类和栽培品种，进行种源对比试验和引种研究，为其推广和应用打下基础。

在调查研究的基础上，通过对植物资源的自然现状和利用现状的综合分析，对植物资源的开发利用潜力和现状进行科学的评判，进而为制定植物资源的可持续开发利用和保护管理计划提供理论依据。

引种驯化：

引种驯化是将野生变栽种的基础，必须根据物种生物学特性、生长环境来进行。对于引种地区与植物原产地环境相似的植物，可直接从原产地引入栽培。若原产地与栽培地区的环境条件差异大，可分步引种，待适应后再引入目的地栽培。

繁殖和栽培技术：

运用生物技术，改良野生植物品质，培育抗性强，适应范围广，利用价值高的新品种，在保护好资源的前提下，利用组织培养等方法，快速扩大其种类数量，满足人们对植物的需求。

10.1.3　开发利用的原则

保护资源原则：

资源植物是具有直接经济价值的，受到经济利益的趋势，长期以来许多价值较高的物种都受到了不同程度的威胁。人类活动所造成的物种灭绝速率是其自然灭绝速率的100~1000倍，有近30％受威胁的物种与直接经济利用有关。任何生物资源都是有限的，在开发利用的同时要做好保护工作。对于开发价值高、种群数量少、分布适应地窄的鼠尾草属资源植物更应妥善保护。

在野外调查取材时，不得破坏栖息地自然环境，不得破坏伴生植物，保证种群恢复与再生。在深入研究不同物种的生态学、生物学特性后方可根据需要，筛选具有开发潜力的物种进行引种驯化，利用现代化技术逐渐扩大人工繁育，获得更大的社会效益、经济效益和生态效益。

合理开发与可持续利用原则：

鼠尾草属资源植物属再生资源，对它的开发利用必须遵循植物的生物、生态规律，应做到有计划、有步骤、合理地进行，避免盲目性。自然界的资源恢复有其自身的速度，我们的开采速度必须小于其恢复速度，做到可持续利用。对其开发利用要有长远观点，应把开发利用和保护管理结合起来，把经济效益与生态效益结合起来，使其能长久为人类服务。合理开发应包括：建立并完善各级保护机构和保护法规；加大科研投入力度，特别是基础研究；加强重要野生植物资源种类的驯化栽培研究；协调行业之间的关系；加强保护野生植物资源的宣传教育。

适地适用原则：

植物的生长与其环境密切相关，在进行植物移植、引种时要充分考虑其对环境的适应性，做到适地适用。在较大范围引种移植时更要选择好地点，稳妥进行，建立必要的植物迁地保护试验示范区，加强调研和规划，以减少损失。

10.2　丹参的应用前景

10.2.1　丹参市场供需和发展趋势

丹参属于最常用的大宗中药材之一，市场中以原药材和饮片为主要流通对象。20 世纪 90 年代国内丹参总用量在 6000 吨左右，随着中国人老龄化的加剧，"三高"、心血管疾病等病患的增多，丹参用量逐年增大，一些以丹参中成药制剂为主的企业需求量巨大。

丹参是许多治疗心血管疾病和炎症的中药配方和制剂的主要原料，国内多家制药企业生产的复方丹参滴丸、复方丹参片、丹参注射液等中成药畅销国内外。截至 2014 年天士力当家产品复方丹参滴丸在美国 FDA 的Ⅲ期临床试验继续稳步进行，在国内增加改善糖尿病微血管病变并发症等新适应症的试验也进入Ⅲ期，复方丹参滴丸或将成为世界第一例治疗心血管系统疾病的中成药制剂。这都极大促进了丹参等中成药制剂的国际化发展，同时也为丹参产业带来了更广阔的发展空间。

10.2.2　川丹参生长特性和存在的问题

川丹参不同于其他产地丹参可以播种繁殖，川丹参开花后不形成果实（不育），只能进行分根繁殖（无性繁殖），由于无性繁殖的后代来自于同一个基因型的亲本，长期栽培后常会出现生活力衰退等现象，抗逆性减弱使病虫害逐年增加，种质呈明显的退化趋势，导致其产量和质量不稳定，严重影响了川丹参的生产。虽然经过规范化种植，改善了栽培条件，但仍不能从根本上改变其种质退化问题。同时无性繁殖每年要保留大量根条导致根条不能上市。

对于无性繁殖导致的品种退化问题，常用的解决办法是采用杂交育种的方式培育优良品种，然而川丹参的不育性致使常规的杂交育种无法实现。为此，有必要开展川丹参不育机理的研究，了解其有性生殖失败的根本原因，为品种改良和选育提供理论依据。

10.2.3　良种选育基本方法

良种是生产优良中药材的物质基础，在整个中药材产业中具有举足轻重的地位，也是当前中药材产业全面发展面临的一大重要课题。川丹参良种选育除了和普通农作物一样观察产量、抗逆性等，还必须坚持对整个生育期各个生长发育阶段以药用成分为指标的质量监控。良种选育的方法很多、应用也十分灵活，对于川丹参良种选育归纳起来最基本的方法有单株选育和混合选育法两种。

单株选育法：在原始群体中选择优良个体分别收获、保存，再分别播种成株行，搜集整理和鉴定比较，淘汰不符合要求的株行，选择优良株行。此法由于将入选个体分别种成株行，误选的不良单株后裔可以最大限度的剔出，因而选择的效果好且最为常用。单株选育勿应于自花授粉和常异花授粉的药用植物，可用于无性繁殖药材，将选到的优良单株，用营养繁殖的方式保留和巩固。丹参新品种"川丹参1号"即为此法选育而来。

混合选择法：搜集整理品种群体中按一定的经济性状和特性，选出优良个体或单株，混合收获、混合播种，与原品种和标准品种进行比较。此法由于将入选的个体混合收获，混合播种，因而不能进一步鉴定入选个体后代性状表现，这样便可能把优良条件表现好而遗传性状并不理想的个体误选。同时，在其后代进一步选择时，一些不良后代分散在整个地块中，难以全部被识别和剔出，因而降低了选育效果。混合选育简便易行，并能迅速从原有品种混杂群体中分离出性状优良的类型，同时可获得优良种子。

主要参考文献

蔡文国，刘增禹，钟国成，等. 2011. 雪山鼠尾草与丹参的生药学比较. 浙江大学学报(农业与生命科学版)，37
　(1)：49-83.

陈仁山. 1930. 药物出产辨. 广东中医药专门学校.

代先祥，王萌，徐德志，等. 2010. 丹参中丹参酮ⅡA和丹参酮Ⅰ的提取方法研究. 中成药，32(8)：1440-1442.

杜冠华，张均田. 1995 丹酚酸A对小鼠脑缺血再灌注致学习记忆功能障碍的改善作用及作用机制. 药学学报，30：
　184-188.

甘肃省食品药品监督管理局. 2009. 甘肃省中药材质量标准. 兰州：甘肃文化出版社.

贵州省药品监督管理局. 2003. 贵州省中药材、民族药材质量标准. 贵阳：贵州科技出版社.

国家药典委员会. 2010. 中华人民共和国药典. 北京：中国医药科技出版社.

国家中医药管理局中华本草编委会. 1999. 中华本草. 上海：上海科学技术出版社.

黄熙，臧益民. 1995. 丹参酮ⅡA磺酸钠心血管药理. 国外医学中医中药分册，1：9-12.

姜嫒嫒，王龙，王涛，等. 2014. 不同种源丹参根多糖含量动态变化研究. 中药材，37(2)：207-210.

金树梅，赵桂峰，范英昌. 2004. 丹酚酸B对人鼠心肌缺血再灌注损伤内皮素及TXA2/PGl2系统的影响. 中国老年
　学杂志，24(2)：127-128.

康永. 2001. 中药药理学. 北京：科学出版社.

李锡文，祝正银. 1992. 四川植物志(10卷). 成都：四川民族出版社.

雷铁池，朱文元，夏明玉，等. 1999. 89味中药乙醇提取物对酪氨酸酶活性的上调作用. 临床皮肤科杂志，28
　(3)：147.

李世德，张荣良，陈静. 1999. 丹参酮胶囊治疗痤疮129例疗效观察. 临床皮肤科杂志，28(2)：107.

梁勇，羊裔明，袁淑兰. 2000. 丹参酮药理作用研究进展. 中草药，31(4)：304.

刘琪，张利，杨在君，等. 2010. 石墨炉原子吸收光谱法测定鼠尾草属植物铅和镉的含量. 中国农学通报，26(17)：
　125-128.

卢赣鹏. 1999. 500味常用中药材的经验鉴别. 北京：中国医药科技出版社.

路萍，张利，王萌，等. 2013. 涝胁迫对不同丹参品系苗期保护酶活性及脂质过氧化作用的影响. 浙江大学学报(农
　业与生命科学版)，39(1)：56-61.

青海省卫生厅. 1986. 青海省药品标准.

王萌，张力文，谢显莉，等. 2012. 丹参新品种"川丹参1号". 园艺学报，39(11)：2333-2334.

王萌，张利，赵红霞，等. 2010. 中药丹参及其近缘种植物根的显微鉴定. 药物分析杂志，30(4)：647-650.

王涛，林良斌，张巧玲，等. 2015. 甘西鼠尾草种子黏液吸水特性、红外光谱分析及提取工艺研究. 植物科学学报，
　33(4)：572-578.

王涛，刘世勇，江晓波，等. 2014. 不同产地丹参种子形态及萌发特性的研究. 四川农业大学学报，32(3)：
　293-297.

王涛，刘世勇，姜嫒嫒，等. 2014. 不同产地丹参叶解剖学研究. 植物研究，34(6)：730-735.

王涛，刘世勇，王龙，等. 2014. 11种鼠尾草属叶片和叶柄解剖特征及其分类学意义. 中国中药杂志，39(14)：
　2629-2634.

王涛，刘世勇，王龙，等. 2015. 18种(1变型)鼠尾草属植物叶表皮及表皮毛微形态特征研究. 广西植物，35(2)：
　178-186.

王涛，王龙，杨在君，等. 2012. 川西地区鼠尾草属植物资源调查与引种研究. 园艺学报，39(12)：2507-2514.

吴百灵. 2002. 丹参对CCl4所致急性肝损伤保护作用的研究. 中医药学刊，20(3)：361-381.

吴文林，张利，杨在君，等. 2011. 四川鼠尾草属植物濒危等级和优先保护级别研究. 浙江大学学报(农业与生命科学版)，37(2)：162-168.

谢显莉，刘琪，张利，等. 2010. 火焰原子发射光谱法测定鼠尾草属植物中钾和钠的含量. 安徽农业科学，28(27)：14929-14931.

徐志宏，杨在君，张利，等. 2009. 原子吸收光谱法测定丹参及其近缘种中微量元素. 理化检验-化学分册，45(3)：321-323.

颜平，罗心平，施海明，等. 2004. 丹参多酚酸治疗心绞痛患者的临床疗效及对血小板功能的影响. 介入放射学杂志，12(2)：55-59.

杨珊，王萌，杨在君，等. 2010. 四川鼠尾草属植物的数量分类学研究. 四川农业大学学报，28(3)：371-375.

杨在君，张利，丁春邦，等. 2008. 四川和重庆鼠尾草属植物种类及药用资源. 时珍国医国药，19(4)：904-908.

杨在君，张利，杨瑞武，等. 2008. 中药丹参及其近缘种中微量元素的主成分和聚类分析. 光谱学与光谱分析，28(10)：2441-2445.

云南省卫生厅. 2005. 云南省药品标准. 昆明，云南大学出版社.

张力文，钟国成，张利，等. 2012. 3种鼠尾草属植物光合作用-光响应特性研究. 草业学报，21(2)：70-76.

张利，杨在君，黄霞，等. 2008. 丹参及四川鼠尾草属植物叶表皮微形态研究. 四川大学学报(自然科学版)，45(3)：674-680.

张利，赵红霞，王萌，等. 2010. 丹参、雪山鼠尾草、云南鼠尾草的质量比较研究和聚类分析. 华西药学杂志，25(6)：729-732.

张文军，包晓峰，王秀凤，等. 1996. 丹参酮 II a 磺酸钠抑制巨噬细胞源性生长因子刺激平滑肌细胞 c-myc 基因表达. 中国动脉硬化杂志，4(1)：45-47.

张小娴. 1993. 中药辞海(第一卷). 北京：中国医药科技出版社.

赵红霞，张利，凡星，等. 2006. 丹参、黄花鼠尾和雪山鼠尾染色体数目的研究. 中国中药杂志，31(22)：1847-1849.

赵淑娟，章国瑛，刘涤，等. 2004. 丹参水溶性酚酸类化合物药理及生物合成途径研究进展. 中草药，35(3)：341-344.

赵颖，刘琪，王萌，等. 2012. 宝兴鼠尾草的有效成分提取及含量测定. 浙江大学学报(农业与生命科学版)，38(3)：293-298.

郑黎花，张慧，张利. 2012. 川产丹参炒制工艺优选及其质量标准. 中国实验方剂学杂志，18(5)：20-23.

中国植物志编辑委员会. 1977. 中国植物志(66 卷). 北京：科学出版社.

钟国成，张力文，张利，等. 2011. 不同叶型丹参光合特性研究. 草业学报，20(4)：116-122.

祝元婷，吴文林，张利，等. 2011. 超声提取鼠尾草叶多糖工艺优化及其 DPPH 自由基清除能力评价. 食品科学，32(16)：76-79.

Chen Yonghong, Du Guanhua, Zhang Juntian. 2000. Salvianolic acid B protects brain against injuries caused by ischemia-reperfusion in rats. Acta Pharmacologica Sinica，21(5)：463-466.

Han JY, Fan JY, Horie Y, et al. 2008. Ameliorating effects of compounds derived from Salvia miltiorrhiza root extract on microcirculatory disturbance and target organ injury by ischemia and reperfusion. Pharmacology & therapeutics，117(2)：280-295.

Jiang Yuanyuan, Wang Long, Zhang Li, et al. 2014. Characterization, antioxidant and antitumor activities of polysaccharides from Salvia miltiorrhiza Bunge. International Journal of Biological Macromolecules，70：92-99.

Jiang Yuanyuan, Wang Long, Zhang Li, et al. 2015. Optimization of extraction and antioxidant activity of polysaccharides from Salvia miltiorrhiza Bunge residue. International Journal of Biological Macromolecules，79：533-541.

Jiang Yuanyuan, Zhong Guocheng, Wang Long, et al. 2014. The use of principal component analyses and hierarchical cluster anylyses in the quality evaluation of Salvia miltiorrhiza Bunge. Quality Assurance and Safety of Crops & Foods，6(4)：445-452.

Li Hsi-wen, Hedge IC. 1994. Lamiaceae//Wu Zheng-yi, Raven P H, Hong De-yuan. Flora of China(Vol. 17).

Beijing: Science Press, St. Louis: Missouri Botanical Garden Press.

Liu J, Shen HM, Ong CN. 2000. Salvia miltiorrhiza inhibits cell growth and induces apoptosis in human hepatoma HepG(2)cells. Cancer Lett, 153(1-2): 85-93.

Liu J, Shen HM, Ong CN. 2001. Role of intracellular thiol depletion, mitochondrial dysfunction and reactive oxygen species inSalvia miltiorrhiza-induced apoptosis in human hepatoma HepG2 cells. Journal Life Sci, 69 (16): 1833-1850.

Wang Meng, Li Jin, Zhang Li, et al. 2011. Genetic diversity among Salvia miltiorrhiza Bunge and related species using morphological traits and RAPD markers. Journal of Medicinal Plants Research, 5(13): 2687-2694.

Wang Meng, Zhang Li, Ding Chunbang, et al. 2009. Meiotic obverations of eight taxa in the genus Salvia. Caryologia, 62(4): 334-340.

Wang Meng, Zhao Hongxia, Wang Long, et al. 2013. Potential use of DNA barcoding for the identification of Salvia based on cpDNA and nrDNA sequences. Gene, 10(528): 206-215.

Wang Tao, Wang Long, Jiang Yuanyuan, et al. 2014. Physical properties and Characteristics of Salvia przewalskii seed and seed oil. Asian Journal of Chemistry, 26(16): 4971-4974.

Wang Tao, Zhang Hui, Wang Long, et al. 2014. A rapid method to distinguish Danshen: Simultaneous quantification of 6 major active compositions by HPLC. Journal of Chromatographic Science, 52(9): 992-998.

Wang Tao, Zhang Hui, Liu Qi, et al. 2013. Simultaneous determination of three major active components in Salvia miltiorrhiza and its relative species by HPLC. Asian Journal of Chemistry, 25(13): 7088-7092.

Wu Wenlin, ZhuYuanting, Zhang Li, et al. 2012. Extraction, preliminary structural characterization, and antioxidant activities of polysaccharides from Salvia miltiorrhiza Bunge. Carbohydrate Polymers, 87: 1348-1353.

YangZàijun, Zhang Li, Zhao Hongxia, et al. 2009. Chromosome numbers of some species of Salvia(Lamiaceae)from the Sichuan Province, China. Nordic Journal of Botany, 27: 287-291.

Zhang Li, Zhao Hongxia, Fan Xing, et al. 2012. Genetic diversity among Salvia miltiorrhiza Bunge and related species inferred from nrDNA ITS sequences. Turkish Journal of Biology, 36(3): 319 326.

彩　　图

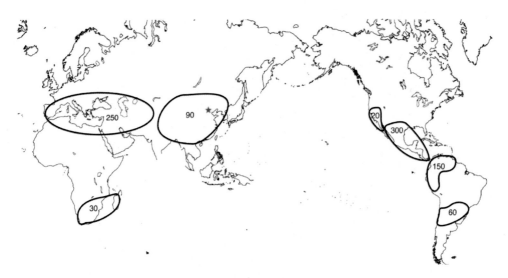

彩图 1　鼠尾草属世界分布示意图

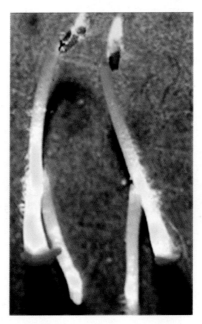

彩图 2　鼠尾草属植物的雄蕊

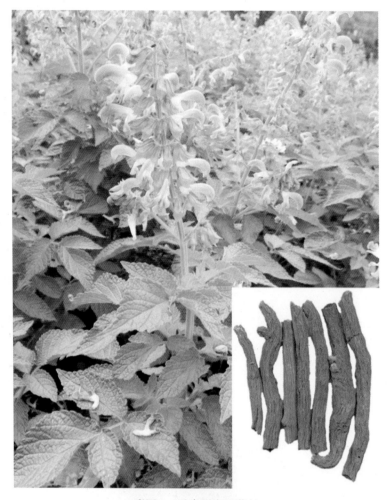

彩图 3　丹参形态和药材

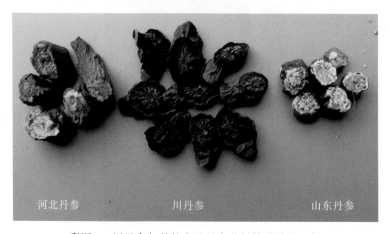

河北丹参　　　　　　　　川丹参　　　　　　　　山东丹参

彩图 4　川丹参与其他产地丹参药材饮片外观比较

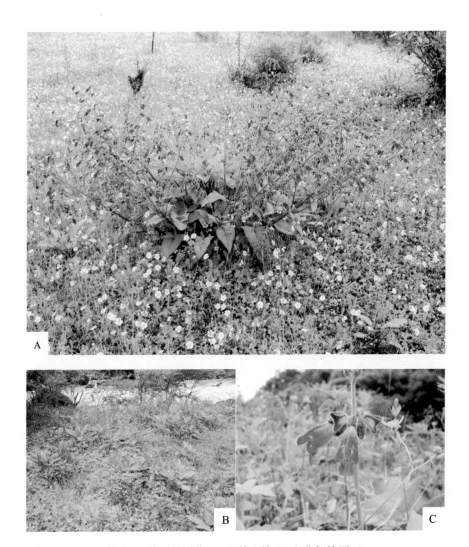

彩图 5　甘西鼠尾草(A)及其生境(B)和花部特写(C)

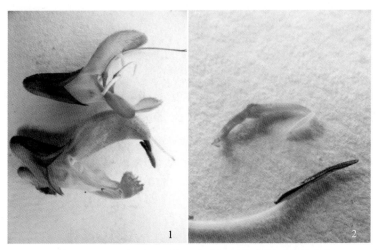

彩图 7　河南丹参同一植株上出现的可育与不可育的花药
1. 上为不可育，下为可育；2. 上为不可育，下为可育

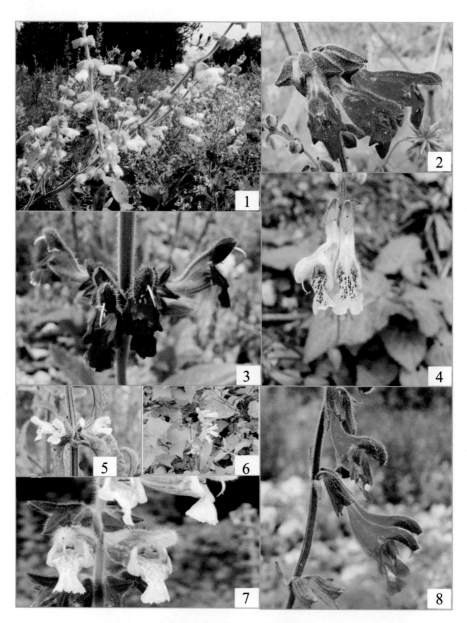

彩图 6 原产地植物状态图

1. 毛地黄鼠尾草；2. 甘西鼠尾草；3. 栗色鼠尾草；4. 黄花鼠尾草；5. 粘毛鼠尾草；6. 犬形鼠尾草；7. 橙色鼠尾草；8. 三叶鼠尾草

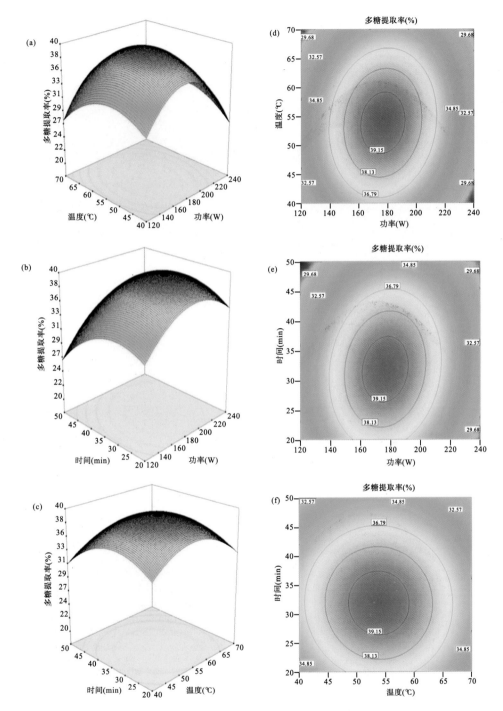

彩图 8　超声波功率、超声波温度和超声波时间对 SMP-U 提取率的三维响应面图
（a、b 和 c）和二维等高线图（d、e 和 f）

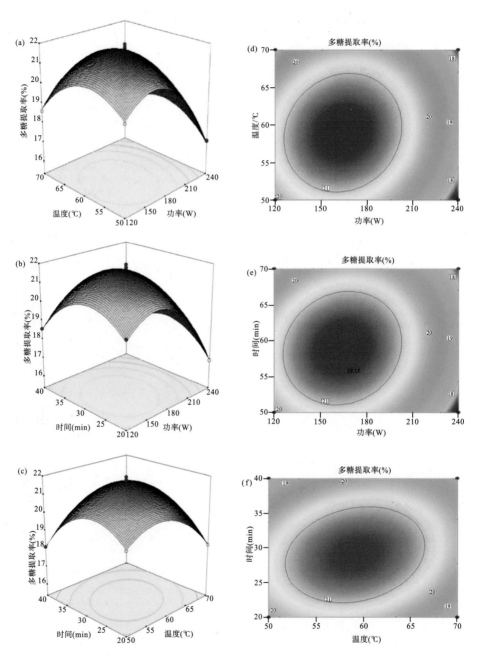

彩图 9　超声波提取功率、超声波温度和超声波时间对 SMWP 提取率的三维响应面图（a、b 和 c）和二维等高线图（d、e 和 f）

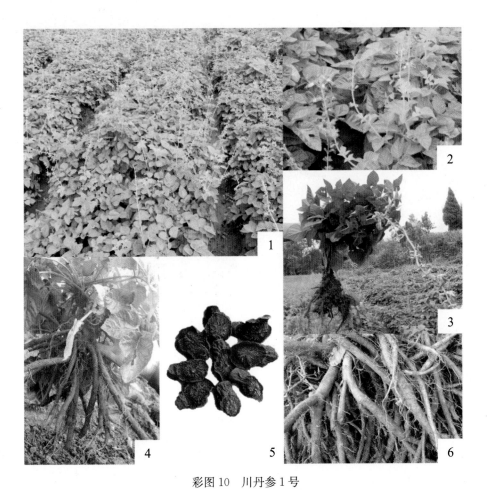

彩图 10　川丹参 1 号

1. 田间栽培；2. 生长期；3. 开花期；4. 采收期；5. 饮片；6. 新鲜根条

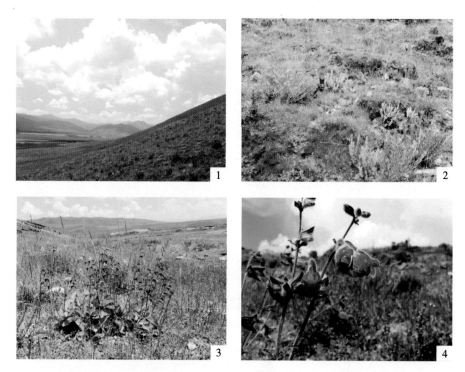

彩图 11　甘西鼠尾草生境和生长状态（四川省理塘县，海拔 3989m）

1. 生境全貌；2. 生境特写；3. 生长状态；4. 花部特写

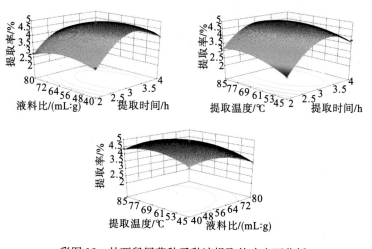

彩图 12　甘西鼠尾草种子黏液提取的响应面分析